U0200050

《辅行诀五脏用药法要》是一部总结《汤液经法》辨五脏病症组方用药规律的书籍。它承袭《内经》、《神农本草经》和《汤液经法》的学术内容，发挥儒、道、释三教合一的哲学思想。在五行五味学说中，引进当时思想界的体用思辨方法，同时又增入『化』的概念，达到了与阴阳学说有机的融合，使基础理论的脏象、经络、诊断与处方学的完全统一，完成了经方组织制度的规范，使之成为一个完整和成熟的理论体系。了解该书这些学术特点，对认识其具体内涵的科学牲和实用价值，将会起到积极的作用。

辅行诀五脏用药法要

临证心得录

【张大昌先生弟子个人专著】

衣之镖 撰著　赵怀舟 校字

《辅行诀五脏用药法要》是一部总结《汤液经》辨五脏病证组方用药规律的书籍。它承袭《内经》、《神农本草经》和《汤液经》的学术内容，发挥儒、道、释三教合一的哲学思想。

学苑出版社

图书在版编目（CIP）数据

辅行诀五脏用药法要临证心得录 / 衣之镖撰著；赵怀舟校字 . — 北京：学苑出版社，2011.6（2024.4 重印）
ISBN 978-7-5077-3800-1

Ⅰ. ①辅… Ⅱ. ①衣…②赵… Ⅲ. ①脏腑辨证 - 用药法 - 研究 Ⅳ. ①R241.6

中国版本图书馆 CIP 数据核字（2011）第 119971 号

责任编辑：付国英
出版发行：学苑出版社
社　　址：北京市丰台区南方庄 2 号院 1 号楼
邮政编码：100079
网　　址：www.book001.com
电子邮箱：xueyuanpress@163.com
联系电话：010-67601101（营销部）　　010-67603091（总编室）
印 刷 厂：廊坊市都印印刷有限公司
开本尺寸：890 mm×1240 mm　1/32
印　　张：14.25
字　　数：300 千字
版　　次：2011 年 8 月第 1 版
印　　次：2024 年 4 月第 10 次印刷
定　　价：98.00 元

钱　序

　　《〈辅行诀五脏用药法要〉临证心得录》是衣之镖大夫研究《辅行诀五脏用药法要》（下简称《辅行诀》）的第三部学术专著，另两部著作是《〈辅行诀五脏用药法要〉研究》和《〈辅行诀五脏用药法要〉校注讲疏》。这三部著作，我曾阅读，有的章节读得较细，深感作者对《辅行诀》研究颇为深入，给人启发多多；用功之勤，思考之密，令人敬佩。

　　《辅行诀》原藏敦煌藏经洞，1908年法国传教士伯希和到敦煌盗掠经卷，而《辅行诀》幸免被掠。据笔者所考，此卷在伯希和盗掠前，已被守洞道士王圆箓转移他处，1918年被河北省威县张偓南先生（1867～1919）以高价购得，偓南传予其子张聋云（1887～1936），聋云先生传予其子张大昌先生（1926～1995）。张氏三代传经，这是中医文献史上的一则嘉话（见笔者主编《〈辅行诀五脏用药法要〉传承集·〈汤液经法〉〈伤寒论〉〈辅行诀〉古今谈》一文所考）。《辅行诀》虽未被伯希和盗取，却毁于"文化大革命"，今有张大昌先生诸弟子若干抄卷存世。

　　《辅行诀》在中国医学史上具有重大意义。它指出，《伤寒论》据《汤液经法》而成书："汉晋已还，诸名医辈，张机、卫汛、华元化、吴普、皇甫玄晏、支法存、葛稚川、范将军等，皆当代名贤，咸师事此《汤液经法》"，"昔南阳张机，依此诸方，撰为《伤寒论》一部，疗治明晰，后学咸尊奉之"，为仲景《伤寒论·序》"勤求古训博采众方"及皇甫谥《甲乙经·序》"仲景论广《伊尹汤液》为十数卷用之多验"作了注脚。《伤寒论》在六朝时期已被医家奉为疗效最高经典，陈延之《小品方》云："汉末有张仲景，意思精密，善详旧效，通于往古，自此以来，未闻胜者。"《辅行诀》是研究六朝方剂史及疾病史、《伤寒论》文本传承史不可或离的重要著作。

大昌先生传经，偶尔增改原文。上世纪七十年代，中国中医研究院（今称中国中医科学院）前院长王雪苔教授两次亲访大昌先生，后又多次通信。王雪苔院长对大昌先生改动原文作法提出批评，大昌先生1976年2月26日回信说："雪苔兄：你的审核力很精，极为佩服，你批评我的话，我值得永铭的。"王雪苔先生《〈辅行诀脏腑用药法要〉校注考证》一书由人民军医出版社出版，在出版前，他写给赵怀舟先生的信说："关于《辅行诀》，我手中保有当年调查的第一手资料，计划今年整理出版，到时你会看到。你所列之几个传本，值得怀疑，因为当年我同大昌医师几乎是逐字核对的，除我所了解的资料外，再无其它。大昌医生有个缺点，他总想以自己的摹拟来补《辅行诀》之缺失，我曾为此批评过他。2007.3.1"王雪苔先生在《〈辅行诀脏腑用药法要〉校注考证》下篇及附篇写有《〈辅行诀脏腑用药法要〉考察考证》、《〈辅行诀脏腑用药法要〉资料选编》长篇论文，对诸多传本有较为深入考证与辨伪，是今后继续考察《辅行诀五脏用药法要》文本原貌必须参阅的重要数据。当然这些情况还要考虑当时社会人文背景影响等因素，具体问题具体分析，才能得到正确的认识。大昌诸弟子抄本的文字亦互有不同，因此整理一部接近《辅行诀》原貌的文本是中医文献研究者的一个十分重要的工作。衣之镖收集师兄弟抄本较为齐备，且有聆听大昌师训的经历与回忆，经过多年苦心研究，写就《〈辅行诀〉整定稿》、《〈辅行诀〉藏经洞本复原校定稿》两篇重要力作。这些"整定"与"复原"的作品，虽然难于完全恢复陶氏原作和敦煌本原貌，但是这种筚路蓝缕锲而不舍的艰辛工作，对推进学术研究具有重大意义，我相信，后继贤达在这些开创者的基础上继续努力，将整定文本与大昌先生其他弟子传抄本（载《〈辅行诀五脏用药法要〉传承集》）进行互参校定必将有更多发现。

在文献研究上，追求原文的准确无误，是最为重要的基础性的工作。《辅行诀》早期整理之本影响较大者是马继兴教授主编的《敦煌古医籍考释》和《敦煌医药文献辑校》，两书称所据之《辅行诀》抄本有甲本、乙本、丙本之别，这两部书对此后《辅行诀》的研究产生了巨大影响。山西省中医药研究院赵怀舟先生对甲乙丙三个抄本研究多年，颇有精见，本书收载赵怀舟先生三篇研究《辅行诀》重要论文，进一步推进了《辅行诀》文本原始面貌的研究与探索。

我对张大昌先生十分敬佩，主编《〈辅行诀五脏用药法要〉传承集》时，曾到大昌先生故居拜访。大昌先生是河北省威县南镇村人，他的宽敞的居室座南面北，居室门外有一株枝叶繁茂的大枣树，我曾在树下留影。他女儿说，爸爸生前常在这棵树下看书。大昌先生以《辅行诀》为基本教材，培养了十一位门生，如今他们都已成为成就卓著的中医师，即此而言，大昌先生已经不朽矣，然而他的更巨大的贡献是在《辅行诀》的启发之下，结合他丰富的诊疗经验写成的学术著作。1995 年威县卫生局将大昌先生所撰文稿汇集于一，名为《经法述义》，内部印刷，2008 年由张大昌先生的诸弟子整理编订、学苑出版社出版《张大昌医论医案集》，使先生之著作得以重见天日。

大昌先生入室弟子对其恩师的孝敬与怀念令人感动。他们对老师的著作不但传抄之，诵习之，流布之，而且为其师刻石立碑，衣之镖撰写碑文，树碑于南镇村，彰显先师的医德医风，颂扬先师的医术学养，用以缅怀师恩，感悟后学，表达了弟子的一片至诚。

衣之镖拜大昌先生为师，以医为业，至今已四十年矣，尤以善用《辅行诀》于临床为特点。2008 年 5 月笔者和学苑出版社医药编辑室陈辉主任、山西省中医药研究院赵怀舟先生到威县、广宗县访问大昌先生诸弟子，到威县中医院拜访衣之镖大夫，他从书柜里取出一包厚厚的包裹整齐的纸包，里面是他多年积累的运用《辅行诀》医理医方治病的医案和他撰写的整定与复原《辅行诀》的稿件。给我们留下的第一印象是，他不但是一位临床大夫，而且还是一位孜孜好学、勤于写作的学者。他的这本《〈辅行诀五脏用药法要〉临证心得录》就是从他多年积稿中整理精选出来的一部著作。

《〈辅行诀五脏用药法要〉临证心得录》记录了衣大夫灵活运用《辅行诀》方剂所取得的疗效，理论依而用之，处方每有加减，所治患者，皆有详细资料，人人可以复按，个个可以访查。方后之按语体会，尤为引人入胜，即使非学医者，见此按语体会，也可以明白许多中医知识。作者将患者证状之阴阳表里虚实寒热，与《辅行诀》理论与方剂联系一起反复思考研讨，分析异同，彰明隐奥，条陈脉理，区别常变，探究病情轻重缓急与用药取去加减之原因等等，作者之精神、智慧、学养、医风与水平在这些地方体现得非常鲜明。

目前研究《辅行诀》正在逐步形成一个小小的风气，这是因为，《辅行诀》与《伤寒论》联系得非常密切。《伤寒论》是中医的灵魂，六朝阶段的流传纷繁难明，上个世纪八十年代日本发现的陈延之《小品方》抄本残卷，记载张仲景《辨伤寒》与《杂病方》已经分开流行，但抄本仅存《小品方·序》及卷一，阙卷二至卷十二，不能藉以考察《伤寒论》在六朝流传运用的详细情形，而《辅行诀》则不然，它涉及《伤寒论》的方剂较多，从而体现了《辅行诀》的多方面的文献价值。在《辅行诀》的研究中，尤为缺乏的是临床运用这个重要领域，衣大夫这部《〈辅行诀五脏用药法要〉临证心得录》，正好应运而生，是这个领域的一部重要之作。

我有一个梦想或称愿望。我和赵怀舟副主任医师收集大昌先生诸弟子及私淑弟子手抄本已经不少了，我希望把这些手抄本影印出来供给中医界同仁使用。世界上难聚而易散的莫如书，把这些手抄本影印出来，可以免得丢失，如果没人关心这些手抄本，可以肯定，过不了几年，他们将如浮云一样飘散。

《〈辅行诀五脏用药法要〉临证心得录》是一部中医文献与中医临床紧密结合的好书，谨将读后感奉献给同好。

北京中医药大学　钱超尘

2011 年 2 月 15 日

曹　序

　　衣之镖先生的新作《〈辅行诀五脏用药法要〉临证心得录》摆在我面前的时候，我又一次被衣先生的勤劳与成就所震撼，心情久久而不能平静。

　　从有文字可考的历史记载来看，中医传承至少在几千年以上，尽管近代以前文字传抄、刻印是那么困难，但是中医的经典医籍、历代医家的经验总结，还是得以流传下来了。我国现今保存着最多的古代学术书籍，没有哪一个行业可以像中医古籍这样，丰富到了"汗牛充栋"的地步。

　　为什么前人在极为艰难的情况下，会留下来这么多古代医书？显然是生命更重要。研究生命的医学知识来之不易，受到历代人们的喜爱和珍重，因此才有如此多的医书传世。尽管如此，很多医书还是在历史的流传之中丢失了。打开历代史学家的著作，计算一下有多少当年记录在案的医书今天却散佚了，就知道什么是幸运了。其实，现在流传下来不足十分之一的历史中医书，也有很多是"失而复得"的。

　　《汉书·艺文志》记载的《黄帝内经》、《黄帝外经》，到东汉末年的时候，只不过才二百来年，就不见了《黄帝外经》；就是《黄帝内经》十八卷，也被分成了《素问》与《灵枢》两本书，它们分别在民间似有若无地流传着。唐代的王冰几经搜寻，从他的师傅那里获得"张公秘本"，才凑齐了《素问》九卷，但是后人说他得到的"七篇大论"，不是《黄帝内经》的正本，而是别人编撰的另一种医学著作。

至于《黄帝内经》的另一半《灵枢》，其流传到宋代就不全了，国家只好把史崧的"家藏旧本"与高丽国进贡来的《灵枢经》合起来，进行校勘，才形成了今天的版本。张仲景的《伤寒杂病论》被分成《伤寒论》与《金匮要略》之后，其《伤寒论》部分流传有序，《金匮要略》也是几乎失传，又侥幸地保存下来的。中医的经典著作是这样流传不容易，通过出土的《马王堆医书》，以及张家山《脉书》等，我们可以见到比《黄帝内经》还早的医学著作，它们的失传与再现，都能牵动中医学者的心弦。

衣之镖先生所研究的《辅行诀脏腑用药法要》，就是一本失而复得的重要古籍。这本书由梁代"山中宰相"陶弘景撰成，与敦煌卷子一起收藏在莫高窟里。清朝末年，王道士在发现敦煌卷子之后，这本"首尾完整的卷子"书，因为受到特殊的喜爱而未流失到海外。河北医家张偓南先生于民国初年到敦煌，为部队购买战马，他家有藏书4300多卷，深知卷子本《辅行诀脏腑用药法要》的重要性。因此，重金购买之后，在西安加以裱糊，然后捎回家乡收藏。张偓南先生于1919年去世，后来这个卷子本古医籍辗转传到他的孙子张大昌的手里。不幸的是，他们的家藏古籍与这本卷子，都在文革初期被付之一炬。文革后期的1974年，张大昌先生以"赤脚医生"的名义，把自己早年背诵下来的《辅行诀脏腑用药法要》，抄写出来，献给了国家，引起了学术界的重视，使千年绝学得以传承，也为《河北中医五千年》增添了一笔浓重的近现代色彩。

衣之镖先生跟随张大昌学医多年，深入研究敦煌卷子《辅行诀脏腑用药法要》，不仅在理论上加以推求，先后出版了《伤寒论阴阳图说》、《辅行诀五脏用药法要研究》等著作，而且把自己几十年来践行这套理论的医案加以整理，用生动的临床效果，验证这套理论，在每一个经方下面，都有内容丰富的资料加以佐证，让人耳目一新，叹为观止。

据说"案例教学法"，是 MBA 最推崇的先进方法，通过生动、鲜活的实际例子，说明某理论的可行性与先进性，受到人们的喜爱，风靡全球。其实，很多先秦诸子的著作，都是通过讲故事的形式来述说大道理。几千年的中华文化文明，一直探索"道与术"的关系。"道无术不行，术无道不远"，只有道术并重，才能传承到遥远的未来。但是，无论是人生的大道理，还是医学的奥妙理论，都有"务虚"的不实缺憾，只有从具体的案例出发，才可有阐明大道的指导意义。

衣之镖先生的这部著作，正是基于"道术并重"的理念而撰写的，它使我们看到了医术与医道密切结合的高境界，为传承中医理论，发展中医学术，提供了有益的借鉴。

我相信，读者如果按照衣先生的指引，由浅入深，不断探索，一定可以理解《辅行诀脏腑用药法要》所反映的深刻医理，使自己在医疗实践之中，不断深化认识，达到得心应手；不断提高疗效，逐渐达到成为大医的目的。

曹序

河北省中医药研究院　曹东义

2010 年 12 月 21 日

自　序

　　《辅行诀五脏用药法要》系梁·陶弘景晚年（516～536年）所撰，其内容是选录《汤液经法》重要方例，附以相应的金石方，用玄学体用观，融合阴阳五行为一体，以五行互含和心属火土的理念，总结经方按味用药的规律。其文古朴简要，其学理深义奥，其术独特别致，是医哲脏腑辨证和方药学术史上之奇葩。

　　据考，陶氏此书撰成之后，饱经战火兵燹之灾而残损，致隋及初唐，经其传人数次整修。然所整理修订之文本，均有不能与陶氏学理符合之处，因而并存录入一帙。11世纪初，此卷被密封于敦煌而蒙尘千载，虽几经浮沉，却亡而未亡，以陶氏原作形象，跃入21世纪。

　　《辅行诀》传奇式的历史经历，成就了其现在风貌。其丰富多彩的学术内容，尤其是五行体用和互含说，在药物五味理论和组方法则中的运用，为中医学术增强了活力，为伤寒学的研究，提供了不可多得的资料，对中医学的发展，必然有所裨益。

　　先师张大昌先生，与其父、祖，为藏经洞破封后卷子本《辅行诀》的主人，也是近代对该书研究、使用最早，卓有成效者。他们三代相传，矢志不渝，尤其先师致力于此书五十余载，对其学理精熟通达，临床运用自如，已臻出神入化之境。

　　1995年，先师见背，时藏经洞原卷已毁于文革，所献由其背诵记录与弟子抄本，校订而成的《辅行诀》，载入《敦煌古医籍考释》，首次公开刊行已七年之久，尽管已引起了部分专家学者的关注，但尚未被学术界广泛接受，其价值尚得不到尽力发挥。况且已刊文本自身，尚存有部分方例药物组成，与陶氏学理不符之处，原卷别本主治异文的问题，亦尚迷茫不清。对先师此未竟之业，余深感责任重大，当竭尽全力而为，否则有愧于祖国医学之文明，有愧于先师和历代先贤，为传承、发扬《辅行诀》前仆后继，所付出的艰苦卓绝的努力。于是，余更加珍重爱护《辅行诀》，潜心研究《辅行诀》，躬行实践《辅行诀》，几无虚日，以期有千虑之一得。

余有缘拜入先生门下，得传《辅行诀》抄本，并由师亲传口授，发蒙解惑二十余载。余性虽不敏，尚知天道酬勤，勤能补拙，对此书之认识，乃与年俱增。每将所学付诸实践，偶有心得或临床治验，即随笔录之以自赏，日久则有积句成章，积章成篇者，但绝少公开发表，意恐学之不精，殆误世人。

2004 年岁末，钱超尘教授和赵怀舟大夫，发起《辅行诀》研究工程，与我们众师兄组成了合作团体。在钱老的鼓励和指导、赵先生的大力帮助下，余参与了《辅行诀》抄本的搜集、编写《辅行诀传承集》，主编《辅行诀研究》、《辅行诀校注讲疏》工作。在此过程中，对《辅行诀》诸多问题的认识，产生了质的飞跃，完成了"辅行诀整订稿"和"辅行诀藏经洞本复原稿"两种文本。前者解决了诸传抄本部分方剂药物组成，与陶氏学理不符的千古困惑，尽管在引文和主治条文方面，不会圆满无缺，或仍当是目前最接近陶氏原著的文本。后者则是藏经洞卷子本的大致形象。此外，随着

《辅行诀》研究的进展，还改写了《伤寒论阴阳图说》的相关内容，进一步阐明了《辅行诀》与《伤寒论》理论体系的异同。

一石激起千重浪，上述著作的刊行，推动了学术界《辅行诀》研究工程的进展，在考证该书的成书年代、辨别真伪、传承过程、与《伤寒论》的关系等方面，起到了重大作用。但关于该书临床实用的专著尚属空白。

余从师学习《辅行诀》以来，研究、探索和使用此书，已近四十个寒暑，今将所存历年学用心得整理成册，献芹医界，作为引玉之砖，为光大《辅行诀》续薪增焰，命名为《〈辅行诀五脏用药法要〉临证心得录》。

由于所存资料甚是零乱，医案多存于诊疗日志，医话医论亦散在诸多笔记中，况且系累年所积，论理不无需重修之处，故虽今春即已着手，历一年业余时间方脱稿。其间，赵怀舟先生提出了不少宝贵意见，为本书的校注、核订、编排付出了辛勤的劳动，为提高本书的学术质量作出了不懈的努力。

本书分上下两篇，上篇为"《辅行诀》方例医案选"。基于《辅行诀》五脏辨证用药的特点，类分五门；其疗外感天行病六神方，据五行引入升降、交互、既济三对阴阳的理念，亦分列于五门之中。所选医案之按语，为此次整理时所加；一方多例之按，理法方药之分析，各有侧重，或详此略彼，或详彼略此，可互参以融会贯通。方剂的药物组成，依《辅行诀整订稿》，该文本未出之前者，所用多为衣抄本所载。开窍救急五方，亦据五脏所属列于各门，所用药物有非《辅行诀》原书中者，但其开窍之功效则同。

下篇为"《辅行诀》方药践行录"。为随笔医话及几篇论文，分三部分：一是"辅行诀研究余论"。是对陶氏按味配伍用药法则，及仲景方中的有关代表方剂的分析，所选仲景书中方剂，为含有陶氏味属配伍法者。另一内容，为对《辅行诀》诸传承抄本，一些相关问题的认识和辨析。二是"方药经验谈"。是几种药物作用和几首经方使用经验。三是"诊余杂记"。是学习使用经方的心得体会及临床见闻的记录。

附篇：先师生前致力最大的《处方正范》，1984 年稿是先师的最后定本，内容与前此者不尽相同；孙伯果先生秘藏1976 年前手抄的先师《三十六脉名义略述》，内容与已公诸于世者各有详略，且多出十八用脉方，故附载之；赵怀舟先生的存稿《〈辅行诀〉甲乙丙本的书面考察》（第二稿）、《〈辅行诀〉甲乙本的再次考察》和《〈辅行诀〉主治异文分类研究》，均是考校诸传承抄本《辅行诀》的重要文献，故亦附载之；又因本书医案较多，为方便读者与原书方药对照，故又附录《辅行诀整订稿》和《藏经洞卷子本复原稿》两种文本。

先师及其父祖三代，使用《辅行诀》的深刻认识和丰富经验，余虽有缘略得一二，并习用多年，对陶氏所附金石方，则极少应用，此书之选案落笔，亦如履薄冰，但因学力所限，所录所识，仍难免有如邯郸学步，东施效颦之处。企盼读者不吝指教，使《辅行诀》更好地用于临床，服务于社会，造福于人民。

河北威县衣之镖
2010 年 12 月 3 日

目　　录

上篇　《辅行诀》方例医案选

下篇　《辅行诀》方药践行录

3

目录

附　篇

病 证 检 索

上 篇

《辅行诀》方例医案选

一、肝木门

（一）补肝汤验案

1. 晕厥案

本县马桥村史某，女，27 岁。2001 年 2 月 28 日初诊。

患者素有失眠、多梦、惊悸、自汗、眩晕、头痛、头鸣阵作、畏寒、身痛等证，一年来身体渐肥胖，近 8 个月体重增加 15 公斤，乏力，惊悸等证亦加重，近一个月中发生晕厥 5 次，发作时意识清，西医各项检查未见异常，曾有下肢浮肿及肢麻史。查其面色㿠白，舌体大，有齿痕，苔薄白，右下腹压痛明显，脉沉，重按无力。诊为肝虚证，用《辅行诀》大补肝汤加减：

桂枝 20 克　干姜 15 克　五味子 15 克　山药 15 克　代赭石 15 克　旋覆花 10 克　竹叶 10 克　炒枣仁 30 克　白术 30 克　上诸药以水 2000 毫升，煮取 800 毫升，分四次温服，昼三夜一服。

复诊：上方已服三剂，服药期间未晕厥，仍心悸头晕，可安睡，它证有减，桂枝改用 15 克，去枣仁，加茯苓 20 克，服法同上，继服一周，诸证消失，嘱服补中益气丸善后。

按：此例系肝用不足，痰饮内结，上冲心脑之疾，故加重桂以降冲，加心火之化味枣仁酸收心气，脾土之化味术苦以燥脾湿。此证头晕较重，仿《金匮》大薯蓣丸主风虚百疾之意，加重了山药的用量。代赭石非大补肝汤中之药（草药当是牡丹皮，金石药当是凝水石），但当时《辅行诀》尚未整订完善，所循为藏经洞本方，且与呃、悸证相投，故用药如此。

2. 昏厥案

本县白小河村许某，女，45岁。1995年7月27日初诊。

患者近20天前自感乏力，7月22日晨起大便后，突发头晕，视物不清而昏倒在厕，约数分钟后清醒，当时肢凉头汗出，血压150/90mmHg，之后仍头晕沉重感、视物不清，并有心悸、多汗、失眠、饥虚、四肢麻、背沉等证，血压不稳，波动在90～120/60～80mmHg之间，头部CT扫描示轻度脑萎缩。察其面色不华，舌大有齿痕，色淡，苔薄白水滑，脉沉无力。诊为肝虚阴逆，动中及心之证，用大补肝汤加减：

桂枝15克　干姜15克　山萸肉15克　山药10克　牡丹皮10克　旋覆花10克　竹叶10克　陈皮15克　白术15克　用水2000毫升煮取600毫升，分三次服，日一剂。

7月30日复诊：上方已服三剂，视物不清、心悸、出汗减轻，余证同前，上方以白果仁10克代山萸肉，山药改用15克，继服三剂。

8月2日三诊：头晕减轻，它证基本解除，但因近日其父病，劳力较多且精神紧张，稍有饥虚、背沉、肢麻，处下散剂：

茯苓60克　山药60克　半夏60克　天麻60克　炒白

果仁 30 克　石膏 15 克　肉桂 15 克　白糖 60 克　共为面，每服 10 克，日三次。

1996 年 1 月 16 日患者来诊云，上方连制三料，共服月余，诸证若失，近数日头顶部有沉重及蚁行感，多发于下午 5～6 点及黎明，低头加重。据此时间特点，仍当属肝虚证。酉时为肺金当令之时，金乘木而证加；黎明为寅时，乃厥阴肝木当令之时，肝气虚不能行出阴入阳之令而证亦加重，参《辅行诀》金石方及许学士硫黄圆治之。处方：

火硝 30 克　白矾 10 克　制硫黄 10 克　雄黄 3 克　肉桂 10 克　共为细面，分为 21 包，每服 1 包，日二次，腊茶水送下。

1996 年 4 月 20 日来诊云：上方共用三料，未见不良反应，定时发作之头沉重蚁行感消失，嘱停药。

按：首诊所用方中之山萸肉，为补心之化味药，用之代补肝之监臣五味子，是因病之初心悸汗大出，当为心虚欲脱之候，萸肉与五味虽同为酸味而有收脱之功，但五味不如萸肉力胜。

复诊又用白果仁代萸肉以增止眩之力，白果至宋代始入药，《纲目》记为味甘、苦，因该药性收涩，据《辅行诀》理念，应属酸味，且有治眩晕之验方，用炒白果仁七粒为面服之，余用之往往有效，故用之。

三诊时所用石膏，意亦取其收重之性以收心气之惮缓，并监辛热之桂姜，作为补肝之监臣，《金匮》木防己汤中与桂同用，治支饮喘满，或是此传承之遗迹，《辅行诀》石膏为金石药中之土中金，而在外感天行病中则称其为收重剂之主，经典的五味理论中唯酸者能收，可见陶氏并不排除其酸收之说。

末诊症状的时间特点，为肝木虚而肺金乘之，法当补肝泻肺，所用之金石方，补肝之主当用琅玕，因缺药而以《辅行诀》中对应之草木药肉桂代之，雄黄为补肝之佐臣，监臣曾青亦缺货，且许学士治此类眩晕证多用金中木药硫黄，故用之。因病已近愈，故舍化味云母而不用。至于泻肺方面，火硝本许学士治此证所常用，当时《辅行诀整订稿》尚未出，火硝（硝石）之五行互含属性有火中木和火中水两说，无论如何，其属助肺体可泻肺之品还是肯定的，故用之。火硝用量重于补肺酸味之白矾，硫黄之总量，则全方仍属泻肺补肝之剂。

3. 中风后肢麻木案

本县城关镇李庄袁某，男，72 岁。2009 年 12 月 8 日初诊。

患者三月前患中风，西医诊断为脑干部腔隙性脑梗塞，在某院住院治疗，出院后仍有右手麻木，旋转性眩晕，轻度言语不利。并有肢凉、头汗出、健忘等证。察其指端色青紫而凉，舌体大有齿痕，质淡苔薄白而水滑，舌下脉络紫暗曲张，右下腹按压痛，脉沉迟无力，诊为痰血瘀阻，经脉血络运行不畅之证，用大补肝汤加减治之。处方：

桂枝 20 克　干姜 20 克　五味子 15 克　山药 10 克　牡丹皮 15 克　旋覆花 10 克　竹叶 10 克　水蛭 15 克　䗪虫 10克　红花 10 克　以水 2000 毫升煎取 600 毫升，分四次温服，昼三夜一服。

2009 年 12 月 13 日复诊：上方已用 5 剂，肢凉、头晕、汗出已除，肢麻亦减，唯昨鼻衄血少许，上方桂枝改用 15克，干姜改为干姜炭，水蛭改用 10 克，又服十剂，诸证基本痊愈。

按：中风后肢麻木，乃痰血内阻致气血运行滞涩所至，气不行则肢麻，血不荣则木。肝藏血而主疏散，其气温，可化痰饮，《金匮》云："病痰饮者以温药和之"，而血则"遇寒则凝，得温则行"，中风后肢麻木，病在肝疏散之用不足，方中桂、姜辛温散血化痰而行气血，而肢麻木即愈。然虑年老津少血燥，瘀阻之痰血已是老痰死血，非咸味不能克之，故于大补肝方中加入水蛭、䗪虫两咸药，以助牡丹皮、旋覆花软坚润燥之心用；众咸与桂、姜之辛同用，符合《辅行诀》"咸辛除滞"之法则，可除痰血有形之积滞，并加红花之辛助姜、桂行气血之力，气血得畅，麻木乃止。

4．眩晕案

本县梨元屯村王某，男，56 岁。2009 年 11 月 15 日初诊。

患者性情急躁多怒，近数年又惊恐多恶梦，视物昏花，听力减退，时有旋转性眩晕发作，3 年前轻度脑栓塞，经治后遗尿频数，每日小便十余次，并有畏寒、嗜睡等证，血压尚平稳。近二周因怒至眩晕发作，干呕，时有肌肉跳动，入眠则肢体时有惊动，察其舌体大，质暗，舌下脉络曲张，苔薄白，诊为肝虚风动眩晕证，予大补肝汤加减。处方：

桂枝 15 克　干姜 15 克　五味子 15 克　山药 15 克　牡丹皮 15 克　旋覆花 10 克　竹叶 10 克　白术 15 克　泽泻 15 克　茯苓 15 克　以水 2000 毫升，煎取 600 毫升，分四次温服，日三夜一次，日一剂。

11 月 23 日复诊，眩晕基本解除，惊恐多梦等证亦好转，效不更方，嘱继服上方一周而愈。

按：肝志为怒，性情多怒者必损其肝，如《内经》所言："病起于过用"。肝气法于春，春之气温，故肝之气亦温。肝之气因过用而损而虚，则其气由温变凉，重则为寒；虚则不能荫子而心火虚，心虚则多梦而惊；心火虚而肾水乘之而见肾志动而为恐，故《辅行诀》云："肝虚则恐"；肝藏血，血因寒凉而凝而瘀，水因寒凉而为饮，瘀血水饮并于诸阳之会则头晕而旋，此是该证之病理。应当指出，该证之眩晕乃阳虚之证，与肝阳上亢之眩晕有霄壤之别，此为虚，彼为实，不可不辨。此方乃小补肝汤治肝本脏气之虚，小补心去化味以补心行瘀，加苓、术、泽以崇土泻水，正复邪去而病除。

5．下肢痿软案

郭某，女，70岁，威县城南南街人，2000年5月20日初诊。

陈发下肢痿软不能行走数月，每日发作少则2～3次，多则可达10余次，每次持续10分钟到半小时不等，并有惊悸、头晕、自汗、反应迟钝等证，西医脑CT诊断：脑白质脱髓鞘，输液治疗5周，效不佳，转用中药治疗。查患者神情呆滞，身面浮肿，舌体大有齿痕，质淡红，苔薄白，脉大而无力，用大补肝汤加减：

桂枝15克　干姜15克　五味子12克　山药15克　牡丹皮15克　旋覆花15克　黄芪30克　茯苓15克　泽泻10克　石菖蒲15克　川芎15克　用水2000毫升煮取800毫升，分四次温服，昼三夜一服。

5月24日复诊：第一天第二次服药后，自觉头部左侧有舒适感，之后转觉如有蚁自头行至腹，继又下行至腿部，第二天至今病情未发作，精神好转，浮肿见消，汗少，效不更方，继用 5 服，证未复发。

按：此证当属老年阳气虚弱，水液津血运行滞涩，阻遏经络至使精明之腑失职而成。肝有藏血之用，大补肝汤补肝用即所以治血之瘀；肝主风，肝用健则证阵发之风象止；肝木生心火，此生机调达则主神明、主血脉、兼属土之心得以荫养，使脑络通、血行畅、四肢灵（土主四肢）。因其脉大、有汗、浮肿，虽大补肝汤本可治痰水，尤恐其力不逮，故又重加黄芪、茯苓、泽泻、菖蒲以助气行痰水，复加川芎引药达颠，故奏效甚捷。

6．项强复视案

本县固献村邱某，女，62 岁。1998 年 10 月 27 日初诊。

素患高血压、颈椎病，去年秋轻度脑梗塞后遗肢体活动不利，7 天前突发旋转性眩晕、复视、耳鸣，肢体活动不利加重，需拄杖而行，前医用磁朱丸、杞菊地黄汤及输液等不效，近 3 天又增每傍晚发作呼吸加快，每分钟 24 次左右，持续 2 小时可自行缓解。今脑 CT 报告：左侧基底节区点状阴影，腔隙性脑梗塞。查患者项部强硬，活动受限，闭目不睁，时干呕，舌淡体大，苔薄白，脉沉弦无力，处大补肝汤加减：

桂枝 15 克 干姜 15 克 五味子 15 克 山药 10 克 牡丹皮 10 克 旋覆花 10 克 山萸肉 15 克 葛根 15 克 炒葶苈子 10 克 用水 2000 毫升煮取 800 毫升，分四次温服，昼三夜一服。

11 月 2 日复诊：上方已服一周，诸证递减，眩晕、耳鸣基本解除，傍晚呼吸加快未发作，复视亦大有恢复，可离杖而行，颈项仍有不适感，继用上方5剂，眩晕、复视、耳鸣、颈项强等均除。

按：此方实系补肝小方与补心小方之复方加葛根而成，但当时所用小补心方，乃据笔者所抄《辅行诀》中有葶苈子而无竹叶者。当时是考虑萸肉酸收有助于"强阴益精"、"通九窍"（俱见《别录》），有利于复视的恢复，大补肝原方中无此味。

此证傍晚呼吸加快，是时属申酉之时，申酉属金，金气当令之时，肝木用虚之体遇之则肺金易来乘之，而葶苈子本泻肺之品，正可泻肺之实而制其过亢，使肝虚易得充实，大补肝汤中本不应有此药，今用之效佳，实属歪打正着者。

此例主证为项强和复视，复视为目病，肝开窍于目，治以补肝法易于理解，但项强本属太阳经病，亦用补肝法治之似是费解，今试析之。

大补肝汤证是肝病延及心者，而心之表小肠所络名曰手太阳经脉，与膀胱所络经脉足太阳为手足相连关系，《辅行诀》以脏腑辨证为主体，亦蕴含经脉学说于其间，为足太阳经脉循行之处的项部，亦可通过手足、表里、脏腑的关系，表现出相应的症状。在具体用药时，又据经方的用药习惯，加入了对项强有特功的葛根以通络，况且大补肝汤之君药桂枝，本来即是经方治太阳病之药物，故用该方治项强是有其理论基础的。

7. 颅骨裂伤脑震荡案

本县从容村72岁男子张某，1996年6月9日初诊。

8天前因头部摔伤，曾一度昏迷，遂入本县某院诊治。该院诊断：后头部颅骨裂伤，左后顶部血肿，脑震荡。经用西药治疗，血肿出血已止，仍旋转性头晕，呕吐，呃逆、咽塞、不食而邀余会诊。查其神志清楚，精神萎靡，多忘，头晕不可睁目，叩其腹胀如鼓，入院后大便共二次，不干，舌苔厚腻微黄而满布，脉细弱无力，予大补肝汤加减：

桂枝15克 生姜15克 生山楂15克 山药15克 丹皮15克 旋覆花15克 竹叶10克 半夏15克 枳实15克 大黄醋炒15克 厚朴15克 桃仁15克 用水2400毫升煮取800毫升，分四次温服，昼三夜一服。

6月11日复诊：头晕、呕吐已止，精神好转，大便通畅，腹胀已除，食欲增加，健忘、呃逆、咽塞等均有好转，舌苔已退强半，仍用上方以五味子10克易山楂，大黄改用10克，去厚朴，加川芎6克，煎服法同上，又服3剂，诸证皆除。

按：传承本《辅行诀》初校本系统，大补肝主治文，本有"治夙有跌仆，内有瘀血……头目眩运，呕吐"之语，与此例之病因、主证相切，故用之。但原方中五味子，本系方中不可缺少之佐臣，因其对胃有较大的刺激而不利于止呕吐，故初诊时去之，而代之以同为酸味而益胃兼能活血化瘀之生山楂；此例以呕吐为主证之一，故以善治呕吐之生姜代原方中止呕力较逊之干姜；此证有血肿、健忘瘀血之证，故原方中小补心方中之君、佐臣药，用量与小补肝方中之药量等同；又因此例有腹胀，便少，苔厚而黄，呃逆、咽塞等"胃家实"而气上逆之证，故又加入承气以泻其实，半夏以降其逆。复诊时，呕吐已止，故还用原方中之五味子而去生山楂；胃实上逆证除则去承气，而仍留有去瘀血作用之小量醋炒大黄；更加活血之川芎升清气于脑，使脑之疾易于康复。

8. 失眠惊悸案

本县开发办30岁女干部班某，1995年11月14日初诊。

8年前因产后过劳兼有情志不畅，又遇惊恐之事，遂发失眠惊悸，每夜只能入睡3～4个小时，并有头晕，时因头晕而跌倒，多惊梦，双耳蝉鸣，黎明周身冷汗，健忘，饥则干呕，畏寒，虽曾多方治疗，而症状时轻时重，舌质淡，苔薄微黄，脉沉弱无力，予大补肝汤加减：

桂枝15克　干姜15克　五味子15克　山药15克　丹皮10克　旋覆花10克　竹叶10克　萸肉15克　炮附子10克　用水2000毫升煮取800毫升，分四次温服，昼三夜一服。

11月17日复诊：失眠惊悸、多梦、头晕、耳鸣、干呕、多汗皆减，上方加桃仁15克，又服5剂，诸证皆愈，一年后随访未见复发。

按：此例所用实系小补肝与小补心汤之复方。原大补肝汤中无小补心中心之化味萸肉，因此例有汗出证，故用善酸收汗液之萸肉，因其畏寒，故又加附子以温其阳。复诊时加桃仁，是因此例有健忘，当是血络不通，桃仁可通血络，且《辅行诀整订稿》救误大泻肝加减例有云："言语善忘者加桃仁三两"，可知桃仁能令人不忘，故而用之。

《辅行诀》小补方例，本脏化味药之量皆为君臣药量三之一，本为脏气化机未至大衰者而设，而此例已有8年病史，且为产后气血大亏之时兼有劳、郁、惊所致，其脏腑气化之亏较甚，故补心补肝之化味药用量亦有所加重，而与君臣用量同以加强心肝之气化。

附：大补肝汤治疗眩晕证的体会

大补肝汤出自梁代陶弘景所撰《辅行诀五脏用药法要》，原方由桂枝、干姜、五味子各三两，旋覆花、代赭石烧（一方作牡丹皮）、竹叶各一两，大枣十二枚（一方作薯蓣），共七味组成，为"治肝气虚，其人恐惧不安，气自少腹上冲咽，呃声不止，头目苦眩，不能坐起，汗出，心悸，干呕不能食，脉弱而结者方"。数年来，笔者用此方加减治疗眩晕证，屡获捷效，现举例介绍如下：

例 1 和某，女，60 岁。1990 年 6 月 24 号初诊。

该患者于数月前患脑血栓，已基本痊愈，但恐病再复发，为此忧虑不安，必让人相伴左右而勿离，近日渐见旋转性眩晕，并有汗出多梦，心悸，乏力，呃逆等症。察其表情忧郁，舌质淡，苔白，脉虚无力。证属高年精虚，不能化髓上循于脑。法当补肝气益精髓，予大补肝汤加减：

桂枝 20 克　干姜 15 克　五味子 15 克　山药 20 克　丹皮 10 克　旋覆花 10 克　白术 15 克　水煎服，日一剂。

上方三剂后，诸证已减十之八九，仍汗出多梦，于上方中加龙骨、牡蛎各 30 克，又服数剂而痊愈。

例 2 辛某，女，37 岁。1989 年 8 月 29 日初诊。

缘因情志不畅，渐感眩晕旋转，胸闷咽塞，并有烦躁失眠，惊悸多梦，肢麻等证，查其舌质淡红，苔薄白微黄，脉细无力，证系肝疏散之用气不足，痰涎内生，阻于清阳之窍，且有化热扰心之势，治宜补肝达气，逐痰升清，灭星火以防燎原，用大补肝汤加减：

桂枝 15 克　干姜 15 克　五味子 15 克　山药 15 克　炒葶苈子 6 克　大黄 3 克　竹叶 10 克　水煎服，日一剂。

三剂后，诸证大减，仍有胸闷咽塞感，继用半夏厚朴汤二剂而愈。

例3 杨某，男，53岁。1989年12月5日初诊。

患者十年前曾患虚劳病，值盛暑而着厚衣，其体素阳虚可知。近三月来因劳倦而发眩晕不止，并有肢冷乏力，干呕吐涎，食欲不振等证，望其面色㿠白，舌淡体大苔滑，按其脉沉而数，证系阳虚水泛，蒙蔽清阳之窍，治宜温阳化饮，用大补肝汤加减：

桂枝15克　干姜15克　五味子15克　山药15克　牡丹皮10克　旋覆花10克　竹叶6克　白术15克　炮附子10克　水煎服，日一剂。

上方一剂眩晕即止，又服两剂而愈，两年后随访未复发。

例4 王某，女，50岁。1990年5月3日初诊。

老母去世，悲哀过度之余，突发头晕旋转，耳内轰鸣欲聋，并有失眠心悸，呕吐不食。前医用杞菊地黄加龙骨、牡蛎、磁石无效。其人形体瘦弱，面色不华，舌淡苔白，脉细数，证属悲哀动中，精血虚少，上窍失养，宜补肝益精，镇纳逆气，予大补肝汤加减：

桂枝15克　生姜15克　五味子15克　山药15克　竹叶15克　赭石15克　水煎服，日一剂。

上方3剂耳鸣呕吐即除，用上方加白术15克，当归10克，连服3剂，眩晕亦解。

例5 张某，男，14岁。1991年1月5日初诊。

十天前摔伤头部，当时昏迷十余分钟，之后头目眩晕，不能动转，呕吐不能进食，曾在某医院住院治疗效不佳，诊其脉细数无力，证系头部摔伤，恶血在内，厥阴脉络运行受阻，气血逆乱之证，治宜温补以助肝之疏散，使瘀血去、脉络通而逆气得顺，予大补肝汤加减：

桂枝15克　生姜15克　五味子15克　山药15克　丹皮15克　川芎10克　大黄6克　山楂30克　水煎服，日一剂。

上方4剂，诸证若失。

体会：大补肝汤之方义，是本《内经》"肝欲散，急食甘以散之，用辛补之"，"心欲软，急食咸以软之，用咸补之"及《难经》"补其肝者缓其中"之旨而立，方中桂、姜味辛顺肝欲以助肝用，五味子酸收防桂姜辛散之弊而助其体，山药味甘而缓其中，四味同用切合补肝之经法，又用旋覆花、代赭石之咸（经对《辅行诀》的整订，证实赭石之味当属苦，当依一方作牡丹皮之小字注，此文所据为衣抄本，有误。大枣亦当为山药之误）以助心之用，竹叶味苦以助心之体，使子壮自无需索食于母，而肝虚易复。全方功在补肝气之虚，并寓有补益精髓，温化痰饮瘀血，及导邪火下行之意。对阳气素虚之体，或高年髓虚，或跌扑损伤而瘀血内存，或悲哀、惊恐、忧虑而伤中伤精，证见面色㿠白，肢麻畏寒，舌淡苔白，神情忧恐悲哀，心悸汗出多梦，食少乏力，呕吐呃逆，脉象虚弱之眩晕证疗效显著。

对呕吐呃逆重者以生姜易干姜，去大枣（薯蓣），减五味子之用量；痰涎内阻可加白术，以葶苈子代旋覆花；有瘀血者可加重牡丹皮，或更加川芎、大黄、山楂；下元虚损髓海空虚者可重用山药，五味子；畏寒肢冷，心悸汗出者可重用桂枝，或更加附子；兼有热象者可减桂枝、干姜用量，或用菊花代桂枝，加少量大黄。笔者认为用该方治疗肝用虚之眩晕证，无论男女老少，病发缓急，均可取得满意的疗效，堪称补正祛邪的有效良方。然一己之见，难免偏误，望诸同道，验而正之。

按：1992 年《河北中医》杂志编辑部，召开中西结合学术经验研讨会，本文为大会交流论文。本文所据《辅行诀》文本，是衣抄本和《考释》本，其内容与陶氏原作差距较大。读者参考此文时应对照学苑出版社 2010 年出版的《辅行诀校注讲疏》和《辅行诀研究》中所载《整订稿》。

（二）泻肝汤验案

1. 缠腰火丹胁痛案

本县马塘寨村孔某，女，38 岁。2010 年 5 月 4 日初诊。

10 余天前左胁背痛，误以为"岔气"未在意，后痛处起红色疱疹若干，且近日遇事气恼暴怒，疼痛加剧，并有腹脘痞塞，饮食减少，背沉重感，失眠等证，察其疹色暗红不多，分布于胁背，有泡而无渗出，舌淡红苔薄白，脉弦数，予大泻肝汤：

白芍 20 克　枳实 20 克　生姜（切）20 克　黄芩 10 克大黄（后下）10 克　甘草 10 克　用水 2000 毫升，煎取 800毫升，分 4 次温服，昼三夜一服。

5 月 12 日复诊：服上方后，皮疹虽有增加但色转红活，疼痛等证递减，今见疹多有消退，唯咽部稍有气塞感，处下方：

白芍 15 克　枳实 15 克　生姜 10 克　半夏 15 克　厚朴10 克　煎服法同上，三剂而愈。

按：缠腰火丹即现代医学所称之带状疱疹，为肝胆湿热蕴毒所致，一般采用龙胆泻肝汤治疗，此例因恼怒而痛加重，以胁痛为主证，故用大泻肝汤。其中黄芩、大黄清泻肝胆之火，甘草解毒而导热下出，虽初诊时有疹发不畅，色暗不鲜之逆证苗头，得芍、枳之血气兼治，使血和气顺，出纳有序，毒热不生而转逆为顺，未生它变。曾见带状疱疹愈后仍胁腹疼痛逾年不愈者，早期治疗时，若存泻肝法于胸中，或可防之。

2. 牙痛案

本县城内李某，女，74岁。2009年4月7日初诊。

患者素性情急躁多怒，经常闪腰又气右胁痛，右半身汗出，大便干燥，头晕，口干欲饮10余年，近半年来右侧牙龈肿痛，服西药诸抗生素不效，并有右目白睛络脉赤，舌质暗红，苔薄微黄，脉弦数有力，予大泻肝汤：

白芍20克　枳实15克　生姜15克　黄芩15克　大黄15克　甘草15克　用水1500毫升，煮取500毫升，分三次温服，日一剂。

4月20日复诊：服方5天时，牙痛目赤已愈，现原有宿疾胁痛、半身出汗，头晕、口燥便干等证亦未发作，嘱大黄、甘草均减为6克，它药均用10克，一周后停药，证未复发。

按：此例为肝胃火热之证，而火热之源在于气之不降，牙、眼、胁、汗诸证皆在右侧是其征。天地及人体之气化为左升右降，今因肝升发之气过盛而升多降少，致胃气下降受阻积而生热，随肝气上升于头面而为牙痛目赤，头晕汗出等证，如宋人所谓'气有余便是火'者，即肝体阴血不足以致用之肝实证，故用大泻肝汤治之。方中枳实、大黄已具承气之半，降胃实之药以排其胃火，芍、芩酸苦同用助肝藏血而清敛其火，《辅行诀》谓"酸苦除烦"，烦除则不躁怒伤肝而病之源得清。

3. 胁胀痛案

本县章台镇中学退休教员王某，男，64 岁。2010 年 5 月 7 日初诊。

患脂肪肝、胆囊炎、胆结石三年，胆囊摘除术后一年，术后仍有右胁胀满不适，时有微痛，少腹拘急，情志不畅或饮食不当加重，大便正常，小便微黄，皮肤黏膜轻度黄染，化验检查胆红素（总数、直接和间接）及血脂（胆固醇、甘油三脂）均轻度增高，舌有齿痕，色暗红，舌下静脉怒张，苔薄白，脉弦有力，予大泻肝合旋覆花汤：

白芍 30 克　枳实 30 克　大黄 12 克　黄芩 15 克　生姜（切片）15 克　甘草 12 克　旋覆花 15 克　茜草 15 克　天虫 15 克　葱叶 14 茎　用水 2000 毫升煮取 600 毫升，分三次温服，日一剂。

5 月 12 日复诊：症状明显减轻，效不更方，继服。二周后来诊，诸证消除，化验胆红素及血脂均恢复正常。

按：此例患肝胆病多年，虽经手术治疗切除部分病灶，但仍有脂肪肝，且久病入络，肝所系之脉络瘀阻，气血不行，津血化为痰血，在所循行部位胁及少腹有胀满微痛，拘急不适，湿热内生，与瘀血结而为疳，故用大泻肝以畅其气血之运行，泻其痰血之瘀阻。因此例有舌暗，舌下静脉怒张等明显血瘀症状，大泻肝汤中虽有芍、枳、大黄等活血去瘀之品，尤恐痰血顽坚难化，故加《金匮》肝着汤（即旋覆花汤）之咸辛除积之者以助其力。原方所用之新绛，现已无此药，绛系蚕丝用茜根染红者，可用蚕丝及茜草代之，但敝地蚕丝亦不易寻，遂又用天虫代之，而天虫灵动之物，与瘀血久瘀而顽者更宜。

4．腰痛案

本县教育局退休干部张某，男，81 岁。2007 年 2 月 5 日初诊。

患心脏病多年，三周前郁怒未发之后，发生腰部剧痛不可动转，并有下肢肿胀，食少呕吐腹痛，大便微溏，汗出心悸，下肢厥冷，指端微凉，心电图示：心率 60 次/分，心房纤颤，经某医院治疗不效，又在邢台某院诊为老年腰椎退行性病变，用药仍无效，转用中药治疗。察其证如上述，表情痛苦，腹满稍硬，舌质暗，少苔，脉弱无力，迟而结，予小泻肝汤加味：

白芍 100 克　枳实 25 克　生姜 30 克　炒甘草 30 克炮附子 30 克　人参 10 克　香附 15 克　蜂蜜 30 克　用水 2000 毫升，煮前 7 味，取汁 600 毫升，去渣入蜜煮沸，分三次温服，日一剂。

2 月 8 日复诊：服上方一剂，腰痛即止，可下床活动，肢凉亦除，刻下唯时有干呕，下肢微肿，乏力，小泻脾汤加味：

炮附子 15 克　生姜（切片）30 克　炙甘草 10 克　白芍 20 克　党参 15 克　半夏 15 克　用水 1500 毫升，煮取 600 毫升，温分三服，日一剂。

5 天后，上证消失。两年后该患者死于心脏病，其间腰痛未发作。

按：《灵枢·经脉篇》云："肝足厥阴之脉……抵腹，挟胃属肝，络胆，上贯肺，布胁肋……是动则病腰痛不可俯仰"；《素问·刺腰痛篇》云："厥阴之脉令人腰痛，腰中如张弓弦"；《辅行诀》云："心病者，必胸胁内痛……虚则胸腹胁下与腰相引而痛"。此例素患心病之体，代心行气之手厥阴包络之正气不足，因郁怒而足厥阴肝经脉受脏气之冲动，而殃及手足厥阴，诱发剧烈腰痛不可转侧，即不可俯仰，相引而痛之状。

肝为藏血之脏，故以血为体，郁怒则肝体受病而气郁血滞，厥阴经脉之气血运行受阻，而腰痛不可仰俯，老年阳虚内寒，故下肢厥冷而指端凉，寒性收引，腹因之满而稍硬，小泻肝汤之君芍药，可通厥阴肝经脉之血，佐臣枳实可通经脉之气，监臣生姜可散其外寒。芍药加至百克，乃遵经方腹痛者加芍药之训，有芍药甘草汤之意，该方日人称之去杖汤，可治腰腿血瘀病痛不可行，但此证脉结而甘草之量亦大而不成芍草五一之比；所加炮附子之温阳，与所加人参名参附汤，乃回阳救逆之名方；人参与所加炙甘草，即《辅行诀》补脾之主辅，可对治食少便溏脉结；用蜂蜜可缓药力而解附子之毒；加香附者，以其形似肾，而先师特推崇此药对肾区及腰背部痛疼之效，妇科病之腰背症状重者尤喜用之，在此方中可助枳、芍以理气血而止痛。复诊时腰痛已止而用小泻脾汤理中降胃活血，以利高年体虚之调理。

5. 腹痛案

本县枣元乡魏寨刘某，男，55 岁。2003 年 2 月 12 日初诊。

三月前酒后生气而失眠，每夜只睡 3～4 个小时，脐周阵痛，大便后腹痛下坠，辗转不安，四天前晚 6 点突发全腹持续性剧痛，虽值严寒却大汗淋漓，遂赴聊城某院，诊为亚急性胰腺炎，次日回本村用禁食、西药抗生素及支持疗法，治疗证情不见缓解，要求加服中药治疗。查其恶寒身热（体温38.6℃），呕吐不能进食，腹胀满痛拒按，舌红苔白厚而腻，脉弦滑而数，予大泻肝汤加减：

白芍50克　枳实20克　黄芩20克　大黄15克　生姜15克　甘草12克　金银花30克　虎杖30克　用水2000毫升煮取800毫升，分四次温服，昼三夜一服。

2月15日复诊：上方一剂后即热退痛减，当晚上半夜未腹痛，今查胰腺超声正常，化验白细胞计数已降至正常，血清淀粉酶94.6（参考值53），较前明显下降，舌质红有细裂，苔厚微黄有刺，仍用上方白芍改用30克，去金银花，加炒槟榔15克，生地15克，煎服法同上。停用西药。

2月20日再诊：腹痛已止，时有干呕，食欲较差，口干、烦躁，睡眠欠佳，舌苔已退，脉弦，改用大阴旦汤加减：

柴胡15克　黄芩15克　栝蒌20克　太子参15克　白芍15克　焦栀子15克　豆豉15克　甘草10克　生姜（切片）15克　大枣（掰）12枚　用水2400毫升煮取1200毫升，去渣文火煎至600毫升，分三次温服，日一剂。

3月5日四诊：诸证已愈，要求停药，2006年随访未复发。

按：此例初诊用大泻肝重用芍药以止痛，加银花、虎杖以清热活血，虽系与西药同用，其解除症状的作用亦甚显著，疼痛缓解之后，见有舌质细裂，苔欲转黄有刺，乃内热伤阴生燥之象，仍宜急下存阴，故仍用大泻肝之枳实、大黄以泻其积热，去银花之解表热，加槟榔之消导去秽，生地之养阴润燥，再诊时症状基本消除，仍有烦躁、失眠肝胆热象，及口干、食少、干呕、脉弦等如《伤寒论》所载小柴胡汤主证，用太子参之润代人参之偏燥，栝蒌之滑润代半夏之温燥，并加栀、豉以治胸膈烦热失眠，《辅行诀》之大阴旦汤中有白芍，与甘草同用亦为益阴之法，故用之。又余在京进修时，见高齐民老师常用其自拟遂虎陷胸汤治此类病证，效甚快捷，余每喜仿用，此例之用虎杖、栝蒌，亦有此意。若水热互结者，如西医诊为水肿型胰腺炎，加用甘遂更为适宜。

6. 目憋胀案

本县公路站 62 岁男高某，1998 年 4 月 26 日初诊。

体质素健，近因暴怒致两眼憋胀，白睛赤络，右眼较重，血压不稳，波动在 180～130/80～120mmHg 之间，并有头晕、失眠、烦躁、大便干、小便赤等证，舌质边尖红，苔白厚腻，脉弦滑，予大泻肝汤加减：

白芍 20 克　枳实 20 克　大黄 15 克　黄芩 20 克　生姜（切片）15 克　甘草 10 克　菊花 15 克　半夏 20 克　石决明 20 克　用水 2000 毫升煮取 600 毫升，分三次温服，日一剂。

4 月 29 日复诊：目憋胀及白睛赤络大减，血压稳定在 130/80mmHg，舌苔薄白，它证亦减，仍用上方去半夏，生姜改用 10 克，再服 3 日痊愈。

按：体健之人，暴怒引动肝火，血之与气挟痰并走于上，损其肝窍，发为目憋胀而赤；气不降则化火而便干、生痰、舌苔厚腻，胃失其下降之序而不和顺，胃不和则卧不安而失眠，痰火扰神则烦躁，上犯清窍而头晕；肝藏血，主风，风性变动不居，冲动经血有时，故血压不稳，故用大泻肝汤加平肝之菊花、石决明治疗而愈。

又：此例之症状似属温胆汤证类，但温胆汤所主应是痰气较重者，可互参使用。

7. 右胁痛案

武城县郝庄镇老翁王某，2007 年 10 月 25 日初诊。

右侧胁痛多年，4 个月之前因怒加重，在某医院诊治，肝 B 超示：肝右叶 1×2 厘米无回声区（肝囊肿），活动时局部疼痛，夜间有时痛醒，多方治疗不效，仅靠止痛西药维持，除脉有弦象外，无其他症状，予小泻肝汤加减：

白芍 30 克　枳实 15 克　生姜（切片）10 克　旋覆花 15 克　茜草 15 克　天虫 15 克　甘草 10 克　葱叶 14 茎　用水 1500 毫升煮取 500 毫升，分三次温服，日一剂。

服上方 5 剂而胁痛止，3 月后其朋友来云又复发一次，要求仍用原方治疗，仍用 5 剂痛又止，后未闻再复发。

按：该例所用系小泻肝汤合《金匮》旋覆花汤，用小泻肝汤调理其气血，因虑久病入络，故加用《金匮》治肝着之旋覆花汤以助活血之力。泻肝为酸辛化甘法，旋覆花汤为咸辛除滞法。酸辛合化为承平本脏之体用，即恢复本脏之正常气化；咸辛同用是强化本脏与子脏之用气。肝木有藏血、疏散之用；其子脏心火有主血脉、软坚凝之能，可解除血行滞塞而祛其瘀，即驱除致病之邪。二方合用，扶正祛邪，效果显著。

8. 舌体大案

四川成都市 48 岁男张某，在河北沧州做生意，2010 年

7月15日初诊。

患者舌体胖大多年，齿痕明显，舌质紫暗有斑，素畏寒凉，左侧肝经循行部位处常有憋胀感，遇怒加重，并有食欲不振，心下胀满、口干、便溏，大便日一次，左侧肩胛处攻冲感，西医检查有胆息肉、脂肪肝，因常年在外做生意，曾在北京及多个省市医院诊治无效，偶见拙著《伤寒论阴阳图说》及《辅行诀校注讲疏》、《辅行诀研究》等书，思路独特而求为试治。乃据其所述，予小泻肝汤加味：

白芍30克　枳实30克　生姜15克　蒲黄15克　青皮15克　菖蒲15克　用水2000毫升，煎取600毫升，分两次温服，日一剂。

7月31日，患者自沧州来威县复诊，舌体胖大及齿痕明显减轻，饮食增加，余证亦减。继用上方，生姜改用30克，加乌梅10克，苍术15克，连用7天，而舌体大小基本恢复正常。

按：舌为心之苗，舌之病一般多从心治疗，而此例却从肝论治。缘因其证遇怒加重，其证有左侧肝循行之处有憋胀感，西医检查又有脂肪肝、胆息肉等肝胆瘀滞之证，无论从病因或症状，都与肝相关。肝与心为子母关系，肝病及心，肝郁至心之苗气血运行不畅，则血与水壅阻于舌，血瘀而舌质紫暗有斑，水壅则胀大而有齿痕。方用小泻肝汤以治其因，加青皮以助其行肝气，加蒲黄以活血利水，菖蒲开心窍而行水气，而收效甚捷。复诊时，加重生姜去水饮，加乌梅以敛津液即收水气，苍术以渗散水气，血活水散，则舌大齿痕自除。

9．胃脘痛案

本县围子园 47 岁男子张某，2010 年 8 月 3 日初诊。

素体健，性情急躁，胃部不适多年，自今春胃脘痛加重，饥时及食后均痛，拒按，不胀，遇怒及饮食不当加重，时有嘈杂呕恶，大便微干，日一次，上消化道造影示：糜烂性胃炎，曾用中西医药物多方治疗，胃脘痛不止。查其舌质红，苔白厚，脉弦数，予大泻肝汤加减：

白芍 30 克　枳实 15 克　生姜 15 克　大黄 15 克　黄芩 10 克　甘草 10 克　公英 30 克　半夏 30 克　川贝母 10 克　元胡 10 克　良姜 10 克　香附 10 克　焦栀子 10 克　焦陈曲 15 克　用水 2000 毫升煎取 600 毫升，分四次温服，昼三夜一服。

8 月 8 日复诊：脘痛已止，大便微溏，大黄改用 10 克，甘草加致 15 克，去元胡，继服 5 服，其他症状亦得解除。

按：此例胃脘疼痛顽固，曾用多种止痛药物不效，包括舒肝理气的中药，究其所以，概由其自持体壮，不善调节情志与饥饱饮食，日久肝火犯胃，致使胃有损伤而作痛。胃为饮食消磨之所，药物亦不能越之，入胃之后，刺激损伤之胃黏膜而痛不止。故治此证固然要药证相符，其服药方法及情志饮食护理尤其重要。俗谓胃病三分在治，七分在养，不无道理。故此例在用药的同时，曾嘱其要切实注意饮食情志的调节。方用大泻肝汤以制肝用之实，加半夏、贝母、公英愈合胃之损伤而止痛，复加入栀子、陈曲以消解食、气郁结之火，再加入治胃痛常用之良姜、香附以散寒行气止痛，同时其煎服法亦注意尽量减少每次用量，以减少胃的内容，如此则既有利于胃的消磨，又有利于药物的吸收，有益于胃病的恢复。

10. 少腹痛案

本县麦子坞营村75岁老翁陈某，2010年9月25日初诊。

15年前曾作前列腺切除术，1年前曾作左侧股骨头置换术。性情暴躁多怒，近两月少腹酸痛不止，阵发加剧，得温则痛减。曾在某省级医院检查，除膀胱壁增厚外，无其他阳性发现，但多方治疗效果不佳。其痛夜间加重，得温可稍减，口渴不欲饮，因痛每夜只能睡眠2个小时，时有遗尿。查其腹，脐下满实拒按，舌红苔白，脉弦而硬，予大泻肝汤加减：

白芍50克　枳实30克　生姜30克，切片　黄芩15克大黄12克　甘草15克　麦芽30克　乌药15克　乳香10克　桃仁15克　桂枝15克　用水1500毫升，煮取500毫升，分三次温服，日一剂。

9月28日复诊：服药一剂后，晨起大便水样物三次，酸痛大减，次日未大痛，仍酸。改用：

白芍30克　枳实15克　干姜15克　泽泻15克　桂枝15克　甘草15克　骨碎补15克　肉蔻10克　生姜15克，切片　大枣12枚，掰　煎服法同上。

又服三剂而痊愈。

按：盆腔曾有手术史，脉络有所创伤，虽已愈合，或亦有变故。情志暴怒，损伤肝之经脉，而其经脉络于少腹，过阴器，经脉运行之处脉络有损而运行不畅通则痛。其痛得温可减，当是有寒邪，下焦经络不通而有寒，血运滞迟而瘀，故口渴而不欲饮，夜间加重。其人年老遗尿，是肾气已虚，肾虚而寒，则肾水不化而聚之，故下腹满实拒按。此例病人腹痛甚重，虽经多家医院诊治，因现代仪器检查无重要阳性指标发现而未能确诊而治疗无效，对此病人心情甚是急躁无奈，初次来诊时谈及此情，竟然激动的肢体颤动不止。不良情绪更会加重病情，这也是此病久久不能治愈的重要原因之一。

方用大泻肝汤重加白芍，以通血脉而止痛，又加麦芽、乌药、乳香舒肝行气，桂枝温化积水、瘀血，服一剂积水得下而痛减。复诊时，因虑其年老虚寒，以肉蔻、桂枝易黄芩、大黄，加泽泻助生姜、桂枝以行水，又加骨碎补以祛下焦之瘀，大枣以缓中补虚。方证相投，应手而愈。

11. 少腹痛皮疹案

本县侯贯乡孙庄42岁男孙某，2010年10月3日初诊。

素患胃溃疡，喉癌术后一年。化疗放疗所致虚弱之体尚未完全康复，仍有食少乏力，脱发，畏寒等证状。于2月余前偶因郁怒未发，当夜腰背之交两侧漫肿隆起，不红不热，两日后自行消退。继而则右下腹痛，引及腰背及鼠溪部。手足用力后，出现右踝外侧漫肿不痛，散布有红疹如米粒大，活动或按压则微痛。此种肿痛，移动不居，走窜周身，其来甚速，其去亦疾，或因感风受寒，或因用力不当而触发。并常感有气自胁脘上冲胸膺颈肩，咽塞不适，语音嘶哑（癌切除后遗），口舌干燥。曾用多种中西药物，均不见效，用止痛类西药则胃病有所加重。查其面色无华，舌质红无苔，脉细涩，予小泻肝汤加减：

白芍30克　枳实20克　良姜15克　桂枝15克　甘草10克　乌药15克　木香10克　上方用水2000毫升煮取800毫升，温分四次，昼三夜一服。

11月8日复诊：上次来诊回家时迎风持重物步行数里，当晚左踝足跟部亦肿起如右踝，且肿处皮肤有米粒大小之红疹。现脘痛止，少腹痛攻背减轻，但上冲胸膺加重，余证如前，用上方去良姜，木香，加厚朴15克，薏米仁30克、木瓜30克，继服。

11月14日三诊：近日气候较冷，病情有所变化。三天前病人电话云，少腹上冲胸咽背肩有加，告其在前方中加入李根白皮（鲜者）30克，服后上冲之感即除，鼠溪部痛亦减，但皮肤红疹增多，四肢冷感，指端色青紫，又出现阴囊及左睾硬而隐痛，夜间加重，身不可转侧，舌质红无苔，处方如下：

白芍30克　枳实20克　生姜15克　桂枝15克　附子15克　防风15克　细辛10克　甘草10克　当归15克　荔枝核15克　橘核10克　防己15克　用水2000毫升煮取800毫升，温分四服，昼三夜一服。

11月22日四诊：右足跟左膝肿痛，腰以下仍有新起之红疹，肢凉指端青紫及阴囊睾丸肿痛减轻，夜间亦可自行翻动，效不更方，继服。

12月2日五诊：病情平稳向愈，阴囊睾丸微痛，右踝、膝稍肿，皮疹已退，上方去防己，荔枝核改用10克，继服。

12月15日六诊：诸证已除，已停药一周，证未反复，嘱停药观察，十余天来未闻复发。

按：本例病情多变，治疗时间较长，前后共计二月有余，调整方药也较频繁，若详录之未免过于冗杂，故本例所录诊次序数为有代表性的方证，每次之间证状及用药的细微变化调整则略而不录。

该例的特点主要有三个方面：一是发病情况少见。病人素有胃病，喉癌术后一年，郁怒未发而背腰交处肿起自愈后，少腹痛攻冲上焦及鼠溪部，继而多处肤表游走性肿胀并有皮疹，最后出现阴囊睾丸肿痛。二是肤表病变处不痛或痛不重，腹内及胸膺、阴睾痛或痛重，其痛昼轻夜重。三是肤表肿与红疹并发，风寒劳碌加重。

分析上述三个特点，可综合出病位和证性，作为诊断依据，而采取相应的治疗法则和用药取舍。

该例发病急，病情多变，属于风，初冬疼痛加重，当属风寒证。病由郁怒，初见证为腰背外表肿起，乃卫气不行，聚于太阳寒水之经脉循行之处，而随卫气之运行消散漫延肝部，及其经脉运行之地。又因寒性收引作痛，肝络于少腹，上贯膈入胸膺，卫气运行壅塞而排胸廓腑，则发为少腹、胸膺攻痛；鼠溪为肝厥阴经脉所过之地，肝脉络阴器，卫壅营结由鼠溪而阴器，故阴囊睾丸硬而痛。肢体皮表肿起，卫运不利可导致营气之运行滞涩，营气内结隐于皮下，外出而为红疹。卫、昼、热属阳，营、夜、寒属阴，故此例之痛，昼轻夜重，虽病情复杂，却不外肝之经脉"卫壅营结"四字而已。

卫气壅者行其气，营血结者散其结，故其治法当行气散血为主。而人之气血得温则行，遇寒则凝，故其用药亦应突出一个"温"字。

初诊所用小泻肝汤，药本系白芍、枳实、生姜三味组成，有酸辛化甘缓肝急之用，其中白芍"除血痹，破坚积"（《本经》），"通顺血脉，缓中，散恶血，逐贼血"（《别录》），则营血之结可开；枳实主"破结实，消胀满，心下急，痞痛，逆气胁风"（《别录》），则气之壅可疏，特别是能"主大风在皮肤中，如麻豆，苦痒"（《本经》），正与此证之"风"，和皮疹相切，《本经》将枳实此主治列条文之首，去风散结之功不可泯之意甚明。此方治疹有效，可证其言之不谬，《汤液》、《本经》一脉相承，信而有征。

方用良姜易原方中之生姜，是因虽二者均味辛、性温、气芬芳而止痛，但良姜气芬芳更胜一筹，对此例素有胃病，因服西药而加重的胃痛更为合适。

方中加入桂枝之温通，与白芍同用以和营卫，与甘草同用以通宣阳气，而芍药活血脉；加木香、乌药助枳实行气即去卫气之壅，开营血之结，以奏止痛之效。

小泻肝汤之芍、枳两酸药与辛味生姜之比为二比一，而首次处方中枳实、白芍两酸药共用50克，辛味药桂枝、良姜、木香、乌药四种药共用55克，酸辛药之比为五十比五十五，几乎是一比一，从陶氏按味补泻法而论，已失去了泻方的组方规则，当属平补平泻法或略偏于补。换言之，首次处方是攻补兼施法，或稍偏补法。应当说，此例的治疗也应当采用此法，因为该患者确是素有胃病，而且是喉癌术后，又经过化疗、放疗，体质尚未完全康复者，攻补兼施，扶正祛邪是很有必要的。

该例共录先后所用处方六个，均是在首次处方上加减而成，所加减药品，不外胃脘不痛则去木香、良姜，攻冲胸膺加厚朴、李根白皮，下肢肿加薏米仁、防己、木瓜，寒重加桂枝、干姜、附子，阴囊睾丸痛加荔枝核、橘核。指凉青紫加当归、细辛等。

应特别引起注意的是三诊处方，若以吴萸黄代附子，木通代防己，则《伤寒论》之当归四逆加吴萸生姜汤全方，除大枣之外，均被包容于此方之中。鉴于吴萸与附子，木通与防己性味功能雷同，可以认为此方为当归四逆加吴萸生姜汤之变方。所多之防风，不仅可祛风，且可解附子毒以防药害；它如荔枝核、橘核行肝气而散结，为治睾丸痛之常用药；枳实主大风在皮肤，泻肝散结，均为此证之必用者。由此可见经方用药的规律性及经方衍化的痕迹，启发我们组方用药的思路。

（三）救误泻肝汤验案

1. 腹满烦呕案

本县电力局申某，女，47岁。2003年9月15日初诊。

是年流行非典，举国上下，谈疫色变，患者因疫情而恐惧伤神，数月来常有惊悸失眠，心烦不安，近数日又因恼怒而见腹满便干，呕呃时作，心中烦乱莫可名状，查其神情不定，头汗出，舌质红，苔白厚微腻，脉弦细而结，予救误大泻肝汤加味：

白芍15克　枳实25克　牡丹皮25克　旋覆花15克竹叶20克　阿胶15克　用水1500毫升，煎前五味，取汁500毫升，入阿胶烊化，分三次温服，日一剂。

9月18日复诊：诸证减轻，大便日一次，神情如常，继用上方去阿胶，连用三剂而痊愈。

按：此例为素日心气虚弱之体，偶遇恼怒，至气血挟痰上逆冲动心气而至，故取泻肝之君和佐臣，加入补心小方去化味。原方中各药用量均等，因其脉结，为血有瘀结，故加重丹皮以散之；头汗出为上焦有热，故加重竹叶以导之下出，大便干为心血虚而不润，故加补血润燥滑利之阿胶以养血通便，使逆上之气血易于下行。

《辅行诀》救误五大泻汤主治文中，均有误用某法一句，肝条为误用吐法，心条为误用清下，脾条为误用冷寒法，肺条为误用火法，肾条为误用汗法，临床上不必拘此，只要病机相符即可，如此例救误大泻肝汤证，并未经过吐法，但符合肝气实，心气不足的病理，即可用救误泻肝汤收效，原主治文中已明言"神气素虚"和"痰癖发动"的症状，这种情况也与误用吐法的结果同类，五救误方主治义均宜仿此而论。

2. 腹痛案

本县电力局57岁男子庄某，2010年6月30日初诊。

患糖尿病10年，并患胃炎多年，素畏寒凉，夏日亦不能用空调。半月前恣食西瓜后用力过度，全腹痛持续不止，呃逆吞酸，痛引腰部及两胁，大便正常，腹胀如鼓，夜间加重，痛不可安睡，每晨4～5点钟必有剧痛，剧痛时头汗出，经化验、透视、超声等多项检查未见阳性发现，对证治疗数日无效，又经某医用中药亦不效。查其舌体大而色淡，无苔而乏津，脉细弱无力，予救误大泻肝汤加减：

枳实30克　白芍50克　牡丹皮15克　旋覆花15克竹叶15克　甘草10克　用水1500毫升煮取600毫升，分两次空腹温服。并嘱服速效救心丸，每次5粒，日三次。

7月1日复诊：昨服药一剂后未再剧痛，今清晨4～5点钟亦未加剧，仍有下腹隐痛，叩其腹仍胀，改用平胃散加减，又服两剂而愈。

按：《辅行诀》救误大泻肝汤，主治文中"其人神气素虚"一语，笔者认为不但可理解为其人心神之气素来不足，也可从其人平素脾胃之气虚弱作解，如此符合陶氏火土同治的理念，用于此例之病情分析，甚为通达可体。

现代医学认为糖尿病为胰腺功用失常，而胰腺在中医脏象学中，归属中土较为合理［详说请参拙著《伤寒论阴阳图说·第一章·三》（学苑出版社，2009 年）和《辅行诀研究·下篇·第一章·第四节·五·5》（学苑出版社，2010 年）］。此例素有病糖尿和胃炎，均属慢性中土病，脾胃之气必然虚损，即所谓"其人神气素虚"。

该例之痛遍及全腹，为中焦脾胃虚寒者，因食性寒之西瓜与风寒交结积滞所致。该例有昼轻夜重，晨 4～5 点加剧的特点。是因寒为阴邪，一日之中夜属阴，而寅时（早 3～5 点）属木，乃阴至极而阳将出土之时，为厥阴肝所主。此证阴至盛而阳不升，则如五行生克学说中木克土之局，脾胃之阳气因阴盛而不得宣畅，故值厥阴主气之时而证状加剧。

此病之位在中土，但所用之方却称泻肝，似乎方证不符。如前述此为木克土之证，法当泻肝。肝藏血，以血为体，血凝气聚则寒，《辅行诀》以行血为泻肝，治其血凝即中阳得畅而脾土病愈，此乃围魏救赵之计。此证之症结在于中土阳虚，又伤于寒食，此如赵国弱而受魏将庞涓来犯；所用之主药如齐国所派孙膑救赵之援军；舍温中阳而取泻肝木，则如孙膑不战庞涓而只围魏，则魏之庞涓自退兵以自保，从而达到救赵的目的。孙膑既不用损兵折将，又达到了救赵的目的，岂不妙哉！具体此证所用之"孙膑之军"，即泻肝之主辅芍药、枳实，泻肝木即是扶脾土，计虽奇而妙，理则平而常，不外调平五脏之生克乘侮而已。

肝木与脾土有相克关系，同时也存在相需关系。相克如树木的生长要吸收土中之水、肥而使地力瘠薄；相需则如土地如无植物生长，必成"死土"（农家俗词）而板结不可种植。植物之枝叶凋谢腐熟可肥沃土壤，根系可疏松土壤，土不得木则不能肥沃松活。此即木能克土又能疏土之理，泻肝即调平肝之体用，亦是调肝即能治脾之义。

芍药、枳实二味即《辅行诀》小救误泻肝汤，其主治文中"气血壅阻，腹痛烦满"八字，与此证之状甚是相符，就其药性而言，芍可活血止痛，枳可行气除胀消导，亦属正用。

方中之丹皮、旋覆、竹叶三味，本系补心汤之君臣（臣：佐臣与监臣），亦所谓"虚则补其母"（此处之'补其母，'乃补脾之母心，即《辅行诀》所称心之用。）之策略而已。心、脾关系，非但具火土同治之义，亦合母子相生之情。就其药功用而言，丹皮可"除癥坚瘀血留舍肠胃"《别录》，旋覆花可"补中下气""主结气"（《本经》），又可"利大肠"（《别录》），使胃肠所积之气、血、痰、食积滞，得以消除而中土得安。可见此处之脾虚，所指为脾体虚，《辅行诀》谓之脾实证。

方中竹叶味苦，为补心汤之监臣，竹之形之势均类肝（见本书《说竹》），其叶当亦与肝相关，有抑肝过升不降而生火之用，苦为火之体味，竹叶可肃降上焦之热，并抑肝生火之源，此证痛剧则头汗出，当是心火被邪所扰，动而迫液外泄，得竹叶则头汗可解。

甘草为方中另加之品，其与芍药同用，可除阴逆而解痉止痛，味甘为脾之用味，可补中土而助其用，且可调和诸药，共同生效，故用之。

至于所用之速效救心丸，非单借其芳香止痛，更因其中含麝。李时珍谓麝能"消瓜果食积"，为此证之病因治药。但价昂货缺，不得已而借用，以解燃眉之急。

又按：《辅行诀》救误五大泻汤所治之病，皆非方名之脏腑证状，而系方名之脏之子脏证状。如救误大泻肝汤主治文中之"惊烦不宁"，烦即是肝木之子脏心火扰神明之证；然基于陶氏火土同治之理念，也可治脾土之证，主治文中"呕吐不止"即是；它如救误大泻心汤治痞，痞为心火之子脏中土脾证，主治文中"烦热痞满，食不下，利反不止，雷鸣腹痛"，除"热"可归心证（土火同治）外，均为脾之症状；救误大泻脾汤治其子脏肺金之滞病，肺主气、主卫，而气贵流通，运行滞涩则病，主治文中"卫气不通，至腹中滞胀"，即肺卫不通而至滞胀；救误大泻肺汤治燥证，燥为肺金之子脏肾水病，所谓"肾苦燥，"故燥为肾病，主治文中"其人血素燥"，是其病因为燥，证状的"神志迷妄如痴"为燥涉心神，"吐血衄血"为燥及肺胃，"胸中烦满，气结"为燥在上焦气分；救误大泻肾汤治逆病，逆病为肾水之子脏肝木失宣畅顺达之病，主治文中"阴气逆升"寒水之邪一反其在下、守内、趋降之常，上升、外出之病，"心中悸动不安"为肾阴不能上济心阳，"冒"为阴邪上居诸阳之会而头脑昏蒙，"汗出不止"为阴液不守于内而外泄。

五救误大泻方所治上述烦、痞、滞、燥、逆五病，是通过如《辅行诀·汤液用药图表》五角处之除某而实现的。分析此五方之药味组成，可以看出各方中之不合化之味的作用，正是除此五病。以救误泻肝汤为例说明如下：方中芍药、枳实味酸，牡丹皮、旋复花味咸，而酸咸乃可合化（酸咸化辛）者。酸、咸两味之外，只一苦味之竹叶，而此苦味，与咸味也是可合化（苦咸化酸）的关系。故此方中仅苦酸两味是不合化者，不合化者其性并行不变，即仍具酸、苦两味的药性。而酸者能收，苦者能坚，烦为心神浮越不收之病，心神得酸之内收，苦之坚闭，烦病何由不除？它救误大方所治之病，仿此而析其药味作用，无不符合，兹不烦述。

（四）养生补肝汤验案

1. 虚坐努责案

本院司药任某，男，41岁。2010年7月15日初诊。

患者体形修长，素患胃炎，畏寒食，大便难下17年，腹部常滞胀而多矢气，每日早4～5点钟必肠鸣而有欲便感，入厕后则大便滞涩不下，过此时间则无便意，第二天方可再便，常7～8天始可便下一次。若连续两天可便下，则为溏便、结块与矢气并下，间隔天数愈多，则粪便愈干，常用开塞露灌肠。近数月病情加重，用中药试治。查其腹部硬满，舌无苔而乏津，脉细无力，予小养生补补肝汤：

麦门冬20克　葶苈子（炒黑，捣如泥）40克　干姜（切片）20克　葱叶（切碎）14茎　桃仁15克　麻油50毫升　用水1500毫升，煎前五味至600毫升，加入麻油，用桑枝搅匀，分四次温服，昼三夜一服。

9月10日随访病情，谓服上方三剂后，矢气腹胀即减，而转为每日溏便4～5次，且有腹中痛，便后痛减，因而停用上方，改用西药抗菌、输液治疗，已近两月而大便情况如故。细询其饮食起居，云服第三剂养生补肝汤时，当日曾食西瓜若干，食后即腹中不适，次日则腹胀便溏，消化欠佳，遂疑系虚寒之体，食瓜而寒中所至，嘱用复方丹参片，每服3片，日三次以观疗效。

又数日，病者谓服复方丹参片二日大便即止，未胀痛，每日大便 1～2 次，但仍在清晨，虽已成形，但不干燥，嘱改用附子理中丸，并禁寒凉、节饮食以善后。

按：此例便秘年久，体质虚弱，脾胃虚寒，阴邪结聚于肠，大肠之经曰燥金，气燥而邪易坚，坚燥之便阻塞于内而难下。糟粕坚燥内阻，气机不得升降而胀满作痛；浊气趋于下则矢气多；晨 3～5 点为寅时，系厥阴所主，厥阴系于肝，肝主疏散，便之结，腹之胀，皆疏散不利之事，即肝气疏散之用不足，故病称为肝之虚劳；厥阴为阴之极，寅时亦为阴寒最盛之时，而寒邪更易作祟。寅时肝当令而欲行疏散（阳气之功）之用，以应阴尽阳出之事，故至时则有便意而入厕；但肝劳疏散之用不足以驱散坚燥之阴寒，故虽入厕努力而虚坐无便；有大便出之日，则燥结稍缓，气机略通，当日传入肠之糟粕尚未完全燥化，次日则溏便与燥粪浊气可相杂而下，日愈久愈难出。此例当为肝用虚而肠燥实之证。

方中葶苈子为泻肺之主，其咸可软邪之坚，润邪之燥；麦门冬为补肺之主，其酸可收降气机而使燥结下出，可收津液而为润燥之资；又用肺之菜葱叶（人之肺与植物之叶同类相比），肺果桃仁，以补充益养之，且桃仁、麻油均为润燥通便之品，葱叶之辛通除邪（《别录》谓葱白"除肝中邪气"）、麻油之香窜滑润，辛香通窜可助肝之疏散，滑可去坚积附着，均有助于通便除积。肺与大肠脏腑相关，脏安则腑治，传运糟粕不利之大肠病服之则愈。笔者用此方治疗便秘，历试不爽，虽多年顽固便秘或习惯性便秘皆有捷效，且远期疗效甚佳，可免经常服润肠通便药之苦。

又按：《本经疏证》谓："葱至难死，任凭藏弃，但置阴处，未曾渑烂，临风日不至枯极，根着寸土，即便森然，夫生气者阳气也，死气者阴气也，于死阴中得一线生阳，即可栽培扶植，使之回于黍谷。"农谚云："饿不死的兵，旱不死的葱"，亦可证此物之生机顽强。此特质可类比五行中之肝木象春，生气勃然，有使至阴至寒之冬藏，转为温煦生发之春气之能，故用于治虚劳肝极之养生补肝方中，仲景通脉四逆汤、白通汤、肝着汤之用葱，当是亦取此义。

2．大便燥结案

本县城内 59 岁妇女朱某，2010 年 7 月 4 日初诊。

患胃炎 20 年，糖尿病 5 年，大便干燥结块 10 余年，形体消瘦，遇怒加重，口干燥渴，眼干而涩痛，腹脘坚硬满实，平素 2～5 天大便一次，常需灌肠使下，近 6 天未便，欲用中药试治。查其舌质淡红，舌面无苔而乏津，脉象细弦，予养生补肝汤加减：

麦门冬 20 克　葶苈子（炒黑，捣如泥）40 克　生姜（切片）20 克　葱叶（切碎）14 茎　桃仁（捣如泥）15 克麻油 100 毫升　用水 1500 毫升煎前五味至 600 毫升，加入麻油，用桑枝搅匀，分四次空腹温服。

服药一剂大便得下。

按：此例体虚多病日久，体质消瘦，脏气紊乱，胃肠功能不调，糟粕结聚于内，而津液运行滞涩，不足以濡润之，形成粪便硬块；怒则气机上逆，肝失疏泄而难以下排，故而腹满坚实；津液不能濡润官窍，而口干舌燥目涩脉细弦。方中麦冬、葶苈为补泻肺金之主药，重用葶苈则可泻因肝逆所致之肺气壅塞不降，与肺菜葱同用，则肺气通降而其腑大肠之气亦得通降；以生姜易原方中之干姜，乃取其生姜疏散力较强可助肝之用，用桃仁代原方中之桃奴，是因桃仁不但可活血消瘀，并有润肠通便之功；麻油不但可润肠通便，更为肝之谷所制，有养肝作用，肝得养则疏散有力而便结得以排出。

笔者认为此方调整脏腑气机，而顽固之习惯性便结得以排下，疗效持久，远胜强行攻下通便，更胜于机械作用之灌肠排便。

3. 怀孕便秘多年不愈案

本县红桃园 38 岁妇女任某，5 年前孕七八个月时，大便干燥硬结，产后仍不恢复，致今不愈，多年来每自服三黄片通便。其人素畏寒凉，手足不温，近月来左少腹胀，隐隐作痛，大便 2～5 天一行，硬结如球，已用三黄片数次无效，又改服它药多次仍不效，已七天未便而来诊。查其腹部坚实，舌体大色淡有齿痕，苔薄白，脉沉无力，予养生补肝汤加减：

麦门冬 20 克　葶苈子（炒黑，捣如泥）50 克　干姜 20 克　葱叶 14 茎　桃仁 15 克　麻油 100 毫升　用水 1500 毫升煮前五味，取汁 500 毫升，入麻油搅匀，分四次空腹温服，昼三夜一次。

服药后当夜大便得下。

按：此例系阳虚之体易生内寒，内寒则不足以温化而生水饮，怀孕后期胎儿排挤胃肠，运行欠畅，加之内寒积饮，糟粕下行受限而糟粕滞留结聚难以下排，结而便硬。虚寒之体而常服三黄，虽可借其推荡暂时可使大便通下，却已触犯虚虚之戒，致阳虚更虚，寒实更实，虚实夹杂，肠之运行功能紊乱，产后亦不能恢复而长期便秘。

方中干姜为木中水药，可温化寒水之气而疏散之；葶苈为火中金药，可软便之硬结而攻逐水饮；麦冬为金中金药则酸收清肃，助肺收降而使气机趋下排便。它如肺果桃奴可制肝木，但不如桃之仁兼可润便更为对证，故以桃仁代之；麻为肝谷，油乃其精微可充养肝气，资助肝疏散之权使便排出，更因其滑润，可去燥结之留着，收药半功倍之效；肺之菜葱温通寒结并善于调和（《本草备要》谓其"诸物皆宜，故曰菜伯，又曰和事草"），诸脏气之格据、证之虚实错杂、药之寒热兼施，皆可因之而和，用之可增方之合力，故疗效显著。

（五）青龙汤验案

1. 皮疹案

本县西王曲村王某，男，7 旬。1987 年 7 月某日初诊。

患慢性支气管喘嗽 30 年，冬季加重，近 10 天前始左上肢起数个皮疹，未尝注意，三天后，皮疹增多，多分布在肺经循行经线上，疹色红，周围皮肤红而硬，疼痒并作，心中烦乱，口渴欲饮冷，微恶寒而无汗，体温不高，舌质淡红苔薄白微黄而乏津，脉浮数，用《辅行诀》大青龙汤加味：

麻黄 6 克　细辛 6 克　赤芍 15 克　炙甘草 10 克　五味子 10 克　半夏 10 克　干姜 6 克　石膏 15 克　当归 10 克先用水 150 毫升煮麻黄至水沸，去汁，加水 1500 毫升，煮取 500 毫升分三次温服，日一剂。

服此方一剂后疹之痛痒及皮肤之硬均减轻，共用三天而痊愈。

按：此例有冬寒喘嗽宿疾，肺金气化失常，即肺之正气虚气虚损而邪气易来犯之。病发生在盛夏，当是热邪犯肺所主之皮肤，触动肺所系经脉中之宿邪，而疹发生在其循行部位；恶寒、舌色淡、皮肤硬均是夙有寒邪之象；疹色红而痒、心烦、口渴饮冷、苔微黄均是有热之象。故用大青龙宣散寒饮，又用石膏、当归以清热活络止痛而病愈。

2. 喘咳案

本县陈固村 80 岁老翁吴某，1981 年深秋某日初诊。

入秋以来声音嘶哑，喘咳，经某院诊为左侧肺癌，病情进行性加剧，初诊时已喘咳不可平卧十余天，并有全身浮肿，口吐涎沫不止，干呕，予《辅行诀》大青龙汤加减：

麻黄 10 克　细辛 6 克　白芍 10 克　炙甘草 10 克　桂枝 10 克　五味子 10 克　半夏 20 克　干姜 6 克　炒杏仁 10克　炒葶苈子 12 克　大枣（掰）7 枚　用水 2000 毫升煮取 600 毫升，分三次温服，日一剂。

复诊：上方已服四剂，喘咳大减，已可平卧，但大便已三日未行，上方加栝蒌 20 克，煅石膏 15 克，葶苈子改用 15克，递进 10 余剂后，喘咳吐涎症状未反复，后终因高年凶顽之疾数月而去世。

按：此例所据笔记系 1982 年 1 月 18 日追忆（处方为原始材料）者，故时间脉证等欠详。但大青龙汤在该例治疗中所起的作用是肯定的。用《伤寒论》小青龙汤治肺癌，曾见诸报导，本例可为其佐证。

初诊处方系《辅行诀》大青龙汤加杏仁、葶苈子。杏为心果，心肾为一对阴阳而气化交济，《本经》谓味苦，"主咳逆上气""《别录》谓味甘，甘、苦为肾之体、用之味，故杏仁兼具肾体、用之味而与肾密切相关。《辅行诀》固元补肾汤中以苦杏为果药，而肾主二便，主纳气，本例证用之，当有益于止喘消肿；况且火能制金，肺病喘咳得之可安，其下气之功已为众所周知。葶苈子，《本经》谓"主癥瘕积聚结气"，此证诊为肺癌，本属癥瘕积聚之类，本品在《辅行诀》中属火中金药，为泻肺方之君，其泻肺中坚留之水饮痰涎，利肺气之下降而不损其正气，故而用之。

复诊时所用石膏为煅者，是取其煅者收敛之性，收肺气而助下气止喘咳，若发热者，则仍当用生者为好。

（六）开肝窍方验案

1. 岔气胁痛案

本县固献村姜某，男，35 岁。1982 年某月某日初诊。

于二天前因抬重物用力过猛，突发右胁剧痛，经人按摩不效，两天来靠止痛片以止痛，其痛时有走窜胸背，咳嗽或活动加剧，用硼砂加冰片少许，研细面点左侧大眦处，胁痛立止。

按：此方所治验例甚多，为笔者在本村任赤脚医生时常用之方，每收一笑之功，惜未留医案，此例亦系追忆而得。

此方所用与《辅行诀》所用药物不同，《辅行诀》治跌仆臀腰挫闪，气血着滞，作痛一处，不可欠伸、动转者方。用矾石烧赤为极细面，醮醋点目大眦，痛在左则点右眦，痛在右则点左眦，当大痒，若大泪出则愈。《辅行诀》方中之矾石，有皂、白、黄、绿、青数种，据"烧赤"二字，疑为皂矾，因皂矾可烧赤，而它种则不能。此方所用为硼砂与冰片，虽非矾类，但功同《辅行诀》方。

2. 近贤张锡纯案

《医学衷中参西录·第二册·第299页》（河北人民出版社，1957年7月第1版）载外伤甚重救急方，所用亦系点眼之药，甚有参考价值，今节录如下：

【神授普济五行妙化丹】治外伤甚重，其人呼息（疑是吸字）已停，或因惊吓猝然闷觉，甚至气息已断，急用此丹一厘，点大眼角，男左女右，再服三分，以开水吞服。其不知服者，开水冲药灌之，须臾（笔者按：《僧祇律》中载："一刹那为一念，二十念为一瞬，二十瞬为一弹指，二十弹指为一罗预，二十罗预为一须臾，二十四小时为三十须臾。"依此推算，48分钟即2880秒为一须臾，约2.4分钟，即144.2秒为一罗预，7.2秒为一弹指，0.36秒为一瞬，0.018秒为一刹那，即一念。）即可苏醒，并治一切暴病，霍乱，痧证，小儿痉痫，火眼，牙疳，红白痢疾等证，皆效，爰录其方于左。

火硝八两　皂矾二两　明雄黄一两　辰砂三钱　真梅片二钱　共为极细末，瓶贮勿令泄气。

此方为天门县友人崔兰亭所传。崔君为湖北潜江红十字分会张港义务医院院长。恒以此方救人，爰录其来函于左。

戊辰冬，本镇有吴姓幼童，年六岁，由牛马厂经过，一黄牛以角抵入幼童口中，破至耳边，血流不止，幼童已死。此童无祖无父，其祖母及其母闻之，皆吓死。急迎挽救。即取食盐炒热熨丹田，用妙化丹点大眼角，幼童即活。再用妙化丹点其祖母及其母大眼角，须臾亦活。再用灰锰养将幼童内外洗净，外以胶布贴之加绑扎，内食牛乳，三日后视之，已生肌矣。又每日以灰锰养冲水洗之，两旬全愈，愈后并无疤痕。

又：民国六年四月中旬，潜邑张港一妇人，二十余岁，因割麦争界，言语不周，被人举足一踢，仆地而亡。经数医生，有用吹鼻者，有用鹅换气者，有用乌梅擦牙者，千方百方，种种无效。惹事者全家监押于法庭，其家所请律师谢文龙君，求为诊视。其身冷如冰，牙关紧闭，一日有余矣，而其胸犹微温。急用妙化丹点其大眼角，用食盐二斤炒热，作两包，复其丹田，轮流更换，得暖气以助生气。二炷香之久，牙关已开，遂用红糖冲开水服之，即活。用妙化丹点大眼角，男左女右，因大眼角名睛明穴，此处窍通则百窍皆通，起死回生之术，实自熟读《内经》中来也。

二、心火门

（一）补心汤验案

1. 胸痹案

本县退休干部孙某，男，81 岁。1999 年 9 月 3 日初诊。

患冠心病 20 余年，近月余胸闷阵痛、心悸汗出加重，并有小便不利，尿混浊，口、眼干燥、眩晕、饥虚、头面轰热、耳内蝉鸣、舌质红乏津少苔，脉弦数无力等证。证属心气不宣，津血运行滞涩，诸脏腑之气失和，予大补心汤加减：

栝蒌 40 克　桂枝 15 克　干姜 10 克　薤白 15 克　五味子 10 克　党参 15 克　麦门冬 15 克　竹叶 10 克　用水 2000 毫升，加米醋 100 毫升，煮取 800 毫升，分四次温服，昼三夜一服。

9 月 6 日复诊：胸闷阵痛心悸已减，汗出已止，饥虚、轰热、耳鸣亦减，仍小便浑浊，上方加土茯苓 20 克，山药 15 克，煎服法同上。

9 月 10 日再诊：诸证递减，继用上方 5 剂，病复如常。

按：心属火，火之用在于光和热，故心之用亦为光和热。心之用不足，则热量少不足以温煦气血津液，至使气血津液运行滞涩，甚至结聚凝瘀而为患。此证即心用不足，津液聚为痰饮，则口眼不得津液之润泽，故口、眼、舌干燥。

血凝而为瘀，阻塞于心胸部位而痛。心主神明，神不安则悸，汗为心液，心虚则多汗。心与肾同属少阴，心病则肾不和则小便不利，心与小肠相表里，小肠乃受盛之官，不和则清浊不分而小便混浊。包络为心之外围，代心行气，与三焦相表里，与肝之经脉同属厥阴而手足相连，相火生于命门，寄于肝胆，游行于三焦，故心包络不和则相火上炎，而面部轰热，耳鸣，头晕。心属火又属土，心胃同治，胃主纳食，胃不和则饥虚。故该例虽证涉多个藏腑，补其心而它证均愈。

2. 胸痹案

本县固献村贺某，女，59岁。2010年5月3日初诊。

患冠心病，室性早搏数年，近半年来住院治疗二次，第二次住院在监护室抢救一周，近十余天胸疼阵阵加重，感有气自脐下攻冲胸背、心悸、汗出、畏寒、失眠难以入睡，大便黏而溏日3～4次，予大补心汤：

栝蒌30克　桂枝15克　干姜10克　薤白15克　五味子10克　半夏15克　用水1000毫升加米醋30毫升，煮取800毫升，分四次温服，昼三夜一服。

5月13日复诊：服方后胸痛渐止，开始三天，大便次数增多，之后渐转无黏液便日二次，且已成形，余证亦除，嘱减半量继服10天。

按：心大小补泻汤在《辅行诀》中，是按心属火属土而按味用药的，心胞络大小补泻方则是按心属火而组方用药的，此问题的根据，在拙著《辅行诀研究》中论之甚详，此处不述。

此证之大便黏而溏，便次较多，似与此方中主药栝蒌之通润大便不切，但服后虽先有便次增多，而后又减少，且变为正常。究其所以，当是此证大便情况，是由内有湿邪结聚，着而不去而至者。栝蒌与薤白均性滑而能去着，湿去则便之黏、溏、次数多均愈。

（二）泻心汤验案

1. 懊憹案

本县北章台村李某，男，48岁。2003年5月15日初诊。

患者心中懊憹，烦而不安，心下及背胛胸胁支满，每晚必外出游走1～2个小时方可上床，但仍难以入眠，进食物后较易入睡，每2～15天发作一次，近因情志不畅而发作频繁，已连续三天，舌质淡红，苔薄白，脉数无力。诊为大泻心汤证，处方：

苦参12克　栀子15克　豆豉15克　升麻10克　用水1000毫升加醋一盅，大盐一撮，与诸药同煎至400毫升，分两次温服，日一剂。

2003年12月26日再诊：患者云服上方一剂即效，共连用4天，诸证皆愈而未发。近因心情不畅，自感有发作之势，继用上方减半服3剂而愈。

按：诊治此病例时，《辅行诀整订稿》尚未完成，所据为藏经洞《辅行诀》抄本。故所用方药中有苦参而无通草（木通）。该证为心胸有热，痞结于内，不得宣越于上，不可通导于下。此方即"酸苦涌泄"之方，在《辅行诀》则云"酸苦除烦"。方中苦参、栀子、与醋（原方中称为酢）即酸苦同用，涌有向上冒出之意，泄有向外向下而出之意，该方所涌所泄者，乃无形之热，热在心胸者可使涌吐而出，热在心下者可泄下而出，皆因势利导即可。方中豆豉、升麻可增宣发热邪上出之势以助涌吐，盐则既可助吐又可润下，有助于涌泄热邪，是以有效。该方原主治文有"暴得心腹痛，痛如刀刺"之句，与此例进食后易入睡之证不切，因痛为不通，心腹痛当是有形之邪作祟，此例食后易睡，可证非有饮食积聚阻塞不通，只是无形之热痞结于心下胸中，热去则神安不烦。无论有形无形之邪，只要顺其欲上欲下势，引而出之即可。

2. 心痛案

本县后凌上村张某，男，42岁。1976年12月12日初诊。

月余之前，怒后突然阵发寒热，上腹剧疼如刀割，牵及胸背右肩胛，并有口苦、咽干、目黄、呕吐、心中懊侬、虚烦不得眠，经西医抗生素、止痛、解痉、支持疗法等治疗，热退，痛缓解，仍时有剧痛，人已日见消瘦。查其舌质红，苔白厚而腻，脉弦数，右上腹痛拒按，时欲作呕。证系食气兼挟，心胃火盛而欲上出之证，用大泻心汤加减：

龙胆草15克（原为五钱，今折克，下同）　栀子15克苦参15克　升麻10克　豆豉15克　醋100毫升　大盐15克　用水1000毫升，煎至400毫升，温服100毫升，昼三夜一服，若服后大吐泻则停后服。

12月15日复诊：上方已服三剂，未见呕吐，服第一剂后，症状即明显减轻，刻下已能进食，除目黄尚显之外，余证已基本解除。改用小柴胡汤加茵陈等调理二周而愈。后随访病未复发，1994年，该患者死于肺癌。

按：此大泻心汤即《考释》本《辅行诀》大泻心汤，诊治此例时《考释》尚未出版，原方中用酢6升，合今之1200毫升，用盐杏子大，量亦多于此例所用之量。原方谓服后"当大吐，吐已必自泻下，即瘥。"本例用后无大吐、自泻，病亦得愈。原方主治"暴得心腹痛，"此例得病之初虽亦系"暴得"，但用此方时已患病月余，人亦消瘦，已不堪大吐大泻，但仍时时欲呕，有邪从上越之机，故用醋和盐之量均小于原方，只顺势利导即可，不必取大吐大泻。

3. 胸脘烦痛案

本县东柳町张某，女，42岁。2001年5月14日初诊。

素患胃炎胃下垂多年，近三天因怒致胸脘烦痛，坐卧不安，心中灼热，嗳气吞酸，攻冲左臂，似饥非饥，不能饮食，大便溏，日二次，心电图未见异常，舌红苔白，脉弦数，用大泻心汤加减：

栀子15克　咸豆豉15克　苦参15克　升麻10克　米醋15毫升　干姜6克　用水1200毫升，煮取600毫升，分三次温服，日一剂。

5月16日复诊：服方后未吐未泻，自觉症状完全消失。

按：此例所用大泻心汤，是据衣抄本方加减而成，原方中有龙胆草，畏其苦寒与此便溏不利而去之，又加干姜以制栀子对便溏之不利。取栀、参、升麻之苦与淡醋同用，得豉之宣发，亦可使气机上越，因势利导，使壅郁胸脘之气火从上而出。

4. 多汗干呕案

本县城内 40 岁妇女王某，2010 年 9 月 4 日初诊。

近数月常昼日全身多汗阵作而干呕，手心尤甚。素有烦躁失眠多梦，每夜只能睡眠 4 小时左右，过劳加重。大便干燥，3～5 日一次，舌体瘦而质暗红，苔薄白，脉数，予大泻心汤加减：

焦栀子 20 克　豆豉 15 克　大黄 15 克　枳实 15 克　五味子 10 克　生枣仁 30 克　龙骨 30 克　牡蛎 30 克　丹参 30克　珍珠母 30 克　用水 1500 毫升，煎至 500 毫升，分三次温服，日一剂。

连服 5 天，诸证解除。

按：此方虽只有栀、豉二味为大泻心汤中所有，但以药味而论，则仍为大泻心汤从火而论方制。豉以辛论以应通草之辛，丹参之苦（《本经》）应豉之苦，枳实、五味子之酸应酢之酸，大黄、牡蛎之咸应盐之咸，龙骨之甘应升麻之甘。（从火论大泻心汤药味属可参《辅行诀研究·160 页》）

汗为心液，昼属阳（夜属阴），昼热夜冷，昼日多汗，责在心之火，手心为心经循行之地，故汗尤多。失眠多梦，为热扰心神而不能潜藏；大便干燥为火热结于大肠，便结则胃气上逆则干呕；心主血脉，血因热而结则舌红而暗，津因热结而为痰，故此证为血热有瘀有痰之证。方中栀子、大黄、丹参清热凉血、活血，豆豉宣畅助之消散，枳实开其痰结，枣仁养心安神，龙骨、牡蛎、珍珠母重镇助枣仁之安神，是故效捷。

《外台秘要·卷三十九·石发兼虚热痰癖干呕方五首》中第一方，疗因饥空腹饮酒饮水，食少，痰结心头，干呕方，与此方药之前四味同，其方为：枳实，炙，三两，栀子仁一两，香豉半合，大黄二两，别浸，右四味切，以水六升，煮取二升，分再服，忌如常法。其方前简论，虽为治痰癖干呕立论，但对分析此证之病机颇有助益，今录之以备研探：

论曰：凡人有五脏，合则脾胃，为水谷之府，且国府足则足食足兵也。人胃足食则营卫不厥，若人能食则能悦也，阴阳和平有何患乎？若服食之人，皆增于热，失时不食则胃口干焦，则土不足，或因饮酒水而食少变为痰结，酒水流下逆令上升，下焦无阳，即阳虚也，中府无谷，上焦渐炙，至阳呕哕，经曰：阳数则即呕吐。又曰：呕哕发下焦之间，此之义也。可以破痰结，通水谷，填胃府，则无咎也。夫通填之义，不可虚其虚，实其实，岐伯曰：泻虚补实，神去其室。他脏皆仿此。

（三）包络补心汤验案

1. 悸动善悲案

宋某，女，62岁。2010年3月4日初诊。

患者素心悸、失眠，近月余因情志不畅而加重，并常欲悲哭不能自制，颈部憋胀感，食少，厌油腻。察其形体瘦弱，神情凄凄惶惶而噙泪，气息不足，腹软，按之心下及脐周，筑筑而动如心跳，手足心多汗，脉结而弱。诊为心虚水犯，用《辅行诀》小补心汤加减：

牡丹皮30克　旋覆花15克　五味子10克　桂枝15克　茯苓15克　小麦1把　大枣（掰）12枚　炙甘草30克　朱

砂 1.5 克　以水 2000 毫升煎取 800 毫升，分四次，每次冲服朱砂约 0.4 克，昼三夜一服。

上方连用三天，证已大减，继服二剂而安。

按：此证心中、心下，脐部均悸动不安，乃水乘火证，即所谓水气上冲凌心，故取振心阳、降冲逆之桂，与助肾用、伐肾邪之苓；《辅行诀》原补心汤中，有心之化味酸药金中火山萸肉，因此证欲悲症状重，悲为肺志，故代以金中土药五味子益气敛肺，以制肺金反侮心火；复用心谷小麦以养心，脾果大枣以助脾制水；朱砂在《辅行诀》中为草木药黄连对应药，长于安神定志，用之代补心方中之监臣竹叶；炙甘草为土中火，补脾助土制水而有温助心阳之性，且调和诸药，与小麦、大枣同用，可治肾水躁动之悸，肺志躁动之善悲，故重用之。总之，此方乃补南泻北，振中温阳，助火抑水之剂，方证相投，见效亦速。

2. 胸痹案

本县东台吉村范某，男，63 岁。2010 年 3 月 23 日初诊。

近两个月来，胸部常有被人手抓的感觉，每次持续数分钟至 30 分钟不一，并有四肢憋胀阵作，咽部灼热、堵塞感，小便频数短赤，畏寒，心电图示冠状动脉供血不足，舌苔质正常，脉结而无力，予小补心汤加味：

牡丹皮 25 克　旋覆花 25 克　竹叶 15 克　山萸肉 10 克麦门冬 15 克　石膏 15 克　党参 15 克　桂枝 10 克　用水1500 毫升，煮取 500 毫升，分三次温服，日一剂。

3 月 28 日复诊：胸前被抓感已除，咽塞灼热已去十之八九，四肢憋胀及小便频数亦有好转，脉仍结而无力，仍用上方，牡丹皮改用 30 克，旋覆花改用 15 克，加炙甘草 15 克，煎服法同上。

4 月 4 日再诊：诸证皆愈，唯脉较前有力，仍时有结象，但诊脉时仅见两次，病人自感无痛苦，遂停药。

按：该例为心虚而痰血瘀阻较轻者，故无胸痛彻背、背痛彻心症状，仅有胸部如被抓的不适感，虽有畏寒之阳虚症状，却有咽部灼热肺胃火象，及小便频数之热象，故用小补心汤以助心之用，而加入麦冬、石膏清肺胃之火，又加桂以治素质阳气之不振，且桂与石膏散收同用，与心之舒缩功能有所裨益。该例有四肢憋胀症状，亦当是心虚有痰血而脉络不畅的表象，因心既属火又属土，故亦可主四肢而见是证，况方中党参、及二诊时所加之甘草，皆味甘而可助脾用，则是众所周知者。

3. 烦热汗出案

本县红龙集 50 岁妇女袁某，2003 年 10 月 21 日初诊。

近两年来常阵发烦热汗出，头晕心悸，口干唇燥，胸背闷痛，小便频数余沥，并有大便干燥，经水渐少，劳则汗出加重，休息则身冷等证，查其舌红无苔乏津，脉弦数，予大补心汤：

丹皮 15 克　旋覆花 15 克　竹叶 30 克　黄肉 15 克　党参 15 克　炙甘草 10 克　桂枝 10 克　茯苓 15 克　当归 15 克　用水 2400 毫升煎取 800 毫升，分四次温服，昼三夜一服。

10 月 24 日复诊：烦热汗出大减，头晕心悸已除，大小便症状均有好转，上方去茯苓，加生地 15 克，再服五剂诸证均除，之后经水断绝。

按：知命之龄，经水将绝，阴阳易于失调，心肾易于不济。心火独亢于上则烦热汗出，头晕心悸，口唇舌质干燥无苔，心用因之不足而胸背闷痛；肾水枯于下，则二便不调，小便数而余沥，大便干燥。经云："阳气者，烦劳则张。"劳动则阳气动，迫液外泄，故烦热汗多，休息则阳气内藏而身冷。

方中小补心丹皮、旋覆咸润得参、草之甘，《辅行诀》谓之"除燥"，则火亢耗阴诸证可除；竹叶之苦，可引心火下行而通利小便，得萸肉之酸，《辅行诀》谓之"除烦"，可清心安神而除烦，且助苓、桂以治悸；用桂枝易原方之干姜，是证在上焦而非中焦，桂助心阳而和营止汗；加当归是取其使气血各有所归而调冲任，并可滑润大便使之通下。复诊时头晕心悸除，已无须其去水邪，加生地是取其协当归养阴血而安冲任，补肾水以济心火即燮理其阴阳，使诸证去而不返。

附：大补心汤治疗胸痹证的体会

大补心汤，方见《敦煌古医籍考释》由代赭石、旋覆花、竹叶、淡豆豉、人参、甘草、干姜组成，原方主治："心中虚烦，懊怔不安，怔忡如车马惊，饮食无味，干呕，气噫，时或多唾，其人脉结而微者方"。笔者用此方加减治疗高血压、冠心病、更年期综合征、神经官能症见有胸痛症状而属心虚证候者，每获捷效。

例1 徐某，女，49岁。患者罹高血压、冠心病多年，月余前因恼怒而胸痛发作，证见左胸闷痛阵作，并见心悸、头晕、手麻拘挛、呃逆、小便急迫不禁、每次发作约10min左右，心电图示：ST$_{II、III}$、avF压低，血压12.8/8.3（170/

110mmHg），证系肝气火上逆，心火过用而虚疲，至气虚血滞，痹而作痛。治宜镇敛肝木，补心行滞，用大补心汤加减。处方：

代赭石 15 克　牡丹皮、旋覆花、山萸肉各 10 克　党参、炒酸枣仁各 15 克　水煎服，日一剂。

上方 3 剂，诸证大减，已能操作家务。继用 3 剂，诸证皆愈。

例 2　王某，女，66 岁。患风湿性心脏病 25 年，冠心病、糖尿病 2 年，于 20 余日前餐后胸中窒痛，发作 1～2h 后缓解，并有失眠、怔忡、汗出、口眼鼻干燥、唇及口腔糜烂等证。察其面色潮红，精神萎靡，舌质红而无苔，言语无力，脉细而结。心电图示：①ST$_{II,III}$、avF、V$_3$～V$_6$，压低；②T$_{III}$、avF、V$_4$～V$_6$低平、双向或倒置；③III度房室传导阻滞。证系心火自焚，津血耗伤而运行滞涩，不能荣养畅运。治宜导引心火下行以自救，调中布津液以荣经脉。予大补心汤加减。处方：

代赭石、竹叶各 15 克　旋覆花、甘草、生枣仁各 10 克　茯苓 15 克　桂枝 10 克　党参 15 克　郁金 10 克　水煎服，日一剂。

上方 1 剂证减，6 剂诸证除。

例 3　庄某，女，48 岁。1 年来经期紊乱，性情急躁易怒，近数天劳累之余兼有情志不畅，阵发左肩胛及胸胁攻冲作痛，并有心悸、失眠、欲悲、右下肢麻木、口眼干燥等证。察其神情凄凄然而不振，舌质红，脉细弱。血压、心电图、血脂未见异常。证系天癸将竭，五精不续，心气虚疲，气机紊乱，经脉痹阻。治宜补心气，通血脉，予大补心汤加减。处方：

代赭石 20 克　竹叶 10 克　旋覆花 15 克　山茱萸 10 克
炒枣仁 30 克　炙甘草 10 克　茯苓 15 克　桂枝 10 克　大枣
3 枚　浮小麦 30 克，水煎服，日 1 剂。

上方 1 剂后，血压降至 12.8/8.3kPa（170/110mmHg）
诸证有减，继用上方加减 3 剂而愈。

例 4 郭某，女，32 岁。劳累过度，兼因郁怒未伸而胸
背支满攻痛 10 余日，并有咽中有异物感、呃逆、时欲悲哭、
嗜卧、少气、失眠、心悸、烦热、汗出等证。察其神情惶惶
不安，颏下漫肿，舌质淡红，少苔，脉细数无力，证系心气
虚，经脉气血痹阻，火气上炎。治宜补心降火，予大补心汤
加减。处方：

代赭石、竹叶、旋覆花、炙甘草、焦栀子、炒酸枣仁各
15 克　水煎服，日 1 剂。服上方 3 剂而愈。

体会：胸为心肺所藏之地，心主血，肺主气，共同维护
气血运行，病则运行不畅而胸痛。

血运不畅原有两端，一曰不畅，二曰不荣。不通者痰血
瘀阻，不荣者血气不充，前者为实，后者为虚。心之疾可见
其相关之腑所系经脉之动、生病及别络病证状。如手太阳小
肠经、手太阴心经等，而见肩胛臂臑痛、颔肿、小便失禁等
证。肺为心主相辅之官，主一身之气，气不畅则郁而支膈胀
满，故胸痛之性质可见兼胀满支膈。

心为神之舍，心气虚则悲，实则笑不休。汗为心液，心
开窍于舌。心气虚多见失眠、善悲、多汗；心属火，虚则不
能内藏而炎于上，故又可见上窍干燥，舌红少苔等证。

大补心汤中代赭石镇安心神；人参、甘草养心气；旋覆
花、代赭石下气除痰；竹叶导火下行；干姜逐湿开血痹；淡
豆豉宣郁行滞，助干姜开痹通脉。综观全方乃补心气，祛痰

逐瘀，扶正行痹之剂，堪称治心虚胸痹之良方。

大补心汤之加减法，完全可遵原书小补心方后注之加减法。即怔忡不安者重用代赭石；烦热汗出去淡豆豉，加重竹叶用量，身热还用淡豆豉；心中窒痛加重淡豆豉用量；少气者加重甘草用量；心下痞满，去淡豆豉，加重人参用量；胸中冷而多唾，加重干姜用量；咽中介介塞，加重旋覆花用量。

按：本文在 2000 年 6 月第九届全国中医药中西结合学术研讨会上，被选为大会宣读论文，并被评为优秀论文一等奖，后发表于《河北中医·第 22 卷·第 4 期》。但当时所据《辅行诀》版本，系衣抄本及《考释》本，其内容与陶氏原作接近的程度，远远不及 2010 年出版的《辅行诀校注讲疏》和《辅行诀研究》中所载《整订稿》，敬请读者在参考此文时注意。

（四）包络泻心汤验案

1. 心悸案

本县休干邱某，男，70 岁。1998 年 5 日初诊。

近数日因思虑至心悸阵阵，胸胁烦满，口干，目络赤，舌尖红而微疼，心率每分钟 110 次，心电图示：窦性心动过速，曾服西药谷维素、心得安等，仍日发数次，嘱用黄连（打碎）、黄芩、大黄各 6 克，滚开水浸泡 20 分钟，频频咽津。患者尊嘱用之，药依法制好正值发作，急服之，孰料方咽下二口，心悸即戛然而止，尽剂而愈。

按：书云药效之捷者，往往以"复杯即愈"形容，而此例疗效之速，则是未及复杯即愈，可谓之"着药即愈"，持中药疗效慢之说者当思之。药物之作用在于气味，取其气者不宜久煎，久煎则药气挥散，取其味者宜久煎。气性急效捷，味性缓作用迟。此方浸服之，取药气轻清趋上。病在上焦，欲药力留于上而频频咽津，此亦"心肺近位，制小其服"之意。

就此方之药味组成而言，由两苦一咸组成，芩连苦为心之体味，黄芩为水中木，有抑火而生之性，可协泻心之主水中火黄连以泻心；苦为肾之用味，所以能补肾。补肾泻心，是通过其能"坚"而实现的，即"坚"能使过度外现的阳热心火坚闭于内。心气法于夏，夏之气热而显明，心之气亦热而显明。心主脉，热亢则脉动速度加快，灼津则口干，入血则目络赤，舌为心之苗，热则舌尖红而痛；心藏神，热扰神则胸中烦热支满，动悸不安。大黄咸为心之用味，肺之体味，既可承平心之体用防之偏颇，又可防心火病传入肺金以生它变，此乃泻心而不伤之剂，方简义奥，效宏而捷。

2. 舌菌案

本县丙庄女患者高某，26 岁。1991 年 3 月 9 日初诊。

年余来舌上起红色疙瘩，大者如绿豆粒，小者如米粒，遍及全舌，舌面根部及两侧较多，尖部较少，过劳或恼怒加重则疼痛，并有颈部两侧酸胀不适，口干欲饮，脉象弦数有力等证，诊为心包络火盛之证，先用竹板刮颈两侧，在局部充血处，用三棱针放出紫黑血若干，并予包络大泻心汤加减：

黄连 15 克　黄芩 15 克　大黄 12 克　枳实 10 克　生姜 10 克　甘草 10 克　生地 10 克　升麻 6 克　以水 1000 毫升

煎至 400 毫升，分二次服下，日一剂。

3 月 12 日复诊：舌尖部疙瘩已除，它处者亦减少，颈酸胀、口干亦除，舌未痛，继用上方三剂而安。数月后，由该患者介绍来诊的同类病人云，高某病已痊愈，未复发。

按：舌为心之苗，心包络火热则舌生菌而痛自不待言，此例有颈两侧酸胀不适，当为此心包之火来之有自。颈两侧为足少阳胆经所循行之处，当是少阳经有郁火，少阳为相火寄存之地，胆为中正之官，主决断，情志为怒，怒则火炎上而入包络，此是舌病之源。此证之舌菌以根部及两侧较重，舌根部属肾，两侧属肝（胆）与肺，故此证除与胆、和包络相关之外，还应与肾有关，肾火为龙雷之火，又称相火，为胆中所寄之相火的生成地，故当助肾水之用以泻火，包络泻心汤所加生地、竹叶（补肾之君、佐臣）即为补肾用而设；颈部放血是为泻少阳之热而为。总之此方所泻溯及相火之源流，已非小泻方所能及。

3. 心烦案

本县小高庙村袁某，男，20 岁。1996 年 3 月 8 日初诊。

近数月因事多不遂愿，阵发性心中烦乱不安，夜眠欠佳，余无它苦，虽经多方治疗，效果不佳，试用《辅行诀》金石胞络大补心散治之：

丹砂 15 克　代赭石 15 克，醋淬七次　禹粮石 15 克，醋淬七次　白矾 10 克　雄黄 10 克　石膏 10 克　共研极细面，分 30 包，每次一包，饭后白水送下，日三次。

服药第一天，症状即解除，嘱继续服之。

4 月 11 日复诊：服药期间证未发作，昨停药一天，今稍有反复，继用上方一天，证又解除。后心情有所好转，证未再次复发。

按：此方中之雄黄，按陶氏药理，乃与干姜相对应者，但当时未整订完善，误将生姜对应药为雄黄。胞络泻心汤中有生姜，无干姜，故此方中应有灶心土，无雄黄。

此例用金石药治疗，不宜做常用法使用，因此类药毒副作用大，且方中雄黄已超药典用量，读者切莫刻舟求剑。

（五）救误泻心汤验案

1. 口舌生疮案

本县牛村 50 岁妇女沙某，2007 年 8 月 20 日初诊。

患胃炎多年，近 2 年反复发作口舌生疮，重时舌尖糜烂，流涎，不能进食，虽经中西药物治疗，仍时发时止。近 10 余天来症状加重，舌及口两侧红而点状糜烂，最大溃疡面如米粒大，舌苔白厚，口中流涎，并有心下痞满，干呕肠鸣，大便正常，脉数而有力，予救误泻心汤加减：

黄连 20 克　黄芩 20 克　党参 20 克　炙甘草 15 克　干姜 15 克　半夏 15 克　升麻 10 克　用水 1500 毫升煮取 600 毫升，分三次温服，日一剂。

8 月 25 日复诊：用上方后，症状递减，已可进食，仍舌质红，溃疡面平复，继用 5 日而愈。3 月后随访尚未复发。

按：口腔属胃，舌为心之苗，心胃之火蕴结于上，发而为疮。泻心即是泻胃，火土一家，治本一法。《辅行诀》之救误泻心汤，加半夏、大枣即《金匮》之半夏泻心汤，原方主治"呕而肠鸣，心下痞者"，《伤寒论》中用治少阳证误下，心下满而不痛之寒热痞证。此例所用实即半夏泻心汤去

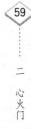

性温之大枣加升麻之"微寒"主"口疮"（俱见《别录》）者而成。余在东直门医院进修时，曾见孙月光老师用半夏泻心汤加减治疗慢性口舌炎效果甚佳，后余亦常用之。

救误泻心汤与半夏泻心汤均为救误下所至的痞证，从方药学发展由简而繁的规律而言，可以说明《汤液经》与《伤寒论》确实存在着源流关系，同时也说明古人火土同治理论有其实践根据。

2. 心下痞案

本县城内黄街张某，男，45岁。1906年4月18日初诊。

多年痰喘，痰稠时而带血，十余天前因饮食不当腹泻数次，至今仍心下痞满，肠鸣，脐周时痛，大便微溏，日三次，并有食少胸满等证，舌质淡红，苔薄白，脉弱无力，予救误泻心汤加减：

黄连15克 黄芩15克 党参15克 炙甘草15克 半夏15克 厚朴10克 用水1500毫升煮取600毫升，分二次温服，日一剂。服三剂而愈。

按：《经》云"诸逆冲上，皆属于火"，痰喘之人，气多上逆，痰稠带血，为素有积热。饮食寒凉伤及中土而下泻，气机上下失序，寒热内结而胸满脘痞，肠之蠕动紊乱则雷鸣作响而脐周阵痛，水谷不得运化则便溏。方中芩、连泻其火热，干姜温祛其寒凉，三药同用即《辅行诀》之辛苦除痞法；参、草甘缓斡旋中州，半夏、厚朴下气开结即所以降浊升清，升降复常而诸证自愈。

3. 唇疮案

本县戚霍寨16岁男生戚某，2006年10月23日初诊。

于 10 余天前上下唇肿痛，口角、口腔内黏膜糜烂，影响进食，大便干燥，四日未行，并有呕吐、流涎、口苦、呃逆等证，舌质红而乏津，苔薄微黄，予救误大泻心汤加减：

黄连 20 克　黄芩 20 克　党参 20 克　炙甘草 15 克　干姜 10 克　大黄 15 克　生地 15 克　半夏 15 克　用水 2400 毫升煮取 800 毫升，分四次温服，昼三夜一服。

10 月 26 日复诊：口唇肿痛大减，大便已下，不干，余证亦减。继用上方，大黄改用 12 克，又服 3 剂，诸证皆愈。

按：唇属脾，口属胃，脾胃火盛发为肿痛糜烂流涎，肠胃相连，肠因火而便燥结于内，胃气因之上逆而作呕吐、呃逆。此例所用药物，虽名曰救误泻心汤加减，实即仲景半夏泻心以大黄易大枣，再加生地，但各药用量比例有所不同。《辅行诀》方与仲景方，同体异名者颇多，可以认为《汤液经》方多是仲景方之根，即仲景方多由《汤液经》方加减而成。

另一方面，本例唇部病属脾之病，所用方为心病之方，再次证实了经方心脾同治的理念。

本例加用生地，是因为有舌质干燥乏津的伤阴表现，故加之。从《辅行诀》的理论角度讲，地黄味苦，补肾用即助心体，仍不离泻心之意。

（六）调神补心汤验案

1. 口吃案

本县固献村肖某，男，55 岁，2010 年 7 月 12 日初诊。五年前出现有时想说话说不出，能说时亦不流利，如口吃之人。曾在某院检查，未见其他阳性体征。经笔者用中医治疗而愈。近月余来，劳累过度日久兼有郁怒，病情复发，症状较上次重，并有欲悲不可自控，心悸、失眠、烦躁、背沉等证，舌质略红，苔薄白，脉无力，予大调神补心汤加减：

生地30克　茯苓60克　旋覆花15克　灰涤菜1把黑豆1把　猪心1/2个　小麦1把　大枣（去核）15枚　用水2500毫升，煮取800毫升，分四次温服，昼三夜一服。

7月26复诊：服上方五剂后症状已减，因家务繁忙而停药，已停药九天，症状未加重，亦未继续减轻，但自悲、失眠、心悸、烦躁、背沉诸证皆除，唯稍有言语不利，嘱再照上方服用五剂而痊愈。

按：古人云：言为心声，言语不利如口吃，自是心欲表达某种意思而口不能和而应之。舌为心之苗，为言语之重要器官，能与心相和而应之，则言语流利，否则言语滞涩而不利，而心之用不彰。心用不彰即心用不足之现象，何况此例又有心虚证"悲不已"、心悸等神志症状，故当诊为心虚证无疑。究其舌不能与心相和之因，又当是有水饮痰气之类遏阻其间。如此例因起于郁怒未发，化火生燥，而长期劳倦之余，肾水不能上承，又足以至气结饮聚而为患，乃至舌之失用。

此例所用之方，乃大调神补心合甘麦大枣汤之复方。

调神补心汤原方中之栗子，因当时当地缺货故用谷药黑豆助其补肾之力。原方中所用之清酒系麦酿成，今以小麦代之，亦取甘麦大枣汤之意。

调神补心汤原方中之藿，即豆叶，《尔雅·释草》谓"藿，鹿藿"，注谓"鹿豆"，李时诊谓即"野绿豆"，为《内经》五菜之一，当是无毒之品，书谓其入阳明、太阴、厥阴，功能解毒杀虫，祛风湿，舒筋活络，消肿止痛，消积散结，可治风湿关节炎，腰肌劳损，痛节肿毒，肠痈，小儿疳积，蛇咬伤等证。但当地无货，乃用灰涤菜代之。

灰涤菜，为当地习惯吃的一种野菜，笔者幼年时，当地习惯用此物晒干烧灰，以淋下之水洗涤衣物，其清洁去污之力不亚肥皂、白碱之类，此当是称之灰涤菜之缘故。又名灰藋，药用出自《雷公炮炙论》，《本草纲目》谓入肺、脾、大肠，书谓功能疏风清热，解毒祛湿，杀虫，可治恶疮，虫咬伤，便秘，痔疾，痢疾，肺热咳嗽，荨麻疹，疥癣，白癜风等证。分析灰涤菜与藋在归经、解毒、祛风湿、杀虫、为可食野菜等方面有相同之处，故用以代原方中之藋。

又：此例虽称口吃，但与常见的习惯性口吃有别，读者莫漫然用之。

又：此例断为心虚证是易理解的，但为何体质并非十分虚弱而从虚劳而治？该例很大程度上是因过劳而成，又有郁怒的因素，符合虚劳证虚实兼挟错杂的特点，故从虚劳而治。虚劳诸方不必见到体质虚极，大肉已脱方才用之，凡久病不愈，或由劳损所得之病，只要病机相切均可以虚劳论之。

2. 精神抑郁案

邱县城营乡南营村高某，男，37岁，2010年11月28日初诊。

五年前因境遇不顺，长期情绪压抑不畅致倦怠乏力，欲睡而不得，下午尤重，渐见失眠、健忘、烦躁、头昏、多梦、视物不清、自责自卑、疑虑多感，孤独喜静、自觉左胸前常有气上冲头部而昏蒙不爽，脐周有凉感，大便溏，日三至四次，小便频数，手心时有热汗出。查其表情呆滞，对话迟钝，时而停顿、无序，舌质淡红苔薄白，脉细弱无力。予大调神补心汤：

生地 20 克　茯苓 40 克　旋覆花 20 克　猪心一具　粟仁十一个　黑豆叶一把　小麦一把　用水 2500 毫升，白酒一盅，煮取 800 毫升，分三次温服，日一剂。

12 月 10 日复诊：因故自 5 日始服上方。自述已服上方 5 剂，服后自感头脑较前清醒，视物较前清晰，它证亦有好转。但因购买猪心不方便，遂改用每日 50 克，煎服法同上。

12 月 15 日三诊：精神呆滞明显好转，时有笑容，言语从容不拘，自云胸部冲脑之气已无，下午亦未瞌睡，手心出汗已止，未烦躁，大小便均有好转，除脐周凉外，均有减轻。舌质淡红苔正常，脉之细弱亦见起色。于上方加石菖蒲、郁金各 15 克，煎服法同上。其母亲亦云病已具向愈之机，对病的治疗也有了信心。

按：截止整理此案时，该病用调神补心汤治疗尚属顺利。如此五年顽疾，十余剂即见卓效，且所用之药半系食品，平淡无奇，真乃"大象无形，大声音稀"而"润物细无声"者。相信持此"润物细无声"之方，使患者病魔脱身并非无望。

《经》云："心者君主之官，神明出焉。"又云："主不明则十二官危。"故长期情绪不佳，思虑过度而损伤心气而神不守舍，可致脏气紊乱，互乘互侮，变证百出。心居胸中，心气郁结．由于人体经脉循行规律有"手之三阴从胸走手，手之三阳从手走头"和手三阴经脉交接于手三阳经脉的特点，心气郁结于胸，则其所络之手少阴及与其密切相关的手厥阴经脉运行不利，不能正常交接于手三阳经脉而逆行于

"精明之府"，故证见胸中有气上冲于头，且有蒙昧不清之感；其手心热汗出，亦当系手三阳经脉郁而迫阴外泄之象；精明之府受累则可见失眠、多梦、健忘、思虑过度等诸神志症状。

由于心气劳损而脾土肾水之气不能和而应之，则形成心脾肾三脏失调，且脾土心火本属一家而更易受累，脾土虚则倦怠乏力；心肾各属火水，以互相交互为常，其升降交互又以脾土为中枢，脾土不健则心肾之交难成。心火不得下潜则阳不入阴而见欲睡不能，肾水不得温煦小便频数，脐周凉感；脾虚肾寒则大便溏泄而便次多；肾精不能上达以养肝窍则视物不明；脾虚而阴液不能渗化而痰涎内生，蒙蔽心神而见神情呆滞，言语迟钝不序；其多疑、自卑、喜静皆为心火之用不逮之故；其证属心劳无疑。

方中茯苓味甘，为泻肾之君兼有补脾之功，此药在方中的特殊地位，体现了"土水合德"的关系及"水火相济"中土为枢的理念。就其功能而言，淡渗利湿可通肾阳（即所谓"通阳之法不在温，而在利小便），有利于承接下潜之天阳心火，以解散下焦之阴霾；其祛脾湿，健运津液而蠲痰饮，痰饮祛则心神不被阴邪蒙蔽而神清志明，五脏安和，心火下交于肾而阴阳升降有序，从而成就心肾交济的升降运程。

方中苦味之生地，滋补肾之阴精而清泻心火之亢，为《辅行诀》补肾之君而兼具泻心之力。肾为人体真阴真阳所藏之地，所谓真阴，是火中之阴，亦即心中之阴精藏于肾者，泻心之亢火，即是保真阴，地黄苦而坚闭之则阴精充实；所谓真阳，是水中之阳，亦即肾中之阳，得地黄之坚闭，则肾阳亦内藏而不泄者。肾之阴阳水火得以闭藏而能"作强"，则精神振作，志愿坚定，行为矫健而肾用不衰。

方中味咸之旋覆花，本补心用之佐臣，又为肾之化味，当此心火劳损至极，五脏互乘，虚实兼挟之证，仍当用之以图补心用，如"箕子之贞，不可息也"。《本经》谓其"主结气，胁下满，惊悸，除水，去五脏间寒热，补中下气。"不但可治结气、去水、疗五脏病，尤其"补中"而"子能令母实"，后天之本固而气血生化有源，升降出入之枢立，生生之机振兴而起，与此证有益良多。

方中又有肾之果栗、菜藿（因无野绿豆叶而代以它豆之叶）、畜猪心，谷酿之麦酒（代之以麦与酒）皆咸味（请参拙著《辅行诀研究》）之品，可助心之用而补之，猪心又有脏器疗法之妙，其取食补于药补之中，充、养、助、益之经法亦不可废。

（七）朱鸟汤验案

1. 久痢案

本县董家庄董某，男，58岁。1996年8月23日初诊。

自两月前始下痢脓血，腹痛，里急后重，曾经西医治疗而一度好转，近20余天因情志不畅而病情加重，每日下痢达40余次，并有烦躁失眠、食欲减退等证。其人素患风心病、慢性支气管炎、牙周炎等病，每气管炎或牙周炎发作时则下痢减轻。查其体质瘦弱，舌质红而少苔乏津有裂，脉弦细数，用大朱鸟汤加味：

鸡子黄2枚　阿胶15克　黄连15克　黄芩15克　白芍15克　党参15克　干姜10克　薤白15克　乌梅15克用水2000毫升，煮沸后7味，取汁800毫升，烊化阿胶于其中，温分两次各搅入鸡子黄 1 枚，空腹服下，早晚各一次，日再。

8 月 26 日复诊：昨黏液便 10 余次，已无血，仍腹痛后重，舌中心已有薄白苔，继用上方，薤白、白芍改用各 30 克，煎服法同上。

8 月 29 日再诊：诸证皆除，唯睡眠和食欲欠佳，改用：

党参 15 克　当归 10 克　黄连 10 克　干姜 6 克　焦山楂 15 克　炒陈曲 15 克　炒甘草 10 克　用水 1500 毫升，煮取 500 毫升，分三次服，日一剂。

连服三天后诸证皆愈。

按：此多病久病之体，邪热得五志所化之火蕴结化毒，损脂伤膜动血而缠绵不愈。邪在上则心神不安而烦躁失眠，邪在下则腐气留肠而下痢，中焦脾胃之气受损则食少乏力，正是大朱鸟汤所主治。此例病程已长，热伤阴灼津较重，故加善治久痢而生津之乌梅，代替原方中之苦酒。又加入能"化腐臭为神奇"，又能解毒理后重之薤白，故收效甚捷。特别是薤白一味，本《经》中五菜之一，乃蒜之类，不仅可充养人体，而其解毒、黏滑、"散结气"（《别录》），皆与痢之恶毒积滞着肠之排出有利，故加之。方中之黄连与干姜同用，止寒热交结之腹痛，也是余常用之对药。

2. 失眠案

本县生产公司贺某，女，35 岁。1997 年 4 月 10 日初诊。

因家务琐事郁怒日久，导致重度失眠，数日来整夜不能入睡，每将入睡而惊悸，并有烦热汗出、口干、手心热，舌红、少苔，脉数等证，予小朱鸟汤加味：

鸡子黄 2 枚　阿胶 15 克　黄连 20 克　黄芩 10 克　白芍 10 克　焦栀子 15 克　炒枣仁 30 克　夜交藤 30 克　丹参 30 克　用水 2000 毫升煮后 7 味致 800 毫升，去渣，将阿胶烊化其中，搅入鸡子黄，分三次温服，日一剂。

此方服下一剂后即可入睡 6 个小时，继服二剂，一切复常。

按：此例系五志化火，心肾不交而致重度失眠。证由郁怒日久生热扰心，心火不降则烦惊而悸，热蒸心液外泄而为汗。肾水不能上承以济心火而火愈炽，心火不能下潜入肾，则肾水更不能蒸腾上济，故舌红少苔而口干。手心为心手少阴经脉循行之处，心热则经亦热而手心热。方中芩、连、栀苦寒直折心火，白芍、枣仁之酸收导火下潜；鸡子黄、阿胶滋补肾之精水，精水足则可恋系心火而升腾于上；何首乌雌雄相交，其藤夜合昼疏，当有助调和阴阳，协理开合之机枢，用之有益于交通心肾阴阳；（《本经》）谓丹参"止烦满，益气养血"，取此色赤入心者以助益心气，心气安则可安然入睡而失眠愈。

3．刘渡舟案

1981 年，余在北京中医学院研究生班旁听经典课，刘渡舟教授讲"黄连阿胶汤治验三则"时，其中一案特有学术价值，而《伤寒论》之黄连阿胶汤即《辅行诀》之小朱鸟汤，故将当时随堂笔记原文抄录于下：李姓，男，43 岁，干部。下肢寒冷，已服药 200 余剂，未效，针灸亦未见效，闻余在东直门门诊应诊，故求诊。其人两眼炯炯有神，舌红，脉弦数，两腿常觉有冷气自涌泉上升，须走动始稍缓解，并有阳痿，小便余沥。前服药皆用鹿茸、附子之属，第一诊时见其脉弦，诊为阳郁不宣，用四逆散加知、柏以泻相火而和阴，三剂未效。忽察觉其额头出汗，（时在春节前，天气正寒冷之时，78年）据汗无热不发之理，再询其有心烦、失眠、梦多纷纭等证，乃系心火有余被格于上，心火不能下达故下肢冷，乃系阴阳格据之证，用此方加丹皮以平肝凉血，10余剂后，两腿寒冷之痼疾竟愈

（八）开心窍方验案

1. 梅核气案

本县固献30岁女患者王某，多年梅核气，多方治疗时愈时发，用师传着舌散（方名系笔者所加）：五灵脂、甘草各30克，五灵脂醋浸晒干七次，甘草酒浸晒干七次，共为极细面，舌添药面徐徐咽津，日数次，尽剂而愈，未再复发。

按：梅核气多由气逆结于咽喉而成，病程日久，涉及局部脉络而血亦结聚。而治梅核气者多注重于气或痰气，故久久不易治愈。此方五灵脂醋浸七次，更增强了其活血祛瘀之效，且《辅行诀》谓甘酸除逆，五灵脂味甘得醋之酸，有降逆气之功；甘草酒制七次，酒之味辛而气运行最速，可使"温中下气……通经脉，利血气，解百药毒药"（《别录》）之甘草力专在上焦。此两物并用，实气、血两治之佳方。病及血分，而给药途径以"心之苗"着手，舌虽系实体之器官，但此处气血得以通活则心窍通而全体气血得以通活，咽喉部之病则易用于康复。而此药着舌又慢慢咽津，不但心窍开，而肺窍（喉）、胃窍（咽）亦开，肺气宣发，胃气通降，郁、

痰、瘀无由再生，梅核气何由再发？

《辅行诀》用雄黄、火硝同用着舌下治真心痛，与现代冠心病用硝酸甘油和药理、用药方法极为相似，足见我国先民与病斗争的智慧。若推广引伸而用之，当受益无穷，古人在这方面多有先例。如《敦煌古医籍考释·（十五）不知名医方第十种》载："治人卒死，其脉如常方。取皂角末吹着耳鼻中即差。又方菖蒲末亦得，及着口舌上甚效。治人失音不语方。桂心末着舌下及煎服之即瘥。"先师张大昌先生，自拟治梅核气此方，当是现代在此方面的先驱者和颇有成就者。

2. 高烧无汗案

笔者初习医时，本村一张姓男婴，冬月外感高热无汗，因苦于灌药，其父母又不愿用注射剂，乃用白胡椒七粒，栀子仁七个，火硝 6 克，冰片少许，共为细面，鸡子清调敷双手心，约一时后大汗出而愈。

按：此方为笔者早年常用治小儿高烧外用发汗方，咳喘者加生杏仁、生桃仁、糯米各七粒；高热惊厥者加地龙；效果良好，贴足心亦可。原方云手或足心均为男左女右，笔者常贴敷双侧手、足心，喘者又常加木鳖子仁一个。

此方所贴手心，正是手厥阴心经脉循行之处，该处之劳宫穴，为手厥阴经之荥穴，《难经·六十八难》曰："（五脏六腑）所流为荥"，注者谓"荥，绝小水也，"乃泉水已成小水之意。该难又云："荥，主身热，"注者谓"荥主热，心火病也"。手厥阴心包络乃代心行气者，而心又主汗液，故在手厥阴荥穴贴敷散寒祛热之药物可发汗退热。随证加减，效果可靠。

3. 风寒痹痛案

族嫂朱某，四十岁时因外感风寒全身关节烦痛而无汗，服西药解热止痛药可缓解，但终不能愈者已数月，予白胡椒21粒，火硝10克，白矾10克，五倍子5克，樟丹少许，葱尖七个，冰片少许，共捣为丸如枣大，取二丸，置两手心各一丸，握紧，外用塑料袋裹严，勿令泄气，复被令暖，约二小时后，得全身大汗，乃徐去其衣被，嘱其居密室七天，勿着风寒，多饮温水稀粥以调养而病痛止。

按：此方发汗之机理与上案略同，但所用药中非纯发散之品。证由风寒不能外出，郁而化热，入于骨而烦痛不已，故于发散药中加入"除固热在骨髓"之矾及"除骨热"之丹（俱见《别录》），并用长于收敛之五倍子，敛其津气以防发汗过多伤阴太重，为椒、硝、脑、葱之佐品。

此方仅适于体质壮实之人，不可用于素体阴虚，或气虚多汗者。发汗后调养尤其重要，否则易于重感风寒而易于复发。

附：手心用药发汗方一首：此方为一族叔家传二代秘方，云治"傻汗疾（？或瘵?）"该病笔者不知是何病，据其所言症状，是一种高烧无汗而又神志失常，说傻话（谵语）的一种凶险病，不过笔者幼年时曾见族叔用该方治一产后高烧的病人，果然用此方得汗而愈。方系：夏枯子（当地一种野生草，方茎，高5寸许，小白花，夏至而枯，极似夏枯草，但棵较小），穿山甲炒为珠，白胡椒各等分，共为细面，酒和为丸，握于两手心即可发汗。此方笔者虽未亲自试用，但深知有效而附记于此，以防良方失传。

三、脾 土 门

（一）补脾汤验案

1. 厥证案

本县程志庄乡杨庄村马某，男，12 岁。1994 年 2 月 4 日初诊。

两天前因"感冒"发烧，经某医用消炎、抗病毒、退热及大量激素治疗，热退而四肢厥冷，无力不能行走，精神萎靡不振，常闭目欲眠，查其舌淡无苔，呼之可答而声音低微，四肢凉甚，脉细而微，断为少阴证，予以小补脾汤加减：

人参 15 克　干姜 10 克　炙甘草 10 克　炮附子 15 克
用水 1500 毫升煎取 500 毫升，分三次温服，四小时服一次，尽剂而愈。

按：此证为外感风寒之邪，因大量激素和解热西药，至使汗多亡阳，证之欲眠，脉之细微，正符合《伤寒论》少阴证之提纲，乃寒邪逆入少阴而寒化之证，故用小补脾汤去白术之壅，加炮附子之回阳救逆，温通祛寒，力专效捷。

此方在《辅行诀》中见于五脏辨证之补泻方中，治外感之病亦不妨用之，有是证即用是药，不必拘于外感杂病之成见。谓《伤寒论》与《金匮要略》乃《伤寒杂病论》分成者，良有以也。

2. 腹胀案

本县城西街丁某，男，50岁。1988年9月10日初诊。

患者因早期肝硬化、慢性胆、胃炎在某院住院治疗一周，出院后仍腹胀，脘腹痛疼，某医用大柴胡汤三剂，胀未除而又增腹泻，日4～5次，食欲不振，消化欠佳，时有干呕，口渴欲饮。查其体质瘦弱，面色萎黄，腹部膨隆，叩之如鼓，胸腹有青筋出，脘腹痛而喜按，大便溏有完谷，舌质淡而乏津，舌下脉络曲张，苔薄白，脉微而弦，证属脾虚胀泄，予大补脾汤加减治之：

党参30克　炙甘草15克　干姜15克　白术10克　麦门冬15克　五味子10克　旋覆花10克　以水2000毫升，煎取800毫升，温分四服，昼三夜一服，日一剂。

9月13日复诊：胀减，泻泄、腹痛止，效不更方，继服5付，后改为丸剂常服，半年后已正常参加劳动。

按：藏经洞本《辅行诀》脾病补泻方前，所载虚实辨证条文文句颠倒，误将"必腹满肠鸣，溏泻，食不化"作虚证，"身重，苦饥，肉痛，足痿不收，行善瘛，脚下痛"作实证，先师张大昌先生曾从文献学角度指出过此问题。此例症状及所用方药的疗效，证明藏经洞本《辅行诀》此条文确为传抄之误。此例所用药物，系大补脾汤原方，遵原书小补汤下加减例腹痛者倍人参。

小补脾方与《伤寒论》理中汤（丸）及《金匮》人参汤同，陶氏小补脾方下之加减例，仲景理中汤（丸）加减例亦基本相同，均是七项加减，但《伤寒论》"腹满者去术加附子"，《辅行诀》中为"气少者加甘草一两半"，其他不同均是句式和各项先后次序的差别，文义相同。

（二）泻脾汤验案

1. 脐周冷痛案

本县胡庄胡某，男，66 岁。2010 年 5 月 3 日初诊。

青年时饮食不忌寒凉，常有脐周阵发绞痛，西医谓系肠痉挛，近数年病发频繁，痛引左少腹，每日晨起腹痛即便，粪便不溏，消化尚可，便下痛止，时有肠鸣，喜热食而肢畏寒，舌质色淡，苔薄白，脉微弱，予大泻脾汤去黄芩加白芍：

附子 15 克　生姜 15 克　甘草 15 克　大黄 10 克　枳实 10 克　白芍 15 克　用水 1500 毫升煮取 600 毫升，温分三服，日一剂。

共用 6 天，诸证痊愈。

按：此人体格壮实，虽多年即有此病，而不在意。现已老年，阳气渐衰而寒疾加重。脾主大腹，而脐部皮肌菲薄而内通于腹，外寒邪易从此入，饮食入胃达肠，寒食互结至此不下而痛。壮实之人自有排疾之机，肠鸣者即肠加强排出寒食之结，便下则腑气畅通而痛止。大泻脾之方，姜附以温阳去寒，大黄、枳实以推荡结聚，因证寒无热，故去芩之苦寒加芍以行血止痛。

2. 寒积腹泻案

本县孙家寨张某，女，30 岁。1983 年 7 月 5 日初诊。

体素健，饮食不畏寒凉，半年前始腹痛即泻，泻下痛止，粪便时有黏液，日 5～7 次，每晨起必泻，渐面黄食少，稍进食，痛泻立作，体质已见消瘦，虽经中西药多方治疗，病情时发时作。查其舌体大色淡苔白厚，脉沉弦有力，予大泻脾汤加减：

附子15克　干姜15克　大黄20克　枳实15克　甘草15克　炒二丑15克　炒槟榔15克　用水1000毫升煮取400毫升，温分二服，日一剂。

7月8日复诊：上方一剂后，大便泻下胶冻样便甚多，共3次，次日服药后大便2次，仍有胶冻状物，昨大便二次，已基本无黏液，腹疼亦甚轻微，食欲有加，改用小补脾汤：

党参15克　炙甘草15克　干姜10克　焦白术10克　用水1500毫升，煮取600毫升，温分三服，日一剂。

按：持体健而不节寒食，寒积于中，脾之精微阴液附之不能温化，日久积重难去。有形之积滞阻其肠中，肠欲传导使下而不能，故腹部作痛，便下则积滞暂减而痛止；精微阴液不能运化敷布则清浊不分，杂然而下；如是日久营而不养，体渐消瘦。其治则非温不能去其寒，非下不能荡其积。小泻脾汤中附、姜能去其寒，大黄、枳实可去其积，甘草甘缓和中复津液，助脾用。虑芩之苦寒有雪上加霜之虞而舍之，以合此例之用。但舌苔白厚，脉沉而有力，重积日久，故又加入炒二丑以助大黄、枳实之推荡，炒槟榔以其消食磨积。当代名医岳美中先生曾有舌苔厚者应用槟榔之论，余遵而用之确验，见舌苔厚之证每喜用之。

复诊时寒积已除，故改用补脾小方助脾健运之用以善其后。

3. 胃脘胀满案

本县后葛寨张某，女，35岁。2007年10月28日初诊。患胃炎数年，近半月来脘腹胀满加重，便溏，日2～4次，晨起必便，脐部凉感而痛，肠鸣、背沉、胸闷、多太息，舌淡苔薄白，脉沉有力，予大泻脾汤：

炮附子15克　生姜（切片）15克　甘草15克　大黄10克　枳实10克　半夏15克　用水1000毫升煮取400毫升，分两次温服，日一剂。

11月2日复诊：服上方一剂时腹中雷鸣大作，胸背症状即除，次日服药后，肠鸣减少，刻下脘部胀满亦减，大便日2次，脐部稍畏凉，继用上方连服5天。诸证皆愈。

按：《辅行诀》云"邪在脾，则肌肉痛，阳气不足则寒中，肠鸣腹痛；阴气不足则善饥，皆调其三里"，根据虚是正气虚，实是邪气实的理念，笔者认为此条之"邪在脾"即所指为实证；"则肌肉痛"是脾实证都可见肌肉痛之证；但脾实证有寒实和热实之分，即"阳气不足则寒中，肠鸣腹痛；阴气不足则善饥"，阳气不足则寒邪来犯，肠排邪下出故肠鸣，寒邪不去而腹痛，如此例之用姜、附之证；阴气不足则热邪犯之，中热则消谷善饥，如胃病善饥之用黄芩者。此例为寒实证，有姜附以治其寒，大黄、枳实以助排寒下出，甘草和中缓急，扶脾止痛，因系寒证而非热实，故于大泻脾方中去芩而不用。又因胸背不适，故加主"胸胀"之半夏（《本经》）。

此例第一天服药后即肠中雷鸣，乃胃肠排寒邪下出之力得枳实、大黄而加强的现象，顺势利导，乃临证要领，不可视为病情加重的现象。

又《金匮》大黄附子汤，《千金》温脾汤均与此方义理相通，孙真人又有"陶氏之后身"之称（见《陶弘景评传》），可见经方一脉相承的踪迹。

4. 咽痛案

本县头百户村李某，男，57 岁。2007 年 10 月 7 日初诊。

咽部痛五年，数月来发作频繁，剧痛如刀刺 20 天。下午微恶寒，多吐涎沫，咽部下半夜痛疼难忍，常烦躁不宁，有时摔打器物，恶风（常戴口罩以防风凉），肢冷，并有食少，咽干口渴等证。昨下午自大汗出，水样大便连下 8 次而止，之后，咽痛稍缓。刻下患者仍虚烦不安，精神萎靡，肢凉不温，舌质淡，苔薄白，脉微细，予小泻脾汤加味：

炮附子 15 克　生姜（切片）15 克　甘草 15 克　半夏 15 克　桔梗 10 克　防风 15 克　天虫 10 克　用水 1500 毫升煮取 600 毫升，频频咽津，日服一剂。

10 月 12 日复诊：咽痛明显减轻，四肢转温，指端微凉，下半夜仍咽痛，口干燥欲饮，时微有恶寒。继用上方加川贝母 6 克，并加用猪肤汤频服：取猪皮 500 克，用水 1000 毫升煮至 500 毫升，加入纯蜂蜜 250 克，烧沸，酌情频频咽津。

10 月 20 日三诊：诸证基本痊愈，已可食用馒头，仍时感口干舌燥，汤方改为：

麦门冬 15 克　五味子 10 克　桔梗 10 克　甘草 10 克　炮附子 10 克　半夏 10 克　川贝 5 克　用水 1000 毫升煮取 300 毫升，分四次温服，日一剂。

又服二周，完全康复。

按：此例颇类《伤寒论》少阴证，但本例已有五年病史，非是"卒病"，却亦为卒发，其属阴寒之证则同，故其治亦当相通。此证中所见自利、大汗、肢厥、烦躁、脉细微等，少阴伤寒皆有明文，而此例所用主方小泻脾汤，与《伤寒论》通脉四逆汤多用姜一两，少葱九茎，且姜、草均用生者。本例虽未用葱之通阳走表，却用防风、生姜、天虫走表去风。防风、生姜并可解附子毒，桔梗、半夏、麦冬、五味子、猪肤、蜂蜜、均为少阴证加减所用之药。复诊时所加川贝，意非为去痰而在止痛，笔者治金伤痛疼，常用半夏、川贝等分为面敷之而收一笑之功，乃取其二者同用止痛之速。

笔者少年时曾见一外地铁匠盛夏串乡打铁，虽劳作烘炉之旁，热汗大出而不渴，云所饮乃煮猪皮之水，猪皮水止渴系其祖传家方，并谓加用海带、白鸡冠花可治消渴，有用之果效者。《伤寒论》猪肤汤止渴，莫非出自民间？

5. 咽塞案

本县城内 50 岁女干部王某，1991 年 3 月 20 日初诊。

素患胃炎，畏寒食，因情志不畅，咽部堵塞渐加重月余，时有咽下困难，胸骨后灼热，经某院检查疑为食道炎，建议外地进一步检查以排除恶性病变，故转用中药治疗。查患者神情惶惶，时有呃逆，干呕、嗳气，常以手着胸，胸膈不适之状显而易见，舌质红而苔白厚，脉象弦而有力，予大泻脾汤加减：

附子 15 克　干姜 15 克　甘草 10 克　黄芩 10 克　大黄 10 克　黄连 10 克　栝蒌 30 克　半夏 15 克　用水 2400 毫升煎取 800 毫升，分四次温服，昼三夜一服。

3 月 23 日复诊：病已愈十之七八，继用三剂而诸证皆除。

按：此例素体虚寒，与情志之火结于上焦，致使胸膈不利，气机壅塞，而咽下不畅。胃气上逆而呃逆、嗳气、干呕，寒热结而不散而火化，则胸部灼热，当为结胸证。方中附子、干姜温散其寒，大黄、黄芩清下其热，甘草调和寒热之药使之不至格拒。恐大黄、黄芩清热之力不足，故又加黄连以助之，加栝蒌开胸利气，半夏降胃除逆，则呃逆、嗳气、呕吐等易除。原方中芍药酸敛之性，与寒热结胸不利，故舍而不用。

（三）救误泻脾汤验案

1. 腹泻案

威县城内 46 岁女患者宋某，2010 年 6 月 15 日初诊。

数年来每日大便溏泻 4～6 次，冬天则愈，阴雨加重，畏寒，夏日亦着厚衣，并有腹痛、肠鸣、饥虚等证，舌质淡红，苔薄白，脉细弱，予救误大泻脾汤加减：

炮附子 15 克　生姜（切）15 克　麦门冬 15 克　五味子 12 克　旋覆花 15 克　甘草 15 克　用水 1500 毫升煮取 600 毫升，分三次温服，日一剂。

6 月 20 日复诊：上方五剂，诸证皆除，昨至今值天气阴雨，证未加重，嘱仍用原方，药量减半，再连用 10 天，以观其长期疗效。

按：《辅行诀》救误大补脾汤主治文为："救误用冷寒，其人阴气素实，卫气不通，致腹中滞胀，反寒不已者方"。

笔者认为，该证系平素有寒邪，不是热证而误用了寒凉药，致使卫气因寒凉而不得宣发，致肠胃蠕动失常，水谷糟粕排下不利而胀，反而使寒的证状不能消失。

本例症状有夏重冬愈的特点，是因卫气属阳，冬日人体阳气闭藏于内，夏日显明于外，阳气趋内则内寒得以温化而证不重，因用药过于寒凉而卫气不得宣发，而失其卫外御寒之用，故夏欲厚衣；卫气不通而壅滞于内则胀满，与内寒相交则肠鸣腹痛而泻下，方中附子祛阴寒之邪，生姜宣畅卫气之壅，为泻脾之主辅。卫气通于肺，肺主一身之卫，故用小补肺之君、佐臣、监臣（麦冬、五味、旋覆）以助肺卫之用；因其有饥虚之中土不足之证，故加甘草以补中土，与附、姜正是小泻脾之全方。

2. 腹中滞胀案

本县郭牛村 46 岁妇女李某，2010 年 10 月 12 日初诊。

患者性情急躁多怒，平素畏寒，手足冷，腹部常有凉感，冬日则复被卧床，但夏日却恣食冰冷，5 个月之前因郁怒未发，遂感腹部憋胀不适，常欲矢气而不得，欲便而不能，每服通便药则日有稀水便 3～5 次，否则大便数日不下，其证昼轻夜重，并有肠鸣漉漉，失眠烦躁，常欲悲哭等证。因久治不愈，自疑所患为不治之症。察其形体壮实，虽值晚秋，却已着冬装，舌体大而色淡白，无苔而舌面水滑，脉沉细，予救误大泻脾汤加减：

炮附子 20 克　生姜 30 克　旋覆花 15 克　五味子 10 克　麦门冬 15 克　牡丹皮 10 克　甘草 10 克　用水 1500 毫升，煮取 500 毫升，分两次温服。

10 月 17 日复诊：诸证均减十之七八，仍用上方以干姜 15 克易生姜，加木香 10 克，又服三剂而诸证除。

按：此例阳虚之体而不忌寒食致中焦有寒，复因郁怒，气与寒结，痰涎生于内，糟粕积于肠，欲下不下，发为滞胀，虽屡服通便之药，但寒痰仍不能去，故日久不愈。继因思虑过度而疑虑丛生，五志化火殃及心神，故烦躁不眠，心气受损而多悲哭。

方中附子、生姜味辛为泻脾之寒痰之邪而扶阳温中，为泻脾之君臣；麦冬、五味味酸为补肺之君臣，可助肺欲收之用（肺欲收，急食酸以收之）而行其制肝气之上逆之权，即除其五志之火；丹皮、旋覆味咸为补心之君臣，补心之虚即安定其神志。又加甘草之甘，与辛同用则温阳调中，与酸同用则益阴除逆，脾胃之阳复逆除则安而无恙。

初诊用生姜，意在祛痰水以除其邪，复诊改用干姜，意在补中焦之阳而祛其寒。复诊加木香是取其香可醒脾化浊，以促脾功能之恢复。

（四）建中补脾汤验案

1. 心悸多梦案

本县横河村宋某，男，54岁。2010年1月22日初诊。

体质消瘦，近数月来常阵发心悸，多恶梦，劳累加重，并有食少乏力，睡眠欠佳，饥时脘痛，欲得按压，便溏等证，舌质淡红苔薄白而乏津，脉细而无力，予小建中补脾汤加减：

桂枝15克　白芍30克　炙甘草20克　生姜（切）15克　大枣（掰）15枚　生麦芽30克　龙骨20克　牡蛎20克　用水2000毫升煮取600毫升，分三次温服，日一剂。

1月28日复诊：心悸未作，食欲有增，梦亦减少，脘部虽未痛，但仍常欲按压，上方去龙、牡，加焦白术15克，煎服法同上，连用一周后，症状消失，已正常参加劳动。

按：此例形体消瘦，食少、便溏、乏力，饥时脘痛欲得按，显系中土虚弱之证，而主证多梦及失眠，一般而言当从心而论，此例用建中补脾法而收全功，可证实陶氏火土同治的命题是符合临床的。

方中炙草、大枣味甘可助脾用，自然是补脾之需，但更重要的是，此例禀赋素弱，脾之机能不济，仅从脾入手治疗，难以成功，建中汤乃从肝而治，补泻肝木之主药桂、芍同用，倍泻肝之主芍，与姜、桂之辛合化而生甘缓，即建脾之用。此从生克制化入手，乃启动生机变化之真谛，胜于用甘直补脾土之法。它脏虚劳大小补方，均仿此而论。

方中龙骨、牡蛎重镇安神，复诊时已无恶梦，故即去之，而代以建脾之焦术以利治疗溏泻之候。

2. 心悸案

本县七级镇55岁妇女房某，2008年2月13日初诊。

反复感冒近一月，近数日出现心悸不安，胸中不定处阵作"扎痛"，仍时有恶寒干咳，短气乏力，动则喘而汗出，食欲不振，大便干，日一次，心电图示：窦性心动过速，舌质淡红无苔，脉数而无力，予小建中补脾汤加减：

桂枝20克　白芍40克　炙甘草25克　生姜（切片）20克　大枣（掰）15枚　茯苓30克　炒杏仁10克　蜂蜜30克　用水1500毫升煮前7味，取汁600毫升，加入蜂蜜烧沸，分四次温服，昼三夜一服。

2月18日复诊：心悸已止，食欲增加，体力有所恢复，大便正常，胸中"扎痛"次数减少，继用上方用生麦芽易蜂蜜，连服5剂，诸证皆愈，体力较病前强健。

按：此例本中虚之体，反复感冒，虚劳加重，病人自述胸部阵发"扎痛"，且不定处，当为气逆不畅痹而作痛者，《金匮》云："胸痹，胸中气塞，短气，茯苓杏仁甘草汤主之，橘枳生姜汤亦主之"，因虑橘枳与气虚不宜，故取茯苓以止悸，杏仁宣肺行气，甘草补气和中。此例若无胸痹之证则当用黄芪建中汤，今有气塞之证亦避而不用。本例中大便干之因，一为中气不足，二是胸痹肺气不宣而腑气亦有所不畅。故用蜂蜜补中润便者代原方中之饴糖，便通后，改用生麦芽代饴糖（当地饴糖缺货）。

3. 腹痛案

广宗县城内刘某，女，38岁。2008年4月9日初诊。

患慢性浅表性胃炎、直肠炎多年，脐腹痛，心下悸，素畏寒食，腹胀，饥虚，大便黏液状，日3～5次，有时干燥带血，冬日手足冷，舌质淡，苔薄白，脉弦数，予小建中补脾汤加减：

桂枝20克 白芍40克 炙甘草20克 生姜（切片）15克 大枣（掰）15枚 生麦芽30克 川椒（微炒）10克 煨肉蔻10克 炒薏米仁30克 用水2500毫升煮取800毫升，分四次温服，昼三夜一服。

4月14日复诊：胀、痛俱减，晨起即便，黏液减少，继用上方加干姜炭10克，赤石脂15克，禹粮石15克，煎服法同上。

4月19日再诊：近日未腹痛，大便日1～2次，黏液很少，嘱再服上方5天。

4月25日四诊：症状皆除，改为附子理中丸与补中益气丸交替服用以善后。

按：虚寒脘腹脐部疼痛，笔者常用建中剂加减治疗，血虚加当归，气虚加参、芪，脘痛加良姜、香附，脐周痛加附子、川椒，寒呕加吴茱萸、半夏，久泻加赤石脂、禹粮石，寒湿加苍术、薏米、干姜、肉蔻，肾阳虚加破故纸、核桃仁，兼有气郁阴虚者加百合、川贝、乌药，胀加佛手、香橼，惊悸多梦加龙骨、牡蛎，效果可靠。

4．虚劳咽呛案

威县南关21岁女青年叶某，2001年8月3日初诊。

自2008年因眼睑下垂入石家庄某医院治疗，诊为胸腺肿瘤，重症肌无力，于7月行胸腺切除术，术后情况良好，限于经济拮据，住院9天回本县医院调养，3月后出院，返校学习。去冬，因患感冒，诱发吞咽肌、脑髓肌无力，在某院用呼吸机抢救治疗，予鼻饲，刻下病情稳定，已停用呼吸机，保留呼吸道置管及胃管，回家治疗，每隔3小时服一次西药（嗅比斯的明片，每次60毫克1片）以维持，饮食及药物均从胃管灌入，呼吸道有痰时从管中吸出。

查患者面萎黄不泽，形体胖大，无咳嗽及声嘶，有口吐唾涎（所服西药有此副作用），声音低微，手足欠温，多汗等证，其舌质色淡，少苔，脉微弱，予大调中补脾汤加减：

黄芪60克　桂枝20克　白芍40克　炒甘草20克　生姜(切片)15克　大枣(掰)15枚　天虫15克　牛胰腺50克　猪红肠50克　饴糖50克　用水2400毫升煮前九味，取汁800毫升，去渣，纳入饴糖，煮沸，分四次温服，昼三夜一次。

并用艾条温灸神阙穴，每次30分钟以上，日二次。

8月6日其父来院告知，8月3日才将药备齐，至今才用药4服，病情已有好转，一次食下9个水饺。嘱继用上方日一剂。

9月5日复诊：上方已用30服，患者面色较前红润，可下床活动，仍乏力，无汗出，近10天饮食量基本复常，可自行咽下食物，惟饮水快时仍呛，痰涎减少，仍白稀痰，可自行吐出，不用从气管中抽吸，药物仍用鼻饲，每下午酉时口干，西药用量如前，继用上方加黄芪至100克，加白术30克，继服。艾灸如前。

10月30日再诊：患者已吞咽自如，饮食正常，自服中药后未用呼吸机，鼻饲管亦撤除，共用大建中补脾汤近120剂，暂停服中药。

2011年1月30日随访：证未反复。近期因感冒在某医院住院治疗10余天而出院，住院期间曾有呼吸略有不适，未作处理，渐恢复如前。

按：重症肌无力，病在肌肉，证以咽下不能为主。脾主肌肉，脾开窍于口，吞咽肌位连于口，功在咽下食水，更当属脾。其人虽病，但护理得当，从胃管中进食及时，故形体不消瘦，其证主要是肌肉的运动功用不济，《辅行诀》以用虚为虚证，体虚为实证，故可从脾虚证论治。

脾胃为后天之本，脾胃虚损，不能运化水谷之精微以充元阳，则元阳不足，卫气之运行始于下焦，下焦元阳不足，不能运行至肺，则卫阳不固而汗出；脾胃不得元阳之温煦，则四肢不温，阳气虚弱则言语无力。

方中桂枝、白芍分别为补泻肝汤之君，倍芍药则有偏泻肝之意，泻肝则可减对脾之克制，使脾气之损易复；炙甘草味甘，为土中火药，可助火生土，以助脾用；大枣为脾果，可助脾之藏营，以充卫气之源；饴为大麦芽所制，味甘而富含精微，可补水谷之气而养脾用；生姜味辛为脾菜，充养脾运化布散精微之力；此例久病精血大虚，又用"脏器疗法"，加牛胰以益其新陈代谢，即益其升降出入之机而为大建中补脾汤。

另所加之猪红肠为猪之食管及所附肌肉，亦系针对吞咽肌之脏器疗法，有益于吞咽肌之吞咽能力；蚕食而不饮，得清化之气，因风致僵者即天虫，其性僵而不腐，可使清气上达喉咽以祛风痰，故用之以除病位所生之唾痰。

本方又有"味甘"（《本经》）之黄芪，可助脾之用，并"逐五脏间恶血，补丈夫虚损，五劳羸瘦，……益气，利阴气"（《别录》），已具《金匮》治"虚劳里急"的黄芪建中汤的方药在内。

艾叶之性"纯阳"，"可回垂绝之元阳，通十二经……"（俱见《本草备要》），用艾灸神阙，对此证之元阳虚弱，慢性劳损病尤宜。

5. 失眠狂走案

本县东台吉村 48 岁妇女王某，1976 年春某日初诊。

近数月来月经量多，继因丧事悲哀过度，致心神不宁，每于交睫将睡之际即突然惊醒，心悸、烦热汗出不能入睡，渐致坐卧不安，大有室内莫容之感，必外出奔跑游走始舒，症状每于夜间加重，连续通宵不眠已达 10 余天，几有外出狂走整夜不归之势，多年前产后曾有类似症状发作史。查患者形体瘦弱，面色苍白，舌淡无苔，脉细数无力，予《金匮》黄芪建中汤加减：

黄芪 30 克　桂枝 20 克　甘草 15 克　白芍 40 克　大枣

12 枚　生姜 20 克　生麦芽 30 克　当归 15 克　龙骨 30 克牡蛎 30 克　生枣仁 30 克　远志 10 克　郁金 15 克　用水 2000 毫升煮取 600 毫升，分三次温服，日一剂。

上方二剂后即可安睡，又服两剂，诸证全消。予人参归脾丸以善后。

按：该例患者年近五十，已是天癸将竭之龄，冲任虚衰，经血大失之余，心血虚而神不守舍，则失眠、惊悸、烦热汗出；悲哀动中而伤魂，肝魂伤则狂妄不精，肝魂伤而不守，则坐卧不安而欲外出狂走，此魂性飞扬属阳之故。故治之者应补血之虚，调其营卫，安神收魂止其狂走，则病愈。然血乃有形之物，难以骤生，可先固其无形之气，使气以摄血；故取黄芪建中汤，其中黄芪、甘草，加当归以补气生血；桂枝、芍药、生姜、大枣以和营卫；麦芽谷药舒肝养心并防因补生弊，用以代原方中之饴糖；龙骨、牡蛎以安神收魂而镇惊止汗；远志、郁金以定志而开心之窍；生枣仁以清肝补心之气而安眠；共奏建中以运四旁之功。中土脾气建则神魂安而诸疾去，此亦火土一家而同治之策。

6. 脘痛失血案

本县沙柳寨 51 岁妇女史某，2008 年 4 月 19 日初诊。

胃脘痛并大便潜血 22 年，近月余加重。形体消瘦，面色苍白，畏寒，乏力肢酸，惊悸失眠，食少，上腹痛，按之得减，背沉，大便黑如柏油，日一至二次，消化尚可，舌质淡体大有齿痕，脉细弱无力，予大建中补脾汤加减：

桂枝 20 克　炙甘草 20 克　白芍 40 克　生姜 15 克　大枣 15 枚　生麦芽 30 克　黄芪 30 克　当归 10 克　龙骨 15克　牡蛎 15 克　阿胶 15 克　用水 2400 毫升煮前 9 味，取

800 毫升，入阿胶烊化，分四次温服，昼三夜一服。

4 月 24 日复诊：脘痛、便黑好转，肢体较前有力，食欲有增，去龙骨、牡蛎继服，日一剂。

5 月 5 日再诊：诸证基本痊愈，面色红润，已可做些家务劳动，嘱其节饮食，继服上方之半量，日一剂。后患者云上方又服 20 天，病无反复。

按：此例多年胃痛便血，体质虚弱，贫血，用建中补脾汤治之。因其贫血（初诊时血色素 6.5 克）故加入当归补血汤，加龙骨、牡蛎是取其重镇安神以治其惊悸。同时，据先师张大昌先生的经验，尝谓"非涩不补"，凡用补药，加入收涩药效果好，虚劳欲脱者尤其如此。因虚证用补自然重要，但用收敛药亦不可轻视，因收可止耗，是非补之补。此证贫血较重，而贫血由脾虚不能统血而出于胃，亦属血脱范畴，故收涩法更为重要，否则如无底之器，充而不满。盐山张锡纯以龙、牡止血经验甚丰，取而用之，甚是有效。

（五）阳旦汤验案

1. 老年遗尿案

广宗县元宝寨 84 岁老翁王某，2006 年 11 月 8 日初诊。数年来小便频数，闻流水声则不可待而出，近半年夜间口干咽燥必饮水数次，几乎每夜遗尿 2～3 次，并有背微恶寒，时有汗出心悸，按压少腹紧张，舌淡苔薄白，脉虚数重按无力等证，予小阳旦汤加味：

桂枝 30 克　白芍 30 克　生姜（切）15 克　炙甘草 15 克　大枣掰 12 枚　茯苓 15 克　香附 10 克　菟丝子 15 克　用水

1500 毫升，煮取 600 毫升，每次温服 200 毫升，日一剂。

11 月 24 日复诊：服上方后症状渐次减少，刻下遗尿已止，诸证亦基本消除，嘱用上方半量再服二周以巩固疗效。

按：老年遗溺，责多在肾虚不能固藏，而此例有背恶寒，少腹拘紧，与肾气虚之脏证略有不同，乃肾之腑证。肾与膀胱相表里，膀胱之经脉循行于背，名曰太阳经，其经为一身之表，恶寒为其主证之一，且此证少腹拘紧，与肾气虚而不约之金匮肾气丸证之少腹不仁不同，彼为虚，此为实，经法辨证依据虚则脏证，实则腑证为理，故用小阳旦汤，即《伤寒论》之桂枝汤加味治之。《伤寒论》以三阴三阳辨证而称太阳证，《辅行诀》以五脏辨证论而归中土证，中土乃阴阳交通之枢，气血升降之关，腑属阳而升，不能升发则病，故用升阳之小阳旦以助膀胱之气化，以解气机趋下之遗溺。

此例所用乃小阳旦汤加茯苓、香附、菟丝子而成，前二味系铁瓮城申先生之交感丹，先师极推崇此方交通心肾之功，谓茯苓制水以益心气，香附形似肾可入肾，气香祛腐浊而兼行血分，二药同用，交通心肾，推陈致新，妙不可述。据《本草纲目》载："凡中年精耗神衰，盖由心血少，火不下降，肾气惫，水不上升，致心肾隔绝，营卫不和，上则多惊，中则塞痞，饮食不下，下则虚冷遗精，愚医只知峻补下田，非不能生水滋阴，而反见衰悴，但服此方半年，屏去一切暖药，绝嗜欲，然后习秘固溯流之术，其效不可殚述。"书多谓此方可治公私拂郁，一切气病，又有谓治一切妇女病者，治子宫发育不良，临床亦有所报导。

《淮南子》载："千年之松，下有茯苓，上有菟丝"。道家仙方多有用此二物者，后人发挥谓之二者灵气相感云云，《纲目》引寇宗奭及李时珍则非之，笔者虽无机会考察此事，不知是否必然同生于一树，但不一定没有"上有茯苓，下有菟丝"现象。无论如何，茯苓系借松根所生之物，菟丝亦假它物而生则是事实，二者寄生于它物而生，必具特殊的气化机能，可助人体生机以抗早衰或延缓衰老，对一些所谓的退行性病变有所裨益，是很有可能的。《别录》谓其"主茎中寒，精自出，溺有余沥"当有治遗尿之功，故用之。

2. 脚麻案

本县常屯牛某，女，18岁。2006年12月29日初诊。

一年前冒寒外出看电影之后，双足麻凉，膝下酸重致今。其证麻在足之背、趾、底部，无名趾较重，热水浸泡则肤色变紫而麻、憋胀加重，舌下脉络曲张，舌质淡红，苔薄白，脉沉而细涩，予小阳旦汤加味：

桂枝20克　白芍20克　生姜（切片）15克　大枣（掰）12枚　炙甘草10克　当归15克　细辛10克　木通10克　吴茱萸10克　苍术20克　川牛膝20克　忍冬藤15克　用水2000毫升煮取600毫升，分三次温服，日一剂。

2007年1月4日复诊：双足麻减轻，仍足凉，膝下不适，脉沉细，继用上方加葱白三棵，葛根20克，煎服法同上。

1月12日再诊：足麻已止，但足背及外踝常有"紧缩感"，嘱用上方去木通，余药用量减半，加川椒6克，艾叶10克继服。

4月10日患者告知，上方连服一月，已正常参加劳动，中间因浇地下水，症状曾稍有反复，数日即愈，现仍足背及外踝时有紧缩感，自愿停药，2008年随访，病未复发。

按：小阳旦汤即《伤寒论》之桂枝汤，加细辛、木通即《伤寒论》当归四逆汤，原文主治"手足厥寒，脉细欲绝者"，又云："若其人内有久寒者宜当归四逆加吴茱萸生姜汤"。此例因于外寒，证见膝下，脚部麻凉，为营血寒滞之证，且病已逾年，不可谓之不久，脉见沉细，与当归四逆加吴茱萸生姜汤证无一不合，故取之。惟此例证有膝下酸重，为有湿邪，得热则肤紫而憋胀，系营滞日久生热，故加苍术以治其湿，牛膝使药达下，又加忍冬通络散其热。后局部之紧缩感，应是寒性收引现象，所用葱、椒、艾无非是温经通阳之义，葛根则有通络止麻之功，故用之。

3. 吊线风案

本县固献村张某，男，37 岁。1982 年 5 月 3 日初诊。

十天前因夜卧当风，次日颈项强痛而口眼向左侧歪斜，迎风流泪，口流唾涎，咀嚼困难，言语障碍，曾经割治、外敷膏药，口服西药等治疗，未见好转，舌淡红，苔薄白，脉弦，予小阳旦汤加味：

桂枝 15 克　白芍 15 克　生姜（切片）15 克　大枣（掰）12 枚　蝉退 10 克　天虫 10 克　炙甘草 6 克　用水 1500 毫升，煮取 600 毫升，温分三服，取微汗，日一剂。

5 月 8 日复诊：服上方一剂后，身有微汗出，项强缓解，口眼歪斜等证亦减，刻下已明显症状减轻，继服五剂而痊愈。

按：此例所用乃小阳旦汤未啜粥饭，而加蝉退、天虫两味虫类药而成。未啜粥饭，系其人素体壮实，饮食量多，无需另加稀粥以充水谷而增汗源，所用二虫药，可助阳旦搜剔风邪。所谓风邪，在病因可理解为风寒之风，在症状上即"痉"，如此证之项强，即"痉"的表现，口眼向左歪邪，实即左侧颈、面肌痉挛紧张，而右侧弛缓无力之故。

又此例用后即见显效，余以为此初诊时病已 10 日，按外感病传变理论，已是"过经"之期，病势必已衰而易见效。若初病之时即用此方未必如此快捷，现代医学亦谓此病（面神经炎或面神经麻痹）一般二周后则至恢复期。尽管如此，本例用小阳旦汤加味治疗，起到了因势利导，缩短病程的作用还是可以肯定的。判定疗效优劣，应当如是观。

4. 头鸣惊悸案

本县城关贾庄马某，男，62岁。2009年3月1日初诊。

患冠状动脉供血不足，头鸣十余年，近月余因事烦劳，头鸣心悸加剧，其头中持续作响如刮风声，阵发头晕惊悸不安，心中"如冷"感，并有失眠，汗出，脐下悸动攻冲等证，其舌色淡，有齿痕，苔薄水滑，脉弦而无力，予小阳旦汤加味：

桂枝30克　白芍15克　炙甘草15克　生姜（切片）15克　大枣（掰）12枚　茯苓30克　龙骨15克　牡蛎15克用水2000毫升，煮取600毫升，分四次温服，昼三夜一服。

3月4日复诊：头鸣已止，它证亦去十之七八，效不更方，继用三服而安。

按：此例当属肾邪冲逆，浊阴蔽阳之证。脐下悸为茯苓甘草汤所主之证，心中悸为桂枝甘草汤所主之证，且此患者主诉"心中如冷"，当是仲景所谓"叉手欲冒心"之别辞，仲景治冲气盛者，常用桂枝，故方中用量倍于芍药。苓桂同用可伐肾邪，降冲气，肾水浊阴之邪得化不再上冲，则心因之而安。脑因之而清阳复居其位，头鸣即止。加龙骨、牡蛎者，取其重镇安神，有利于惊悸失眠，敛收阴阳，固肾安冲，总之此方可降冲气而伐肾邪。肾主骨而生髓，邪去则髓充而髓海之鸣响即除；水气不凌心火而惊悸亦止。阴邪去而清阳升，阳气升则浊阴降，陶氏与仲圣义同语异，学者当识之。

5. 感冒心悸案

本县城内王某，女，36 岁。2009 年 3 月 1 日初诊。

于 20 天前感冒风寒，有头痛汗出恶寒咳嗽等证，但因素体弱，轻度贫血，虽经治疗而症状反反复复，渐见心悸、汗出加剧，并有头晕，少气无力，手足冷，腹疼，干呕，便溏等证，舌体大质色淡，苔薄白，脉虚数而大，心电图示：心率 110 次/分，ST 段压低，Q2ST 夹角异常，予大阳旦汤加减：

黄芪 30 克　党参 20 克　桂枝 20 克　生姜（切片）20克　炙甘草 15 克　白芍 40 克　大枣（掰）12 枚　生麦芽 30 克　当归 10 克　用水 2000 毫升，煮取 800 毫升，分四次温服，昼三夜一服。

3 月 4 日复诊：感冒诸证及心悸皆愈，唯感乏力，稍有汗出，继用三剂而体力复常。

按：体虚之人反复感冒日久，正气易损而邪恋不去，损其心气，致心悸汗出，可用小阳旦调其营卫，如《难经》所谓："损其心者调其营卫"，而此证气虚较重，并有肢冷、便溏、头晕、脉大等阳气不足之证，故用加参、芪之大阳旦汤以安里攘外，而大阳旦中之芍倍于桂，有和阴止腹疼之功，与此例尤宜。因其素系贫血之体，故加当归，与芪同用量为芪之五之一，名为补血汤，义亦为无形之气易补而先固之。又原方中本有饴糖一升（200 毫升），但当地无货，故用制饴之原料大麦芽以代之，并可防参、芪补而生滞，且能助消化而进饮食，有益于体虚之康复。

6. 虚劳案

威县城内 48 岁男子王某，2001 年 2 月 27 日初诊。

体质素虚，长期劳累过度，不能坚持工作而休假疗养。证见食少乏力，少气心悸，言语多则气不接续，手足汗出而冷，腹中空虚感而上脘隐痛，上午头晕，头部攻冲如心跳，心电图示心率 110 次/分，ST2～3、EF 压低，予大阳旦汤加减：

黄芪 30 克　党参 20 克　桂枝 30 克　生姜（切片）20 克　炙甘草 15 克　白芍 15 克　大枣（掰）12 枚　生麦芽 30 克　茯苓 15 克　用水 2000 毫升，煮取 800 毫升，分四次温服，昼三夜一服。

3 月 6 日复诊：手足出汗止，头部未攻冲，心悸减轻，饮食略增，心中仍有空虚感而脘痛如前，仍用上方减桂枝为 15 克，加芍药为 30 克，煎服法同上。

3 月 16 日再诊：诸证递减，饮食大增，心中仍有空虚感，脘痛已除，夜间后头部微有汗出，心电图亦恢复正常。改用上方以干姜代生姜，加山药 30 克，按比例取药为面，枣泥为丸重 10 克，每服一丸日三次，饭前白水送下，连服一个月，诸证皆除，5 月初已正常上班工作。

按：大阳旦汤与《金匮》黄芪建中汤的药物组成，仅多人参（三两）一味，但用量不一，阳旦用芪五两，建中用一两半，阳旦用炙甘草，建中用甘草。大阳旦汤主治："凡病汗出不止，气息掇掇，身劳力怯，腹中凉，恶风凉，腹中拘急，不欲饮食"。黄芪建中汤主治："虚劳里急诸不足"并谓："短气、胸满者加生姜；腹满者去枣加茯苓一两半；及疗肺虚损不足，补气，加半夏三两"。

二方均为芍药用量倍于桂枝，意在取补泻肝之君，而以泻为法，乃泻肝救脾之策，然此例阴邪占据清阳之地，攻冲头部如心跳，为阴邪结而为患，责在肝疏散之用不足，故反重用桂枝以疏阴邪，即所以降冲逆，使清阳上升至颠，而头部攻冲除，而心悸，手足汗出，食少等脾土虚证（心属土火，心悸亦可从脾证论）亦减，此为补肝疏活脾土之法，倍芍药为伐木以减脾土之耗，重桂枝则为茂植被以肥土壤，同为承平肝之体用而缓中补土之法，而系殊途同归者。至于证虽无如《金匮》所云之腹满，反而有"腹中空虚感"，未去大枣而加入了茯苓，是因其为土中水药，颇有助于"土水同德"，故用之。

所谓"水土同德"，即水土同处，不可相离的关系对万物有所恩泽。土不得水，则不能生育植物，土之渗湿，非单指渗利布散水湿，还包涵土能吸容水分的作用；水不得土，则其滋养植物之功不彰，水渗于土中方能供养植物，植草木于土，水分为生长必备条件之一，如虚劳土衰之证，调肝木之体用以建中土，用茯苓土中水药，"长阴益气力，保神守中"（《别录》），一药兼具两用者尤为适宜。

至于复诊时桂芍比例仍调至 1 : 2，是时冲气已降，清阳已升，仍有"里急"之腹痛症状，故又重用"主邪气腹痛"（《本经》）之白芍。

7. 恶寒多汗案

南宫红庙村 52 岁妇女范某，2003 年 12 月 21 日初诊。

于 10 多天前始恶寒多汗阵作，汗出全身，心下悸、呕恶中满、左背胛部冷感，舌淡红苔薄白，脉弱无力，予小阳旦汤加减：

桂枝 20 克　白芍 15 克　甘草 15 克　茯苓 15 克　半夏 15 克　生姜 15 克　用水 2000 毫升煎取 600 毫升，分三次温服，日一剂。

12 月 23 日复诊：诸证基本痊愈，继用上方，桂枝改用 15 克，再服三剂而证全消。

按：此证恶寒、多汗、呕恶本系小阳旦汤证，但有心下悸而中满，当为心阳不足而中焦气化不行之证，故去大枣之甘壅，加重桂枝之辛开以助其阳；其背胛处冷，固然是心阳之不振，亦与《金匮》"其人背寒如掌大"之留饮证相符，其证见悸，亦证有水饮之患，故加茯苓协桂以"伐肾邪"。经方有心悸证者，每云加茯苓，概因于此。此方含治痰饮之苓桂术甘汤而无白术，亦因其有中满之故。复诊减桂枝之量为 15 克，时阳已复，仍还阳旦阴阳承平，与助阴之芍药平等用量之意。

（六）阴旦汤验案

1. 头痛头晕案

本县枣元乡魏寨女患者孙某，58 岁。1998 年 5 月 23 日初诊。

头痛头晕年余，左大眦处压痛，下午加重，每因外感复发，耳听力稍有下降，头沉重感，咽干喜呕，记忆力减退。舌苔薄微黄，脉弦数，证为上焦风热，予大阴旦汤加减：

柴胡 50 克　党参 15 克　黄芩 15 克　甘草 10 克　白芍 15 克　半夏 15 克　生姜（切）15 克　大枣（掰）12 枚　菖蒲 15 克　细辛 10 克　防风 10 克　用水 2500 毫升，煮取

1200 毫升，去渣，再煎至 600 毫升，分三次温服，日一剂。

上 6 月 21 日复诊：上方服三剂后，鼻中流出稠浊黄涕甚多，头部诸证顿减，咽干喜呕等证亦除，因时值农忙麦收而中止用药，刻下农忙已过，要求继续用药。查其舌质干，苔已退，脉不数，仍用上方去半夏、菖蒲、细辛，加天花粉 15 克，煎服法如前，再服 5 服，诸证未作。

按：此方乃大阴旦汤加菖蒲、细辛、防风而成。此证主诉虽无鼻塞，流涕，但目内眦处压痛明显，当是有脓涕积蓄其间，得开九窍之菖蒲、细辛可使之排出。《伤寒论》小柴胡汤（即大阴旦汤去芍药）可通治三焦，防风系风药，可使药力上行而力专上焦，直达病所，助菖蒲、细辛开窍排浊，因而久塞之鼻、耳之窍得以通利而诸证皆除。

2. 手颤案

本县经镇乡大赵庄赵某，男，64 岁。2009 年 3 月 18 日初诊。

素患颈椎病，颈椎变直，4～5 椎间隙变窄，于 20 天前双手持续性粗震颤，一周前晨起震颤加剧，手不可持物，在某医院诊治，医嘱每日 2 片安坦治疗，但患者误听为每次 2 片，日三次，3 天后面部浮肿，自改服每日 1.5 片，刻下仍双手颤动不可持筷，并有口干音哑、困倦乏力等证，察其舌红少津，细小人字纹满布舌面，苔薄白，脉细弦，嘱停服安坦，用大阴旦汤加减：

柴胡 30 克　党参 20 克　黄芩 20 克　生姜（切片）20 克　炙甘草 15 克　白芍 25 克　大枣（掰）12 枚　花粉 15 克　生地 15 克　葛根 15 克　竹叶 10 克　用水 2500 毫升，煮取 1200 毫升，去渣重煎至 600 毫升，分三次温服，日一剂。

3月24日复诊：手颤已止，除微音哑外，诸证消除，改用六味地黄丸药以善后。当年10月随访，病未复发。

按：大阴旦汤即《伤寒论》之小柴胡汤加白芍，为扶阴之方。以五脏辨证，属阴土剂（详说请参拙著《伤寒论阴阳图说》学苑出版社，2009年），可统三阴。此例主证手颤为风证，证见舌质红，细纹满布，乏津口干音哑，脉细，显系阴水不升，水不涵木而风动于上之证，故用原方加入生地以助阴液，葛根升阴气而通络，又加入主"烦热风痉"（《别录》）之竹叶，遵《伤寒论》小柴胡汤口渴者去半夏加花粉之加减法，使阴气得升而浮阳下降，阴阳调和而风痉自止。

3. 高热案

本县一中17岁男生李某，2009年3月22日初诊。

初中毕业班学生，过劳之余复微受风寒又饮冷，当日下午突发阵阵寒战如疟，高烧达41度，并有全身酸痛、无汗、头痛、口干、干呕、腹满等证。因素患胃炎，服抗生素及退烧西药则加剧，故要求用中药治疗。查其肤如火炙，面赤，舌苔薄白，脉弦数，书大阴旦汤加减：

柴胡30克　党参15克　黄芩20克　生姜（切片）20克　炙甘草15克　白芍15克　大枣（掰）12枚　花粉15克　桂枝15克　连翘15克　用水2500毫升煮取1200毫升，去渣重煎至600毫升，分三次温服，夜间服完。

服上方两次即汗出热退，大便水样两次而安睡，次晨病已愈，按时返校学习，证未再发。

按：此例系学习紧张而积有内热，薄受外感风寒之邪兼饮冷，寒热交争而阵作寒热如疟，邪有外出之机而汗不达则身酸痛，胃病之体，饮冷不得下出而腹满，热灼津液而口渴，故用阴旦升阴气以降阳火，加桂以助风寒外出之机，因无汗故加连翘以汗解，外邪得汗解则胃中寒饮无邪扰而易于下出，方中党参与黄芩同用，因劳所生之积火亦可得解，故药未尽剂即汗下而愈，孰谓中药不能治急证？

4. 背热身痛案

本县红桃园村 51 岁妇女王某，1986 年 5 月 3 日初诊。

去年冬，家中多事不遂意而情绪欠佳，经水渐少而绝，自感背部阵阵灼热，并有多汗乏力，关节走窜作痛，干呕，食欲不振，心下痞满，心中悸动烦乱等证，近半月来症状加重，舌质红而苔薄白，脉弦略数无力，予大阴旦汤加减：

柴胡 20 克　党参 15 克　黄芩 15 克　生姜（切片）15 克　炙甘草 10 克　白芍 15 克　大枣（掰）12 枚　半夏 15 克　桂枝 15 克　海桐皮 20 克　用水 2400 毫升煮取 1200 毫升，去渣，文火再煎，取汁 600 毫升，分三次温服，日一剂。

5 月 8 日复诊：服上方后，背热大减，关节窜痛亦少，继用上方 5 剂而愈。

按：此例所用为大阴旦汤加桂枝、海桐皮而成，亦即《伤寒论》之柴胡桂枝汤加海桐皮。大阴旦汤与柴胡桂枝汤仅少桂枝一味（一两半）。大阴旦汤中柴胡用八两，柴胡桂枝汤用四两；大阴旦汤用人参、黄芩、生姜各三两，柴胡桂枝汤各用一两半；大阴旦汤用芍四两，半夏一升，枣十二枚，柴胡桂枝汤用芍一两半，半夏二合半，枣六枚。大阴旦汤比柴胡桂枝汤除少桂枝外，它药几乎（除半夏和芍药）都倍于柴胡桂枝汤。此两方的主治病证宜互参。

妇人年过七七，正值天癸断绝之期，此时冲任之变，易致任督失序，阴阳失调，变生百病。一旦精神拂郁，经脉气血运行不畅，气机升降紊乱，更易发病。此例之背部发热，当是肝郁不宣，浊阴之气不得下行，化热干扰太阳经及督脉而成；阴不降则阳不升，至使清阳之气流行受阻而走窜关节作痛；它如干呕、食少、痞满、悸烦等到证，无非是升降出入之枢中土不利之故（悸、烦可视为心神之病，但心同属火土），治之所取阴旦以扶阴以降浊，阳旦以升清阳之气，升降有序而中土枢转畅利而病除。加用海桐皮者，是笔者在京进修时，见高齐民老师常见用此治更年期综合征甚效，且其善治关节痛，与热证尤宜，故加之。

5. 郁证案

本县前郭固村 57 岁男子夏某，7 年前曾作声带癌切除术。二月前，思虑过度致情绪低落，睡眠不佳，多梦，烦躁、惊悸、喜静、厌世、恶寒，口苦、食欲不振，大便干燥，疲乏无力，舌苔白厚，脉弦数，予大阴旦加减：

柴胡 30 克　党参 15 克　黄芩 15 克　生姜 15 克，切片炙甘草 10 克　半夏 30 克　白芍 15 克　桂枝 15 克　龙骨 30克　牡蛎 30 克　生枣仁 30 克　丹参 30 克　菖蒲 15 克　郁金 15 克　大枣（掰，去核）12 枚　夜交藤 30 克　合欢藤30 克　甘草 10 克　用水 2400 毫升，煮取 800 毫升，昼三夜一服。

10 月 15 日复诊：诸证减轻，精神好转，表情愉快，舌苔白而不厚，大便干而不燥，于上方去丹参加夜交藤 30 克，合欢花 30 克，茯苓 15 克，用水 2400 毫升煮取 800 毫升，分四温服，昼三夜一次。又服 5 剂而停药。

按：此证由思虑过度损伤脾土，至使气机痞塞，升降出入失序，而水火不交，金木隔离，而变病百出。心藏神，心不得肾收藏之气则神气浮越而烦躁、惊悸、失眠、多梦；肾藏志，肾不得心火之阳动之气则志缓而情绪低落、厌世；肝胆火盛不得肺金之清降则上逆而口苦；肺卫之闭郁无肝之宣畅则恶寒；食欲不振乃摄入障碍，大便干燥系排出不利。证虽所涉较广，约系在脾土之痞塞，枢转之不利。

大阴旦汤方中人参、甘草、大枣味甘，可助脾土之用，生姜、半夏味辛可助脾土之体，柴胡、黄芩之苦可助脾土燥湿之气化，因另有芍药之酸，与甘药同用则除阴之逆而益之，与辛药同用则发散而助阳。就药之五味阴阳属性而论，辛属阳，苦属阴，甘非阴非阳。方中属阴之苦味柴胡、黄芩用量大于属阳之辛味生姜、半夏，甘味则各随其宜，故全方应是偏于助阴而称为升阴之剂。至于所加之药，不外养心之血气，镇安心神，交通心肾，祛痰血而开心窍之药，诸药合用则神脏脾土（据《伤寒论阴阳图说》）得调而郁病愈。

6. 半身肿胀案

本县七级镇 38 岁妇女吴某，2010 年 5 月 10 日初诊。

平素左腿憋胀无力，近 10 余天因郁怒至左半身肿胀，按之稍有凹陷，头及背沉重感，亦在左侧，肢体串痛阵作，舌淡红，无苔，脉细弦无力，予大阴旦汤加减：

柴胡 15 克 党参 15 克 黄芩 10 克 生姜 15 克 甘草 10 克 半夏 15 克 茯苓 15 克 白术 15 克 厚朴 15 克 白芥子 15 克 青皮 15 克 香附 15 克 炒杏仁 10 克 防风 15 克 用水 1400 毫升煮取 500 毫升，分两次温服，日一剂。

5 月 16 日复诊：左侧肿胀大减，仍稍有肢体串痛，继用上方 5 剂而愈。

按：人身之气化，左宜升而右宜降，病在左，当责之气之不升。脾主四肢，为营卫之源，素左腿憋胀无力，当为脾气壅塞而气机不升，今因郁怒未发，而脾气之运行更加滞涩，气不行则液不化而为水，故憋胀而稍有按之不起。肢体走窜作痛，是气之不行，湿聚为水不甚，治疗仍当以行气升清为主，而兼用化湿。

大阴旦汤为阴土剂（详说见拙著《伤寒论阴阳图说》），可疏利中土所司升降之机，但芍药酸收阴气，大枣甘缓壅滞，似与此证不宜，故而去之。加入香附、厚朴之行气，杏仁、白芥子以宣通肺卫，茯苓、白术助脾渗化水湿之气。防风为风药，可助人体气液之流通，则气液之结可散，此即风能胜湿之谓。

（七）开脾窍方验案

1. 呛食泡案

本县城内中学男生王某，二年前夏某日下午来诊，云 2 小时前因食硬物不慎咽下过急，突感咽部不适，渐加重，刻下咽部堵塞感，微有疼痛，咽下受阻，查看其咽喉部充血，稍有水肿，取香烟一支，端部插入人指甲一条，点燃并吸烟入咽两口，患生咳嗽连声，忽而吐出血涎一大口，咽部顿感通畅，堵塞感全除，仍有痛感，嘱盐水漱口而愈。

按：此方在我地流传特广，为一般生活小常识，学生阅历不广，咽塞较重而惶惶前来就医。人指甲，药名筋余，《本草纲目》载味甘咸，性平，无毒，主治鼻衄、难产、小便不利、胞衣不下、尿血、目翳、破伤中风、阴阳易等证，《纲目》载附方近 20 首，但未载此物烟熏可破呛食泡，有此开脾窍之功。

2. 婴儿水泄案

1988 年秋，本县固献村赵姓不满周岁男婴，水泄甚剧两日，弯腰哭嚎阵阵，烦渴欲饮，西医输液困难，灌服抗生素已足量而病不减，20 小时内已灌苏打盐水 1000 毫升仍泄、渴不止，转用中药治疗。予白胡椒 21 粒，枯矾、樟丹、五倍子各 3 克，共为细面，醋调敷脐，干则加醋调再敷，同时取车前子 30 克，微炒轧成面，不拘多少掺入食物中徐徐喂之。将药备好已是上午 10 点钟，下午 4 时烦渴已止，中间仅泄下一次，便量已明显减少，未见腹痛号哭，患儿已安然入睡，次日又用上方一次而痊愈。时有同村王姓婴儿亦患水泄与此例略同，见此儿痊愈甚捷，亦要求用此方，用之一次亦立愈。

按：此例所贴脐处名神阙穴，又名脐中，属任脉之穴。任脉为肝、脾、肾三阴脉所会，起于会阴，会于咽喉，担任一身之阴。脐居一身之中，故名脐中。脐为先天之呼吸器官，乃元神出入之道，因系元神出入之处，故亦名神阙。脾之经脉为三阴之长位居中，中者非阴非阳而为神。脐位任脉之中，为元神出入之处，而与脾土皆与神有关，职能有相通相关之处，故笔者有任督属中土之说（理参拙著《伤寒论阴阳图说》）。该穴所主之腹痛肠鸣、水肿膨满、泄痢腹胀等证，莫不为脾家之疾，虽非脾所络之经脉穴位，但与脾相关至要，就其功用而言，称其为脾之窍亦不为过。用药贴敷此处，虽非开脾窍实即开脾窍，使之血气通达和顺，不但可使脾之积滞消散，水液归顺，还可理气和肠，补益脾胃，培元固本，回阳救逆，对此例之大泄脱水而病重者如此捷效，堪称绝妙。

四、肺金门

（一）补肺汤验案

1. 鼻有异味案

本县李寨工厂王某，女，30岁。1999年10月18日初诊。

每年晚秋则鼻有异味数年，发病则伴眩晕、鼻干、口渴、烦热多汗，近因感冒后咽痒，阵阵干咳，鼻中异味加重，时有干呕，半月来多方治疗不见好转。其人体质较弱，少气无力，舌体瘦而色红乏津，苔薄白，脉数而无力，诊为肺虚及肾，用大补肺汤加减：

麦门冬30克　五味子15克　旋覆花15克　生地10克　竹叶10克　甘草10克　泽泻15克　以水2000毫升煎取800毫升，分四次温服，昼三夜一服。

10月21日复诊：上方已服三剂，鼻闻异味减少，头晕、鼻干、口渴已除，余证亦减，上方去泽泻，麦冬减为20克，加天虫10克，荆芥10克，煎服法同上，又用三天，诸证皆除。

按：鼻为肺窍，辨气味为其功用之一。鼻有异味，咎在肺用不足，肺之用在于收降，所收者趋上趋外之气，火性炎上而散惮，有趋上趋外之势，又有灼阴至燥之能，故肺用不足，可至阳热逆上达外，燥气为患。此证发在晚秋，天之气由秋凉将转冬寒之时，此时仍有阳热上逆之头晕，阳热挟液外泄之烦热多汗，及鼻干口渴，咽痒干咳等燥证，其人肺收不足程度之重可知，故用补肺之法以助其用。补肺方中原有细辛，虑其辛散不利于烦热汗出，故去而不用；证有火热，为肾水制火不力之象，故又用助肾用法以潜藏之，使"子能令母实"而肺用得以充实，则辨味之功用复常。

2. 喘咳欲悲案

梁某，女，49岁，本县东柳町村人。1993年12月9日初诊。

感冒咳喘月余不止，咽干舌燥，烦热汗出，气少不足以息，背沉乏力，胸膈支胀时痛，痰少难出，时带血丝，心悸失眠，无故自悲而不可自控，大便2～3天一行，稍干，舌乏津，苔薄白，脉数无力，用大补肺汤变通加减：

麦门冬30克　五味子15克　旋覆花15克　牡丹皮10克　竹叶10克　甘草10克　用水2000毫升煮取800毫升，分四次温服，昼三夜一服。

12月15日复诊：诸证基本解除，时微有干咳，用小补肺汤减量（麦门冬、五味子、旋覆花各10克）去细辛，加甘草10克，再服5剂而痊愈。

按：肺清肃之气不足则逆而壅塞于内，热壅则烦热汗出，津不运则口渴咽燥，气阻则胸膈支满而痛。肺主气而心主血，肺气病可及心血，血被邪扰则破络而出而成瘀血，肺志为悲，用虚则志不宁而反侮心火，而见悲不可控，即所谓"心虚则悲不已"，此为肺虚证涉及心病者，当肺心两补，但原大补肺汤为肺肾两补者，此宜肺心两补，故仍用小补肺汤，因心胸有热故去干姜，加入补心之牡丹皮，竹叶，与小补肺中之旋覆花，正是小补心去化味，合成肺心两补之大补肺汤，此乃原大补方变通而用之者。人之体质各不同，脏气强弱情况不一，患病后脏腑生克乘侮情况亦异，总以正气素虚之脏受病，医者当随其证而治之，不可胶柱鼓瑟。

3. 咳嗽案

本县西河洼村董某，女，64岁。1988年9月17日初诊。

患支气管喘嗽15年，常服强地松、氨茶碱以维持，其证咳嗽吐白稀痰时作，涕清稀而多，咳则遗尿，且小便涩痛，便前少腹急迫，饮冷则腹胀，凉水洗手则四肢肌肉紧张发硬，近月余病人面色变黑，额部尤为明显，大便次数增多，每日溏便4～5次，舌体胖大，质淡苔薄，脉细弱无力，用大补肺汤：

麦门冬15克　五味子15克　旋覆花15克　细辛10克
熟地15克　竹叶10克　炙甘草10克　用水2000毫升，煮取800毫升，分四次温服，昼三夜一服。

10月20日复诊：服上方后病人感觉良好，已守方服之月余，刻下遗尿，少腹迫急，尿痛均除，面色有所好转，咳嗽多发于夜间，仍需兼服西药缓解症状，近数日有鼻涕增多，胸中迫满，大便反干等证，改用救误泻肺汤加减：

炒黑葶苈子15克　大黄10克　生地10克　竹叶10克
炙甘草10克　厚朴15克　枳实10克　用水1500毫升煮取600毫升，分三次温服，日一剂。

10月30日再诊：上方共用10天，诸证基本痊愈，已停用西药，嘱其慎风寒，免过劳，禁辛辣，一年后随访，病情平稳，不需经常服药，可正常参加劳动。

按：此例病程日久，虚中挟实者，喘嗽遗尿，颜面色黑，乃肺病及肾，先用大补肺汤月余，肺用得以充实而病情缓解，继而出现胸中迫满，鼻多涕此两证当是肺实之证，因肺乃空虚之体，被壅塞之气与液所据，则为肺体虚而为实证，故取泻肺之君葶苈子、大黄以治其实，况近年有用葶苈子治疗过敏性鼻炎的报导，再加厚朴之"益气消痰下气"（《别录》）者和枳实之"除胸胁痰癖，逐停水破结实，消胀满"（《别录》）者以助排出宿邪而复其体之空灵，仍用补肾方中三味以补肾用，而十多年之宿疾，得以根治。

4. 湿瘟后遗消渴案

本县油坊村杨某，女，44 岁。1989 年 12 月 8 日初诊。

患者于十余年前患"肠伤寒"（西医诊断，中医或称为"湿瘟"），愈后遗留口渴欲饮，旋饮旋尿旋渴，近月余口渴加重，每日饮水可达 15 市斤之多，近一周来，面赤，口角糜烂，干咳，时吐白色如涕之痰，并有胸闷、心悸、短气、食少等证，化验尿糖、血糖均阴性，其舌质尖红无苔，脉弦数，用大补肺汤加味：

麦门冬 15 克　五味子 15 克　旋覆花 15 克　细辛 10 克
生地 15 克　竹叶 10 克　甘草 10 克　党参 15 克　石膏 15 克
用水 2000 毫升煮取 800 毫升，分四次温服，昼三夜一服。

12 月 12 日复诊：口渴减半他症亦见好转，但服药后有腹疼，口中出凉气之感，继用上方去石膏加干姜 10 克，煎服法同上。

12 月 23 日再诊：未见腹疼口凉，口渴已愈十之八九，仍有心悸，吐唾涎咸味，处方：

麦门冬 15 克　五味子 15 克　旋覆花 15 克　细辛 10 克
党参 30 克　白术 15 克　茯苓 15 克　炙甘草 10 克　煎服法

同上，连服 5 天，诸病痊愈。

按：此例之渴，由瘟热之余气不除，日久损其肺金而收敛之用不足，水液不能化津即下趋为溺，受瘟热余气耗煎而为痰涎，故用小补肺汤之麦冬、五味之酸助肺之清敛，旋覆花之咸下其痰气，细辛之辛助肺散布水饮之气化；加入小补肾汤去化味（地黄、竹叶、炙甘草），强肾坚闭之用而约其小便；证兼胸闷、短气、心悸、食少，又加参之补脾土之主参（心脾同治，详说见《辅行诀研究》学苑出版社，2010年），协清瘟余热之石膏以复阴清热（近贤张锡钝氏曾力主此说），且参、麦、膏、竹叶、甘草同用，与《伤寒论》之伤寒善后剂竹叶石膏汤仅差半夏、粳米二味，与此瘟病后遗口渴证可谓相切；同时方中已寓有孙真人之生脉饮，可气阴两补，有生津止渴之效。

复诊时腹疼口凉，为热去转寒，故去膏加姜。再诊时所用为小补肺汤，与小补脾去干姜加茯苓同用，其义一为培土以生金，二为崇土以制水。其证有吐咸味唾涎，咸为肾之化味，唾为肾液，当是肾水上泛，苓渗利水液本泻肾之主，并为仲景治悸要药，与五味之酸收同用，当又有治咸味肾液上泛之功。

5. 咳嗽咽呛案

本县王陵村吴某，女，89 岁。2009 年 4 月 21 日初诊。

脑干肿瘤术后 5 年，术后仍吞咽肌麻痹，一年余后基本恢复正常，近一年来外感之后咽痒，口中燥渴，干咳，咳则遗尿，饮食不慎则作呛而吐涎，轻度音哑，时有喉中鸡鸣，卧位加重，曾多方治疗，效果欠佳，查其吐出物黏而拉丝，舌体瘦而质红乏津，无苔，脉细数无力，予大补肺汤加味：

麦门冬 30 克　旋覆花 15 克　五味子 15 克　细辛 10 克　生地 15 克　竹叶 10 克　甘草 15 克　射干 10 克　天虫 15 克　用水 2000 毫升煮取 800 毫升，分四次温服，昼三夜一服。

4 月 27 日复诊：诸证减轻，遗尿已止，继用上方 6 日，诸证全除。

按：此例病位在于咽喉，咽属胃，又关于肾，《经》云："肾足少阴之脉……其直者……入肺中……循咽喉，挟舌本……是主肾所生病者……口热舌干……"，喉为肺之窍，故此例与肺肾相关。外感之邪客于咽喉，久而久之，肺失收降之用，津液化生涎痰而不能排出，则干咳，波及气道而喉鸣，气逆于上则咽呛；肺气一虚则水之上源竭而肾水乏，肾水乏则不能上承而口燥渴而舌干，肾水乏则收藏之用不足，因而咳则尿自遗，故用大补肺汤补肺肾之用，启发金水相生之机，而年余之病，两周而愈。加用"主咳逆上气，喉痹咽痛不得消息"（《本经》），且经方治"喉中如水鸡声"喜用之射干。加用天虫者，是取其可治咽喉病，而有一治咽呛（吞咽肌麻痹）之效方中亦用之。

6．干咳咽痛案

本县电力局家属张某，女，80 岁。2010 年 6 月 6 日初诊。

近二年来干咳、咽痛、咽痒不断发作，近数日稍有外感而证又加重，并有胸及左腋下掣痛时作，口干欲饮，夜间加重，咳则遗尿等证，查其咽部充血，有多个滤泡增生，舌质淡红，苔薄白，中心无苔，脉弱无力，予小补肺汤加桔梗、甘草、天虫：

麦门冬 30 克　五味子 15 克　旋覆花 15 克　细辛 6 克
桔梗 10 克　甘草 15 克　天虫 10 克　用水 2000 毫升煮取
600 毫升，分三次温服，日一剂，三日即愈。

按：此证系慢性咽喉炎至咳，年事已高肾气不固而肺胃
阴虚，薄受外感而发。小补肺汤中麦门冬为金中金药，助肺
清肃而滋补肺胃之阴；五味子为金中土药，可培土生金而固
肾，助麦冬止咳敛津而固小便；旋覆花为火中木药，咸可软
久病而至之结气在喉，有肝木疏散之性则可防门冬、五味之
滋而生腻；细辛为木中金药，并入足少阴，木性升发而可启
肾中阴水上承以止燥渴，且与五味同用，一散一收，有助肺
司呼吸之用而成全补肺之事。加入仲景治咽痛咳嗽之桔梗甘
草汤，又加入天虫以搜剔日久所蕴结之风邪，灭多年咽喉肿
痛所成之组织增生，故甚效验。

7．咽喉痛案

本县雪塔 48 岁妇女王某，2005 年 6 月 28 日初诊。

咽喉疼痛不适反复发作数月，口干欲饮，吐涎黏稠难
出，胸膺不适，并有时阴道流出无嗅清水（经妇科检查未见
器质性病变），舌色淡红，苔薄白，脉无力，予小补肺汤
加减：

麦门冬 30 克　五味子 10 克　旋覆花 30 克　细辛 10 克
厚朴 15 克　桔梗 10 克　半夏 15 克　川贝 10 克　用水 2000
毫升煮取 800 毫升，分三次温服，日一剂。

7 月 10 日复诊：诸证好转，阴道出水亦减，上方加天
虫 10 克继服 5 天咽痛诸证及阴道出水皆愈。

按：肺主收降，为水之上源，收降之用不足则火炎上而
水液运行失序。火上炎至其窍而喉痛，波及咽部；水性趋

下，不得下则结为痰涎，痰涎与热相并则胶结难出而胸膺不适；水谷不化津液而有热则口干欲饮。女子胞为奇恒之腑而系于冲任，既主藏精又主排浊，值此天癸将绝之龄，气机本易紊乱，今不得肺金收敛，更不能约束冲任经脉之水液，而从阴道排出。今用小补肺汤助收降水火，火降水行则咽喉痛止，痰涎消除，阴道出水愈。所加厚朴、半夏下气开胸，桔梗、贝母利咽消痰，有助小泻肺下气消痰之力，故加之。

又此例所用小泻肺汤，五味子之用量小而旋覆花与麦冬用量大，其体、用味之比为 3∶4，略低于原方之 2∶1，是因此例之痰较胶顽难出，故加重了监臣旋覆花之咸，但仍不失为泻肺之制。审《辅行诀》原方中之药用量皆有加减之例，随其证而用之即可，不必胶瑟。

8. 节育后消渴案

本县固献乡孙庄 32 岁妇女杨某，2005 年 4 月 25 日初诊。

四年前上节育环之后，出现口渴欲饮，每夜必饮水数次，并见经期延长，每月长达 8—10 天，有血块，并有食欲不振，腰痛，少腹痛，四肢麻，心悸汗出等证。查其舌淡红质暗乏津，苔薄白，脉虚而结，予大补肺汤加减：

麦门冬 15 克　五味子 15 克　旋覆花 15 克　细辛 10 克生地 30 克　甘草 10 克　茯苓 15 克　山药 15 克　泽泻 15克　石膏 15 克　用水 2000 毫升煮取 800 毫升，分四次温服，昼三夜一服。

4 月 28 日复诊：口渴夜饮，食少乏力，少腰腹痛，腰痛肢麻均减，于前方去石膏又服 5 服而愈。

按：胞宫为受孕长胎之所，在五脏属肾，放置节育环则失其受孕长胎之用，而可称之肾虚，其证之经期延长，可视为肾失闭藏之用而至。口渴可视为肾水上承而济心火之用不足所致。腰为肾之府，虚则经气不荣而痛，经气不荣则血之运行无力，冲任之血瘀阻于胞宫，则经血有块，亦致血不归经而加长经期，气血虚而有滞，则肢麻。治之者总以补肾为要。《经》谓："虚则补其母"，补其肾则宜补其肺金，以助生而化之之机。故方取肺肾小补方合成之大补肺汤，加山药以固肾补脾滋肺；证见心悸汗出，故又加茯苓以治之，并用以佐监生地滋腻之弊；方中用泽泻是因经方治"冒眩"喜用之品，且小补肾汤中本来即有此肾之化味药；不用竹叶而用石膏，是此证虽见口渴欲饮上焦有热之证，但其小便自利，故舍竹叶之引热下行而但取石膏清上焦肺金，仍具《辅行诀》大白虎汤收重之意。

或问：该例经期延长并经血有块，方中以何药应之？答曰：此证之经期延长而有血块，当为血燥所致，饮水多而渴不止，本即燥证，《辅行诀》以咸甘除燥，方中旋覆花与甘草同用即有此意，《金匮》旋覆花汤本治妇人半产漏下之证，瘀血而出血者宜之。

又或问：依《辅行诀》补肺方加减例，"苦烦渴者"当去细辛，何此例中仍用细辛？答曰：此证系肾虚之证，虽方取"虚则补其母"，但所用之药并非大补肺汤之原量，而是补肺补肾药量基本匀等，生地用量尤其大，用生地清滋肾阴精之同时，用细辛之辛入足少阴以散之，可使阴液散发于上以止渴，往往可收药半功倍之效。

再或问：此例为上节育环后所致之病，诊为肾用虚而称之肾虚证，用药后证已愈而避孕之作用仍在，仍可称肾虚否？答曰：中医的精髓即是辨证，此例所见口渴诸证消失，而避孕作用仍在，就此不能受孕而言，仍可称之肾虚证。但若有他肾体不足之证，则可称之为肾实证。如因上环所致的损伤性出血、腹痛、淋、带等，皆可见肾实证。总之，证之虚实，全在于一个"辨"字，而不在于致病原因。

9. 顽固咳渴案

本县邵固乡孙庄60岁马姓妇，2010年11月20日初诊。

咳而渴30余年，百治不效，多年前曾请某老中医治疗，连服中药近百日，病仍无起色，因此失去治疗信心。近期因外感病又加重，病苦所迫，乃求试治。

时其证见干咳痰少有泡难出，咽部灼热而痒，痒即咳嗽连连而遗尿，咳剧则唇绀，干呕，口干欲饮，饮后即溺，并有下午胸闷背紧，叉手欲冒心，心下痞满，饥虚，便溏日3至4次，眼睑水肿，过劳则腿肿等证。查其舌质红，苔薄白水滑，脉弦滑有力，遂用小补肺汤去细辛，加桂枝、茯苓、生地、山药治之一周不效，其后又更方数次，用麦味地黄方加减，连续服药共二周，病情虽稍有进退，而几乎如前。至此始觉此证确实棘手，颇有技穷术尽之感。乃反复审察所治过程，认为所改用数法，均不如首次诊断为肺虚证较切。而首诊所用为小补肺汤加减，所加之药有山药、茯苓、生地，已具六味地黄汤之半，可兼治其肾，并有桂枝温化水饮，与茯苓同用能"伐肾邪"，与甘草同用能治"叉手欲冒心"，而此证咽部灼热，痰少难出之热燥则非其所宜。茯苓之淡渗亦与此例之津液竭乏不切。反复衡量诸药利弊之余，裁定用大补肺汤再行试治。

12月8日再诊处方：

麦门冬30克　五味子20克　旋覆花30克　细辛10克

生地15克　竹叶10克　甘草15克　五倍子10克　乌梅20克　牡蛎30克　用水2000毫升煮取800毫升，温分四服，昼三夜一服。

12月14日：咳与口渴皆减，末遗尿，咽部灼热亦减，效不更方。

12月21日：诸证递减近愈，唯稍有饥虚，少气，大便不溏，日二次，上方去牡蛎，甘草改用20克，加山药30克。

12月26日：诸证已除，要求再服数剂以善后，仍书上方，嘱服五日可停药。

按：此证之前期诊治，肺肾兼顾的思路本无大过，只是辨证不够过细，对其主证之咽部灼热、舌质红等热象的重视程度不够，被"叉手欲冒心"和大便溏、次数多阳虚证蒙惑，误认其主证之渴，为阳虚不能化水，蒸腾之力不足所致，故所用之药虽亦有生地补肾清热，却舍善清上焦之热，并导热下行，通利小便的竹叶，而重用温阳化水之桂枝，触犯了"桂枝（原指桂枝汤）下咽，阳盛则毙"的戒律，若无生地、麦冬之凉润，则将铸成大错。所用之茯苓淡渗，可治痰饮水结，此例津液竭乏而不能润泽之渴，亦非此药所宜。

继之所用之麦味地黄汤，主治肺肾阴虚之咳嗽吐痰带血，口干盗汗，并有腰酸膝软，耳鸣眩晕肾阴虚症状，与此证的肺虚燥渴有些接近，故麦冬、五味、地黄、为二方中共有之药。但此挟有外感之余热，是麦味地黄证所没有的；二方之主治虽皆涉肺肾，但麦味地黄证以肾阴虚证为主，此则为肾之腑膀胱不约证为主，而有咳则遗尿，饮水即尿，如热结膀胱之水逆证，二者一病在脏，一病在腑，内外表里有异，不可不察。

之后复用《辅行诀》补肾法而取其大汤，病情始有转机。在大补肺汤中所加五倍子、乌梅、牡蛎三药，就药味而言，五倍子、乌梅皆味酸，牡蛎味咸，此二酸一咸，正是补肺之制，且此三味均具止咳化痰，生津止渴、止泄之功，五倍子、乌梅所治均为咳、痰之久顽者，牡蛎所治之痰，当系坚而燥者，况其性能功用，皆与此例相切，故见效甚速，服二周而病已近愈。因主证皆除，仍有少气、饥虚等中虚之候，故去牡蛎之咸寒，加重甘草，并加入兼补脾肺肾三脏之山药以益土生金，助金生水，使三脏调和，病去不复。善后之法，确应如此。

（二）泻肺汤验案

1. 肺癌喘闷案

本县白伏村张某，女，73岁。1997年11月某日初诊。

自1984年患糖尿病，有"三多一少"症状，1997年2月又罹肺癌，已至晚期，喘不能卧，攻冲胸膺胀闷不得息，阵热汗出，吐涎拉丝不止，心下痞硬，心悸身颤，双侧颈淋巴结肿大，头面肿大，脘腹时痛，不能进食水，处以大泻肺汤原方：

炒黑葶苈子15克　大黄15克　枳实15克　生姜15克甘草15克　黄芩15克　用水1000毫升，煎取400毫升，分两次温服，日一剂。

服此方两天后，喘满、攻冲、汗出、胸闷诸证均大减，继服三剂痛苦得以减轻。

按：癌为人体实质病变，属癥瘕积聚之类，肺癌当为肺体之变，体变日久，蕴酿生毒，凶顽难羁，体损者用必亏，以陶氏体实用虚辨证观论之，当是虚实兼挟者。根据一虚一实先治其实的原则，当先祛其实，即用泻法。泻肺大方，由小泻肺加小泻肾去君药以"实则泻其子"再加入本脏化味药中有制本脏之性者，即土中火药甘草，以增强"无克不化"的机能。而此方中泻肺之君、佐臣葶苈和大黄，正是能治癥瘕积聚，饮食痰结者，可起到驱排污浊秽腐之毒，使之外出的作用。方中枳实既可助葶苈、大黄排泄污浊，又可助肺酸收之用，防之体用过偏生弊，而病情得以缓解。虽病未能治愈，服上药后二周而去世，但对解除症状，减少痛苦，确有一定的作用。

2．痰壅案

本县白小河村杨某，男，56 岁。2006 年 4 月 23 日初诊。

20 天前患脑出血左侧偏瘫，10 天前胃出血一次，刻下痰涎壅盛，喉中稀痰鸣响如锯，咽下呛食水，已鼻饲 6 天，大便已 5 日未行，双足冷，唇干，呼吸时头摆动不安，舌红苔厚腻而黄，脉弦滑有力，予大泻肺汤加减：

炒葶苈子 30 克　大黄 20 克　枳实 20 克　生姜（切片）15 克　甘草 10 克　黄芩 10 克　射干 10 克　天虫 15 克　细辛 6 克　用水 2000 毫升煮取 600 毫升，分三次温服，日一剂。

4 月 26 日复诊：痰涎减少，无喉鸣，足温，昨大便一次，不干，舌苔减退，咽呛好转，继用上方 5 天，症状递减，又服上方半量 5 天，痰涎已除，咽呛好转，鼻饲已撤，病情缓解。

按：中风痰涎壅盛，风痰阻于咽喉，咽不利则呛食水，喉不利则痰鸣，然咽喉近位，祸殃相联，但喉属肺而咽属胃，胃所连之大肠而为肺之腑，胃大肠所系之经皆称燥金之经，故二者密切相关，如此例之大便数日一行，亦是关于肺胃者，唇干是唇属脾胃，痰涎盛而津液不行之故，足冷是痰涎蒙蔽阳不宣畅，总之此例当以泻肺胃之痰为第一要务。方中葶苈子泻肺家之痰，大黄泻胃与大肠之痰热壅滞，为方中之主辅；枳实降胃肠之痰气以助大黄，且为肺金之用味，正是陶氏助肺收之气者，为方中监臣；生姜宣肺卫而协葶苈以泻肺，黄芩助大黄、葶苈以清热，甘草复津液而和诸药，皆为方中使佐；所加射干为仲景治喉鸣常用之品；天虫乃治风痰之药；细辛、生姜与葶苈、大黄同用为陶氏咸辛除滞之法，痰涎之顽者得之可以速去。痰涎壅盛者，恐非此快利攻逐者莫能为。

3. 喘促不得卧案

本县章台镇某村吴某，男，61岁。2010年5月6日初诊。

患者嗜烟酗酒多年，近三年动则呼吸急促，时咳，走路穿衣困难，不可平卧，左侧卧位尤重，多家省市医院均诊为阻塞性肺气肿，治疗无效。其证口干而渴，夜醒后尤甚，并有胸闷，吐涎，大便时干，舌质干燥，苔薄白而腻，脉细数等证，予大补肺汤加减：

麦门冬20克　五味子15克　旋覆花15克　细辛10克
生地10克　竹叶10克　炙甘草15克　党参30克　用水2000毫升煮取800毫升，分四次温服，昼三夜一服。

5月10日复诊：呼吸急促稍缓，但痰涎转多，余证如前，前方加重旋覆花至30克，继服。

5月13日三诊：痰涎不减，呼吸促急而咳甚重，每日晨发生一过性晕厥，卧位时心下胸腹痞满，并有头汗出，口苦，近二日大便未行，改用大泻肺汤加减：

炒葶苈子 30 克　大黄 15 克　枳实 15 克　生姜 10 克甘草 10 克　黄芩 10 克　桂枝 10 克　用水 1000 毫升煮取400 毫升，温分两次服下，日一剂。

5 月 18 日四诊：痰涎明显减少，咳喘大有缓解，近三日未见晕厥，汗出亦减，稍可平卧，大便日二次，不溏，继用此方又 5 天，已可平卧，嘱改为日用上方半量，又 10 日，脉证基本平复，可轻微活动。

按：此例初诊因见口渴、汗出，误认为肺虚证而用补肺法，服后痰涎转多，但喘急稍减，仍用补肺法，而加重旋覆花去其痰涎。此误关键是忽视了胸闷、便干肺实证的症状。

及至三诊时脘腹满闷加重，气机壅塞而痰涎增多，浊阴上冲而晕厥阵发，迫液外出而头汗甚多，实证毕露，始改用泻肺法。用大泻肺汤加桂之主"吐吸"且宣心阳以制在上之阴邪后，肺腑大肠通利而脏气得安，痰涎得降而气亦降，呼吸急促、喘咳、口干诸证亦随之缓解。可见虚实辨证不可不慎，当引以为鉴。

解《伤寒论》者，有"实则阳明，虚则太阴"之说，阳明络于胃、大肠，太阴络于脾、肺，以五行五脏说核之，则胃、大肠证为实，脾、肺证为虚。举一反三，则太阳膀胱、小肠证为实，少阴肾、心证为虚；少阳胆、三焦证为实，厥阴肝、心包证为虚。总之则三阳证为实，三阴证为虚，同时也是腑证为实，藏证为虚。《辅行诀》以五脏为纲，其实也括领着六腑，其中并非不论腑病，而托之于实证之中。如泻肝可治胆病，泻心可治小肠病，泻脾可治胃病，泻肺可治大肠病，泻肾可治膀胱病等。

至于近年对《辅行诀》书名有"五脏"和"脏腑"之争，笔者倾向于应为"五脏"，非是不承认书中有腑证的治法，而是此书是以五行为统，五脏类属五行，而五脏可统六腑。脏腑是一对阴阳，而阴阳为一个统一体中的两个方面，故言五脏，腑即在其中，五脏义广，脏腑义狭，书名当以"五脏"义长。

4．咳嗽案

本县鱼地张某，女，53岁。2010年4日初诊。

患者25年前产后咳嗽后，每遇感冒即发，近三月来咳嗽阵作不愈，自汗，鼻塞鸣响，咽部堵塞感而口干，呕吐时作，吐痰色白时稠时稀，大便日一次，稍干而不硬，曾用多种中西药物而无效，察其舌质淡红，苔稍厚水滑，脉弱，予大泻肺汤加减：

葶苈子15克，炒黑打如泥　大黄12克　枳实15克　生姜15克　甘草15克　黄芩15克　细辛10克　厚朴10克　五味子10克　党参15克　用水2000毫升煮取800毫升，分四次温服，昼三夜一服。

9月15日复诊：服上方后大便泻下3次，之后自止，咳嗽大减，每夜仍有二至三阵。继用上方去党参、五味子，减葶苈子为10克继服。

9月23日再诊：咳止，痰少而稀，口干欲饮，处方：

葶苈子10克，炒黑，捣如泥　大黄10克　枳实10克　甘草15克　细辛10克　天花粉10克　当归15克　山药15克　麦门冬15克　用水1500毫升煮取500毫升，分三次温服，日一剂，又服五天，诸证消除。

按：产后体虚之时，外感犯肺，调治不利，外邪痰饮羁留于内，多年以来，每遇外感，触而即发。肺气被痰饮壅塞，失其空灵，则胸闷咽塞鼻窍不通，痰饮壅塞则津液不得布散而口干，肺气不降则胃气上逆而呕吐。多年宿疾肺病，肺之正气损之尤甚，故又在大泻肺基础上加入助肺化之味细辛，助肺用之味五味子；复加党参"补五脏"而"调中"土（《别录》），使肺得其荫养，厚朴以"温中益气，消痰下气"（《别录》），则邪去正复。

复诊时虽已泻下三次，但已自止，故去党参、五味之收补，痰饮之势已衰，故减葶苈之量。再诊有口干欲饮，为阴津不足，故加花粉、麦冬、山药以滋补阴津。病起于产后，与血之虚相关，当归补血又"主咳逆上气"（《本经》），咳本是气逆之疾，"治气不治血，非其治也"，故加之。

（三）救误泻肺汤验案

1. 消渴案

本县仁里集村王某，男，40 岁。2006 年 12 月 5 日初诊。

患消渴 5 年，口干食少不饥，咳嗽少痰，鼻塞干燥，大便黏滞不爽，便复欲便，饮水不多，胸中满闷，指端麻，舌质暗，尖部红，苔白厚，脉结而无力。今查空腹血糖 13.74 毫摩尔/升，尿糖三个加号，尿蛋白 2 加号，血三脂正常，用救误大泻肺汤加味：

炒黑葶苈子 20 克　大黄 20 克　生地 20 克　竹叶 20 克　炙甘草 20 克　水蛭 10 克　天虫 10 克　用水 1500 毫升煮取 600 毫升，分三次温服，日一剂。

12月12日复诊：大便不干，胸闷除，咳嗽、鼻塞干燥、指麻减，根部舌苔已退，空腹血糖 10.30 毫摩尔/升，尿糖2加号，蛋白（＋），继用上方，日一剂。

12月19日再诊：除仍稍指麻，脉偶有结象外，无其他症状，空腹血糖 7.6 毫摩尔/升，尿糖（＋），尿蛋白（－），继用上方，大黄改用醋炒者，一剂药两日服完。

12月26日四诊：证未反复，指麻亦除，自愿停服中药，仍用西药维持。

按：此例消渴，由于火热湿痰结于大肠，腑病及脏，壅塞肺气不宣，而肾之润泽功用不足，故用葶苈、大黄以通腑安脏，合小补肾之佐、监之臣以调肾水之体用。《辅行诀》葶苈、大黄均被列为咸味，此咸味正是肾之化味，可助肾之气化，即所以润肺之燥而止消渴。

此例所加水蛭、天虫两味，皆为味咸之动物药，其咸可润燥以止渴，动物药灵动可通络以治其指麻。天虫为蚕因风而僵者，蚕食而不饮，其气清化，轻浮而升，当有清润肺燥而止渴之本能，民间有用蚕丝止消渴之单方，故用之。

此例服用中药之时，原常服之西药未停用，量亦未变，但单用西药时，血、尿糖仍居高不下，加服中药后始渐降，足可证中药对此例之治疗作用。

2. 消渴案

本县芦头村赵某，男，66 岁。2009 年 3 月 2 日初诊。

患糖尿病，前列腺肥大多年，无家族史，形体胖大，素畏寒，口鼻干而欲饮，涕中血丝，晨起烦渴重，夜尿多，小便短赤不畅，大便溏日 3～4 次，头晕，臂麻，身痒，常服西药维持，半月前因空腹血糖达 16.80 毫摩尔/升，加量西药连用 15 天，化验血糖仍居高不下，转求中医治疗。见其舌体大而有齿痕，苔白厚腻，脉弱无力，用救误大泻肺汤加味：

葶苈子（炒黑打如泥）20 克　醋炒大黄 15 克　生地 30 克　竹叶 30 克　炙甘草 20 克　炮附子 10 克　肉桂 6 克　水蛭 15 克　用水 1500 毫升煮取 600 毫升，分三次温服，日一剂。

3 月 9 日复诊：臂麻减轻，大便日二次，不溏，身不痒，口渴轻，舌苔变薄，今查空腹血糖 10.18 毫摩尔/升，上方竹叶改用 15 克，继服。

3 月 16 日再诊：诸证复常，今空腹血糖 8.3 毫摩尔/升，仍用上方半量继服一周而停用中药。

按：救误大泻肺汤证，原本治误用火法，热灼津液而燥之证，此例虽亦有口鼻干而烦渴、血涕、小便短赤等火盛血燥之证，但同时又有素畏寒、夜尿频、晨烦渴重，舌有齿痕、脉无力等阳气不足症状，为阳虚之体兼有热燥者，与原方所治并非十分贴切，故仿《金匮》肾气丸之义，于原方基础上加用桂附以助其气（阳）而收效。

此例加入水蛭，是取久病入络，而有肢麻络脉不畅之证，此证之血涕为血燥而至，水蛭咸能润燥，且与甘草同用，符合《辅行诀》"甘咸除燥"之法，先师张大昌先生尝谓"甘咸凝血"，即指此类出血而言，故不必虑其破血之性与病不利。

此例大便次数稍多，是肠中有滞而有自排之机，似与方中葶苈、大黄之泻下之性不宜。葶苈为火中金药，泻肺肠之痰水之结实，本证舌苔之厚腻当为痰饮壅滞之征，合大黄火中土药则寓有子母相生之意，可泻而不伤肺肠，

《金匮》已椒苈黄丸中二者同用，亦末如泻肺汤伍以大枣之甘缓，甚是稳妥。此证虽不如苈黄丸证结实之证重而有寒热之别，亦是痰气结聚肺肠，病气自可挡之，所谓"有故无损亦无损"也。大黄虽号称将军而以快利称著，但笔者临床经验，一般体质用等量之甘草即可制其泻下之性。本方甘草与大黄用量等同，可佐制二药之快利，而服方后肠滞得下而便次减少。

此例病人服中药期间，西药亦未停用，药量亦未变，说明此方与治糖尿病药物可能有协同作用，单用西药时血糖不降，用中药后疗效明显，其作用是比较肯定的。

（四）凝息补肺汤验案

1. 长夏及秋胸胀闷案

本县魏沙寨 55 岁男子李某，2010 年 7 月 25 日初诊。

十多年前，因夏季常夜间露宿（看青）受潮，至阴雨天发作夜间胸部胀满，每因此而被憋醒。之后，每年夏至之后阴雨天即发作，雨后天晴湿热蒸腾则症状更重，至白露节后自愈。自半年前症状加重，胸胀夜发频繁，乃至每夜发作，有痰不多。心电图及胸透未见明显异常。查其体质壮实，舌质红而暗，苔薄白水滑，脉细缓无力。予小凝息补肺汤加减：

牡丹皮 20 克　黄连 40 克　五味子 20 克　韭叶 20 克　李子 8 枚，去核　醋一盅　白扁豆 30 克，炒　用水 1400 毫升，煮取 800 毫升，每服 200 毫升，昼三夜一次。

7 月 30 日复诊：始服此方第二天，正值下雨而夜间病未发作，次日晴天，空气潮湿闷热，夜间仍稍有胸闷，病情已大有好转，嘱于上方加狗肺 50 克，照方再服 10 剂以观疗效。

致 10 月 8 日（寒露节）笔者整理此案时，尚未闻病情复发。拟明年夏至前服方预防，以观察长期疗效。

按：此例因起居不慎，湿热犯及肤表，至肺卫失宣，壅塞胸肺致胸膈胀满而憋闷不安，夜间阴冷，卫气行于内，更不利于宣畅，湿热不得外排，故病发于夜，夏至致白露正值长夏致中秋之季，湿热褥暑之气触发病邪而病发，至中秋之后，暑热湿气收降而凉爽，其病自愈。湿热之病日长年久，卫气不畅而营血滞涩，有热故舌质红暗而脉细，有湿而见苔薄白水滑脉缓，此乃气聚水结病乃营血。血由心主，治肺不治心，则此病难愈，当从心火着手，泻其火而调其营血，则胸肺之疾可安。

此例病人形体虽然壮实，但肺卫之气已损，对湿热抵御失权而发病。中秋之前，金秋之凉燥尚不敌体内湿热之邪，之后则可胜邪而自愈。助肺金之气当为治此证之法，故从肺劳治之。方中丹皮活血除营分之阻，黄连苦寒燥湿清热，五味酸收助肺收降之用，即所谓之"制以所官之主"（详理可参《辅行诀研究》），更取肺之用味酸之果、菜、谷制品、畜肺以助益充养肺之用，肺之虚损得以充养而病可根除。加白扁豆，是因其主"霍乱吐下不止"（《别录》）湿热之疾，其秧茂于暑，子成于晚秋，不但可抗拒湿热，更钟阴凉之气而成荚，有助肺之清肃。用药后虽已见卓效，根除亦当指日可待，然果能如愿否，尚须验证于来年情况。

（五）白虎汤验案

1. 消渴案

张某，男，34 岁，本县城关李庄人，1999 年 9 月 25 日初诊。

患糖尿病多年，并有乙肝、脂肪肝。近月余糖尿加重，明显消瘦加快，体重减少 6 斤，虽多次加重口服降糖西药，仍不能控制，某医生主张加用胰岛素，病人却转我中药试治。其证口渴引饮，烦热汗出，肢体憋胀不适，目赤，舌形瘦乏津，色暗红有紫斑，舌下脉络曲张，苔薄黄，夜醒后口渴尤甚，手足心热，脉细数而涩，此系热盛伤阴化燥之证，用小白虎汤加味：

石膏 30 克　知母 15 克　甘草 10 克　粳米 100 克　党参 15 克　麦门冬 15 克　水蛭 10 克　地骨皮 15 克　用水 2000 毫升煎粳米熟，去米入诸药煎至 1000 毫升，分三次温服，日一剂。

9 月 27 日复诊：上方两剂后口渴即止，今化验尿糖阴性，空腹血糖 7.6 毫摩尔/升，较前也明显下降，舌苔不黄，继用上方以太子参易党参，连服 5 剂诸证缓解。

按：此证乃肺胃热盛日久，灼伤阴津而化燥，而津血同源，必殃及血，血受灼则涸燥而结于脉内为瘀，此瘀亦燥证之一端，必化而活之，否则将使燥者益燥，甚至变证层出，或脉络不通为疼痛、为麻木、为中风、为胸痹，种种危害，不可胜数。故曰消渴日久，勿忘活血。此证之舌色脉络，肢体憋胀，瘀血之害已露端倪，方中加水蛭之活血通络，咸润祛燥之品，正为此设。

2．消渴案

本县工会干部董某，男，50 岁。1981 年 5 月初诊。

患者原体形肥胖，与本县干部朱某并称大胖子，自1972 年患糖尿病，常服西药及消渴丸、玉泉丸等。近数月病情加重，周身乏力，上楼须人扶持，数年之间，体重由原80 公斤减至 45 公斤。素日大便不调，2～9 天大便一次，大便时则连续日数次，先下燥屎若干枚，后则为成形之大便量多，口干喜饮，每日须饮水约 10～15 市斤，舌质红乏津，苔黄不厚，脉大而数，属阳明燥热证，予大白虎汤加减：

石膏 30 克　麦门冬 15 克　炙甘草 15 克　山药 30 克半夏 15 克　生姜 15 克　竹叶 10 克　元参 15 克　太子参 15克　以水 2400 毫升，煮粳米 120 克至米熟，去米入诸药煎至 1200 毫升，每服 400 毫升，分三次水水温服，日一剂。

服此方五剂证已好转，略事加减，共用 30 剂，诸证已除，体质日见恢复，嘱服六味地黄丸及西药降糖以善后。1991 年随访，十年来病情一直平稳，可参加日常工作。随访时，患者将十年前保存在笔记本上的处方示余，极力赞美此方之功效云云。

按：大白虎汤较伤《伤寒论》竹叶石膏汤少人参二两，多生姜二两，麦门冬减为半升。治阳明实热，由肺金清肃之令不行而至者。阳明为燥金之经，手阳明大肠为肺金之腑，此证大便之燥结不行，正是肺失肃降之象；阳明属土，土为长夏之气，其气湿热兼挟，此热为蓄积之热，非是火气之源亢盛；脾土恶湿，湿盛困脾而不运，则津液不得敷布而燥渴喜饮，脾主肌肉，湿困之而不能营运而养之则消瘦，此燥此渴此瘦，非由于营养缺少，而由营养之不运；故其治法，当助肺金收降清肃之气化，助脾散精之功用，使湿热收降，精气布化。方中以石膏收重为君，佐麦冬、粳米酸收助肺之用；炙草、山药、太子参甘味助脾之用，即所谓扶正；生姜、半夏去困脾之湿，元参、竹叶导在上之浮火下行，即所谓祛邪。邪去正复而'上消'得愈。

3. 热厥案

张某，男，8岁，本县方家营村人，1986年8月4日初诊。

患儿于6天前始发烧，在本村治疗，体温波动在38～40.5度之间，三天前入某院治疗，经该院会诊，疑为肠伤寒，治疗效不著，今出院转余治疗。

患儿神昏目闭，呼之有时尚能答应，时而躁动不安，舌质淡，苔薄白，无汗，身大热而肘膝以下凉，近二日未大便，体温39.5度，脉数而无力。证系暑热之邪犯于上焦，有欲陷心包之势，用小白虎汤加味治之，处方：

石膏30克　知母15克　甘草10克　党参15克　金银花15克　连翘15克　麦门冬10克　竹叶6克　用水2000毫升，煮粳米120毫升，米熟去米，入诸药煎至1200毫升，分三次温服，日一剂。

8月5日复诊：夜间四肢厥逆阵作，神情时昏时醒，仍未大便，有汗出，出汗后恶寒，小便短赤，晨进食少许，晨体温37.5度，余如前。证系热减而湿浊未去，加用芳香化浊及淡渗、开窍之品：

石膏20克　知母10克　藿香10克　佩兰10克　滑石15克　郁金10克　菖蒲10克　甘草10克　竹叶6克　粳

米 80 克 煎服法同上。

8 月 7 日三诊：热退、神清、肢温，唯食欲欠佳，予下方两剂而痊愈：

滑石 10 克　甘草 10 克　白蔻 6 克　菖蒲 6 克　藿香 10 克　佩兰 10 克　用水 1000 毫升煮取 300 毫升，分两次温服，日一剂。

按：此证系外感暑邪之病，邪虽入里但仍有表证，里热重而肢凉，所谓热深厥亦深，用小白虎加辛凉解表之金银花、连翘，热减湿恋神昏，与芳香开窍而愈。主药石膏之用量较大，但其水溶度是有限的，必用较多的水煎，《辅行诀》和《伤寒论》中均是用水较多，而且煎取药汁亦多，张锡纯对此也比较重视，用石膏之方，常为"煎汤一大碗，顿服之，"可谓经验之谈。另，余常见积有水垢之锅煮粳米，则积垢除，水垢中多含钙等矿物质，粳米当是能分化溶解之，白虎汤中石膏与粳米同用，当有增强石膏的水溶度，或分解其所含钙质，而使之易于人体吸收的作用。古人在生活中可能也有此经验而运用到医学中。

4．咽痛案

邱县医药公司张某，男，45 岁。2007 年 12 月 24 日初诊。

十余天前感冒发热，经治烧退而咽痛不止，并有干呕汗出，咽喉部灼热，口干欲饮，干咳阵作，小便短赤等证，舌红乏津少苔，脉洪数。予大白虎汤：

石膏 20 克　麦门冬 20 克　炙甘草 15 克　半夏 15 克　生姜（切）15 克　竹叶 15 克　粳米 20 克　用水 2500 毫升煮粳米至熟，去米纳诸药，煎取药汁 1200 毫升，每次温服

400毫升，日一剂。服之三剂而愈。

按：本例由外感余热稽留上焦咽喉部位而致，咽连于胃而喉关于肺，方中石膏收重清降肺胃之火；麦冬"提拽胃家阴精"（语出《本经疏证》）清润以济火耗阴液之燥；炙甘草益气生津而止咳渴，与谷类粳米"益气止烦"（《别录》）同用实能助长阴精之源；半夏、生姜和胃而降呕逆；竹叶以"除烦热风痉喉痹"（《别录》），导余热自小便而出。诸药同用则清热而有出路，滋润而阴液有源，乃祛邪扶正之善方。

5. 舌癌术后舌疹案

馆陶县城内40岁妇女吴某，2001年1月5日初诊。

舌癌术后100天，舌尖部仍有新生点状红疹，触之质硬而痛，上复白膜，并有舌及两腮干、恶风、头痛、厌油、颌下有"湿"的感觉，舌苔薄而微黄，脉虚弦数。予大白虎汤加减：

石膏15克　麦门冬30克　炙甘草10克　半夏15克竹叶10克　党参30克　石斛30克　生地15克　粳米30克　用水2400克，煎前八味，取汁1200毫升，加入粳米再煎取800毫升，分四次温服，昼三夜一服。

1月8日复诊：舌疹痛减，口干等证亦均有所减轻，继用上方加公英30克，升麻6克，又服十剂舌疹全消。

按：舌为心之苗，两颊在口，口腔为胃窍，此例之病位与心、胃相关。癌为恶毒所至，所以称恶，是因其毒再生能力极强，而此能力之不易消除，在于所钟为湿热之邪。温度决定于太阳，为天气，湿度决定于水，为地气，湿度与温度即天地之气，乃万物生存之根本，癌毒亦如之。此例系虽癌灶切除之后，仍当与余毒未清有关。其疹色红属火，质硬属燥，白膜为有湿，故此例之邪可断为热灼伤阴成燥，而湿邪不除。此燥为阴津被劫，乃续生之邪，此湿为湿邪不去，为邪气之渊薮，两者共存于一体，而胶结难解。湿邪不去缘于热之不退，热之不去，缘于湿之留着。湿热之邪犹暑气之当去不去，有待秋金清肃收降之气之至，方可祛除，此燥乃热灼津液所续发，热退而滋其阴即可，故治之者取六神方中之白虎汤加减，以助秋金收降之气。大白虎汤中有生姜，其性热，与证不符，故以生地之补阴填精者代之，又加气阴两补之党参，以对应暑邪易气阴两伤之证，故效果尚属满意。

（六）开肺窍方验案

1. 风热头痛案

1968 年左右初春，余读明代汪昂《本草备要》至莱菔项下，其注文谓："王荆公患偏头痛，捣莱菔汁，仰卧，左痛注右鼻，右痛注左鼻，或两鼻齐注，数十年患，二注而愈。"感到甚是新奇。时值余外感于风至头胀而串痛数天，乃依法试用。将鲜白萝卜汁一滴滴入鼻孔（已记不清是左还是右鼻孔），顿感萝卜辛烈走窜之气味直贯额头，涕泪大出而愈。自此知非但日久之偏头痛用此方有效，一般外感头痛亦可用之。

按：《素问·经脉别论》谓"饮食入于胃，游溢精气，上输于脾，脾气散精，上归于肺，通调水道，下输膀胱，水精四布，五经并行，合于四时五脏阴阳，揆度以为常也。"说明肺有调节水液代谢的作用，对体内水液的输布、运行和排泄有疏通和调节功能。鼻为肺之窍，此窍不通则肺气壅塞而水液不行，水液不行化为浊毒，鼻窍本上通于脑，浊气不降而易上升而为头痛。《本草备要》谓："莱菔味辛甘属土，生食升气，熟食降气，宽中化痰，散瘀消食。"可治"吐血衄血，咳嗽吞酸，利二便，解酒毒，治面毒、豆腐积，生捣治噤口痢，止消渴，涂跌打汤火伤。"可见生莱菔可治肺家有热，水液壅塞化浊之证，其辛窜之气足可散风邪，鼻窍给药其气可升达于脑，则已头痛之功自在事理之中。余以为此方所治当是风热所至清气不升，或有血水壅郁（瘀），有风痰或多涕，或走窜，或胀痛者，不论病之久暂，均可有效。

2. 黄疸案

族嫂刘某，年近花甲而患胰腺癌，重度黄疸，已至晚期，只能对证治疗以尽人事而已。余予白丁香七枚，苦丁香七枚，公丁香七枚，赤小豆七枚，冰片少许，共为细面，分为两包，嘱其分二天吹入鼻中，一日量可分四次或更多次用，酌情隔二日或三日用一天。用药时口中噙凉水一口，每次吹药不宜用药过多。用药当日即从鼻中流出黄水甚多，隔二日后又用一包，黄疸已明显减退，饮食略有增加，精神亦见好转。

按：此吹鼻治疸方有数首，用药大同小异，但均以白丁香（即公雀屎，雀粪之成直条状者为雄雀屎），苦丁香（即甜瓜蒂，甜瓜品种繁多，余习惯用者为九道筋大面瓜，即口感很面，而皮上有白筋者）两味为基本方，单用此两味亦可取效。诸方有加赤小豆、公丁香、冰片、麝香之不同，所加诸药，除麝香未用过之外，余皆曾试用而疗效难分伯仲，临证者可辨证之寒热气血，择药而用疗效将会更佳。

用本方时口中噙凉水，可减少用药易至咽喉肿痛的副作用。同时还要注意吹药时不要用力太大太猛，减少药吹至咽喉部的副作用。有不少人用此方后，会出现轻度寒战发热类似感冒症状，一般数天可自愈。

本方适用于各种传染性肝炎、胆囊炎、胆结石、消化道癌有黄疸症状者。安全、方便、经济，疗效可靠。

3．鼻炎案

本县东柳町 13 岁少女魏某，1999 年 3 月某日来诊，云自两年前冬感冒后遗留鼻炎，遇冷即发，鼻流清涕，头痛，嗅觉减退，嘱用芝麻油适量，炸苍耳子 10 克至苍耳子枯黑，去渣加冰片少许，外用点鼻，日数次。连用二周后，诸证解除，遇冷未发。

按：此例为冬日外感风寒所致，每遇风寒之邪，则肺之液壅塞不通，壅极则外溢其窍而出；肺窍失用而不能辨别气味，其窍上通于脑，浊气贯脑而头痛。方中苍耳子祛其风寒之邪以治病之本，芝麻油芳香开其窍以治其鼻塞，解散其肺液壅塞所生之毒以治其续生之失嗅，鼻窍清利则脑不受其浊气之侵而复其清空，则头痛即止。所用冰片，既可助麻油开窍，又可醒脑止痛，药只三味而方意周全，不啻为佳方。

五、肾水门

（一）补肾汤验案

1. 血淋案

本县干集村孟某，男，56 岁。2003 年 10 月 23 日初诊。

患尿痛而急，次数增多，时有血尿二周，并有尿余沥不断，腰腿酸痛无力，舌尖红，苔黄厚，头昏目胀，白睛赤络，口渴欲饮，夜间尤甚，脉细数而弱等证，予大补肾汤加减：

生地 30 克　竹叶 20 克　炙甘草 20 克　桂枝 10 克　泽泻 15 克　干姜 10 克　大黄 15 克　桑皮 30 克　用水 2000 毫升，煮取 800 毫升，分四次温服，昼三夜一服。

10 月 26 日复诊：尿色转白，稍混浊，仍尿痛，舌质淡红，苔白厚，上方去桑皮、大黄，加土茯苓 15 克，瞿麦 10 克，煎服法同上。

10 月 29 日再诊：诸证解除，仍腰腿乏力，属服六味地黄丸以善后，三月后随访未复发。

按：此例三诊时处方为《辅行诀整订稿》中大补肾方去五味子，加土茯苓、瞿麦，余习惯用土茯苓治尿浊，瞿麦治尿痛，故取之。当时《整订稿》尚未问世，所依据者乃《考释》本，但《考释》本与《整订稿》补肾汤基本相同，仅是甘草一味，前者用生，后者用炙而已。

又初诊时所用之桑白皮，《本经》谓治"五劳六极"，与此肾病溺血者尤宜，用大黄见其白睛络赤，加其以助清火，陶氏谓其味咸，与甘草之甘味同用有润燥凝血之功，故用之。

2. 慢性热淋案

威县南街 38 岁女患者刘某，2000 年 6 月 14 日初诊。

于 18 年前患小便余沥，尿急、痛、赤、浊，时愈时发，经多方治疗仍常复发。近一年多来，发作频繁，稍有劳累或在经期，或外感即加重，此次发作后曾输抗生素一周，仍不见好转，故转用中药治疗。证见小便不利，余沥而痛，色赤而浑浊，烦热气逆，食少无力，汗出心悸，腹部灼热迫急，大便干燥，三日一行，舌质红而乏津，中心无苔，脉细弱而沉，用大补肾汤加减：

生地 15 克　竹叶 15 克　甘草 15 克　桂枝 10 克　泽泻 15 克　干姜 10 克　五味子 10 克　用水 2000 毫升，煎取 800 毫升，每次温服 200 毫升，昼三夜一服。

6 月 19 日复诊：服上方后，诸证递减，今虽值经期，唯稍有不适而已。继用上方加当归 15 克，牡丹皮 10 克，继服 5 剂而愈。嘱服知柏地黄丸以巩固疗效，次年随访，病未复发。

按：急性小便尿急、痛、余沥之湿热淋证，多发于女性，肾虚之体，或失治误治，往往经年累月，缠绵难愈，变证多端，危害无穷。所谓失治者，多是初起证轻而重视程度不够，误治者多为用寒凉药物过多，损伤脾肾之阳，肾水不得温化而寒凝，失去固藏收摄之用，表现为尿失禁，尿急，凝则欠通，表现为尿流不畅而痛，而余沥；或湿热精血内结随尿而出,表现为尿血、尿精、尿浊;肾气化不利则少腹迫急胀满。此证虽系久病生寒,但仍有腹内灼热、烦热汗出、舌红少津,便干等热象,仍属热淋。方中小补肾君臣三味,有清热之功,为治原发病者;姜、桂与甘草同用复阳,陶氏谓之辛甘化苦,有助肾坚闭之用,乃治续发之证者。同时,五味子与甘草同用酸甘化阴,复舌中心无苔之阴竭;泽泻通利与五味子咸酸化辛以助疏利排便,使污浊湿热排而外出。总之,该方有扶正去邪之效,可治久淋兼有寒者。

3. 阳痿早泄案

本县城内孔某,男,33岁。2000年5月29日初诊。

阳痿早泄一年余,有酗酒史,并有腰酸乏力,小便淋沥而时茎中痛,尿精(化验尿中有精子),阴汗,面部阵发轰热,舌质红,苔白厚,脉细弱无力,用大补肾汤加味减:

熟地30克　竹叶20克　炙甘草15克　泽泻15克　桂枝10克　干姜10克　五味子10克　白芍30克　盐知母15克　盐黄柏15克　菟丝子15克　用水1500毫升,煮取600毫升,分三次温服,每次200毫升,空腹服之,日一剂。

6月12日复诊:阴茎可勃起,仍早泄,舌苔变薄,质淡红,小便余沥,余证皆除,用上方去知、柏,加覆盆子15克,煎服法同上。

6月19日再诊:已可正常性生活,用六味地黄丸善后。

按:肾主坚,主闭藏,其用为坚闭,所坚闭者阳气阴精水液,阳不得坚闭则浮越于上而为面部轰热;阳不能充实阴器则痿软不用;阴精不能坚闭则失控外排而为早泄;精水液不能坚闭则尿精,阴汗;腰为肾之腑,肾用不足则腰酸乏力,素酗酒而阳更易上越而为轰热,酒性热留结于下则小便淋涩余沥作痛。

因其病久体虚，又有失精，故以熟地易原方中之生地，但熟地性温，有增热之嫌，故又加芍、知、柏以清热养阴者以佐之，加主"尿有余沥"（《别录》）之菟丝子以止尿余沥。

4. 耳鸣案

本县城内 45 岁妇女夏某，2010 年 8 月 2 日初诊。

双耳隆隆而鸣时作数年，左耳重，遇怒加剧，素畏寒凉，并有心烦，多梦，心悸，便干，视物昏花，左下腹时胀而隆起，小便不畅等证，近十数日口腔内两颊部糜烂数处，舌质嫩红，苔薄白微黄，脉细弦无力，予大补肾汤加减：

生地 30 克　竹叶 15 克　炙甘草 15 克　泽泻 15 克　桂枝 15 克　干姜 10 克　五味子 10 克　山药 30 克　磁石 30 克　用水 2400 毫升，煮取 800 毫升，分四次温服，昼三夜一服。此方连用 5 剂耳鸣、口腔溃疡均愈。

按：此例所用之药，实即小补肾与小补肝合方又加磁石，但用量有所变通。耳为肾窍，轰轰鸣响，当是肾水不足，虚阳上浮其窍，素畏寒，是本即阳气不足，遇怒加重，证亦与肝相关。怒则气逆，而虚阳更易上浮于耳，至辨音之用不灵而作响；肾水不足而火热生，肾火上炎亦加重耳之辨听不力，又可发生口腔溃疡；肾水虚则不涵肝木，肝窍辨物之用因之不力而视物模糊；肝疏泄不畅则少腹气结而便干、小便不利时见隆起；水不济火则心中烦悸，多梦；故用大补肾、肝之药而加磁石以镇浮阳而通耳窍。肝肾同病，则肝肾两补，肝肾同源，亦老生常谈之语，依之组方，效果可观，用药细节，读者细细品味，自然可得其旨趣。

5. 老年咳嗽尿频案

本县田庄村 75 岁老翁田某，2010 年 12 月 7 日初诊。

素患前列腺炎，月余前外感后咳嗽，鼻流清涕如水，时有痰涎吐出，经治不愈，10 余天前小便频数加重，余沥，排出不畅而涩痛，渐致口舌干燥而欲饮，夜间尤甚，查其舌质红而少津，舌面细裂满布，有瘀斑数块，舌下静脉努张，无苔，脉滑数有力，予大补肾汤加减：

生地 30 克　竹叶 15 克　甘草 10 克　桂枝 10 克　生姜 15 克　五味子 10 克　麦门冬 15 克　元参 15 克　用水 2000 毫升，煮取 800 毫升，温分四服，昼三夜一服。

12 月 13 日复诊：诸证递减，燥渴大减，仍清涕出而吐涎，上方去元参，加泽泻 15 克　细辛 10 克，煎服法同上。

12 月 20 日三诊：口干未作，头部微有汗出，少气，尿痛而有余沥，脉虚数无力，用大补肺汤加减：

麦门冬 30 克　五味子 15 克　旋覆花 15 克　细辛 10 克　生地 15 克　竹叶 10 克　甘草 10 克　瞿麦 10 克　当归 30 克　用水 2000 毫升煮取 800 毫升，温分四服，昼夜一服。

10 余天后，其家属告知服上方五剂，咳嗽流涕等即愈而停药。小便痛、频数、余沥等证亦除，近期病情尚无反复。

按：年过古稀，肾气虚惫，闭藏固摄之用减退，其腑所藏之液屡排不禁，则尿频数而余沥不止，新感之邪乘之，气结于内而阻其道而尿涩痛。肾为卫阳运行之始，虚则肺卫失其剽悍而寒邪袭之，肺气不宣而咳嗽，气壅于内则痰涎内生，邪犯其窍则水出如渊。日久寒邪蕴而生热，耗津伤阴，则口干舌燥而欲饮，则舌红而细裂。老年气血运行滞涩而血瘀不散，故舌有青斑舌下脉络努张。

初诊处方为大补肾汤，病为火盛阴虚，失溺不固，故去补肾之化味药泽泻之渗利，代以同属咸味而滋阴降火之元参，又加生津止渴润燥止咳之麦冬以助之；证因外感，故用善解外寒之生姜代趋内温中之干姜，协桂枝以祛风寒；大补肾由小补肾汤加小补肝汤去化味而成，以助肾坚闭和助肝疏散之功，其中闭藏与疏散同用，一开一合，一收一散，一升一降，正可调肺呼吸、出入、排纳之机，肺之咳嗽、吐痰及其窍病鼻渊，皆可因之而愈。肺肾之气机调和，则水气行，津液布，小便利而燥渴止。

大补肾汤证为肾之虚证续发它脏致肝病者，故由肾肝两补方之药组成。此证则素有肾疾，又患新感者。夙疾从内伤，用五脏辨证为世行通法，而外感（或内外兼挟）亦从五脏辨证而论虚补实泻，似为新奇。但只要理解了古代天文学金木易位之理（详说请参拙著《伤寒论阴阳图说》学苑出版社，2010 年），则肝肺同治及陶氏所谓"金木交互"之说，自得其解。《辅行诀》补肝汤从辛散之肝用看其为扶助脏气；温病家从肺主表论辛散之先入，视其为驱除外邪；二者并不矛盾，可以左右逢源。

复诊时阴液来复，燥渴大减，故去元参，仍用可治溺痛之泽泻（《辅行诀》方加减例中有此）；仍有清涕出，故又加性温走窍驱风寒之细辛。

三诊时头部微汗，为肺卫已和，诸证向愈，肺主气，少气当是肺气不足；肺为水之上源，肺金虚则肾之水溺流滞如涸泽之鲋，改用大补肺汤，肺肾两补，益金生水，则水之源流滚滚，汹涌澎湃，势无可阻而小便畅利。

大补肺汤之外，又加瞿麦、当归者，是瞿麦主"小便不通"（《本经》），"养肾气，逐膀胱邪逆"（《别录》），而笔者于尿痛者每喜用之；老年人气血运行迟缓，且久病入络，气逆者血亦逆，此证舌有瘀斑，舌下脉络努张，皆是已病及血，且《本经》又谓其主"咳逆上气"，故用之，所谓"治气不治血，非其治也。"

（二）泻肾汤验案

少腹满胀案

本县香花营胡某，男，39岁。2010年6月13日初诊。

三个月之前，劳累之余发怒后少腹胀满迫急，按压之不适，感呼吸不畅，小便不利，心悸，短气，多太息，干呕，舌质淡红，苔白厚，脉弦，与大泻肾汤加减：

茯苓30克　甘草20克　黄芩20克　大黄10克　枳实10克　生姜（切片）10克　白芍15克　用水1000毫升煮取400毫升，分两次温服，日一剂。

6月20日复诊：服药一剂后大便泻下一次如水状，小便通畅，少腹胀满顿减，刻下呼吸较前顺畅，未干呕，仍时太息，舌苔已退，继用上方去大黄，连服三天而愈。

按：劳累之后，气血不足而易趋下，怒则动肝，肝脉络于少腹，气血随肝脉下冲少腹，肾居下焦，肝经脉气血郁（瘀）则失其疏散，肾气因而固结。肾主二便，气结则二便不调，气结则转而上逆，发为心悸，太息，干呕。服方一剂后，二便通利，污浊排出，肾气之结开，肝气复其疏散而胀满迫急、呼吸不畅、短气、太息等证可除。泻肾方中加用泻肝之主白芍，是因此例因怒至病，泻肝之实，即复肝疏散之用，此亦符合肝肾同源，肾水实则泻肝木之理。

（三）救误泻肾汤验案

1. 惊悸案

本县固献乡陈庄村王某，女，58 岁。2001 年 4 月 15 日初诊。

数月前因惊恐心悸失眠，冷汗出，自觉有气自脐部上冲胃脘、胸、咽，干呕吐唾涎、呃逆频作，便溏日三次，背部凉而有沉重感，饮食减少，查其面色不华，形寒肢冷，舌体大有齿痕，质淡苔薄白水滑，唾涎清稀，触之心下硬满，脉沉弦，诊为阳气虚，阴水冲逆证，用救误大泻肾汤加减：

茯苓 40 克　桂枝 30 克　干生姜各 10 克　甘草 15 克　五味子 10 克　白术 15 克　枳实 15 克　旋覆花 12 克　代赭石 15 克　以水 2000 毫升，煮取 600 毫升，分三次温服，日一剂。此方连用五剂，诸证即除。

按：此方前五味（生、干姜汁作一味）系《辅行诀》救误大泻肾汤，原方中各药用量为各三两，今既有阳虚又有唾涎，故用干姜助桂温阳，生姜助苓去饮。唾涎为肾津，得五味子之酸收则坚闭而不上泛；姜桂味辛，得甘草之甘则化苦助肾主水液之用，亦即所谓辛甘发散为阳，而阳能温化水液之意。证见便溏食少，心下硬满，知其脾气不足，中焦有有形水饮盘踞，《金匮》云："心下坚大如盘，边如旋盘，水饮所作，枳术汤主之"，故加枳术；证涉胸背，有失眠、惊悸、呃逆是病涉上焦心火，故又加旋覆下气降水饮，赭石重镇祛怯降冲，二者在《辅行诀》中一咸一苦，乃助心体用之品，用之有调心之功。纵观此方组成，乃救误大补肾汤与苓桂术甘汤合方，加旋覆花、代赭石而成，治阳虚之人惊恐伤肾，肾水坚闭不利，上冲中上二焦者效果良好。

2. 喘咳心悸案

本县曹楼村52岁男子丁某，2010年12月12日初诊。

素患心供血不足，房性早搏，喘咳多年。素畏寒凉，近三月来因外感风寒，喘咳缠绵不愈，继有情志不畅，暴怒而喘咳加重，痰稠色黄，晨起咳喘痰涎较多，痰涎出后喘咳稍缓，心悸不安，胸闷背沉，食少乏力，干呕，眩晕，头顶部攻冲如心跳，口干不欲饮。查其面色虚浮，四肢欠温，舌体大而有齿痕，苔白稍厚腻，脉微弱而结，用救误大泻肾汤加减：

茯苓50克　甘草（炙黑）15克　桂枝25克　生姜（切）15克　五味子15克　党参30克　百合30克　乌药15克　细辛10克　以水2000毫升煮取600毫升，温分两次，日一剂。

12月17日复诊：喘咳减轻，头部攻冲已止，痰少而仍黄稠，晨起未呕吐痰涎，肢体不凉，舌苔稍退而转黄，脉之微弱略有起色。仍用上方去生姜，细辛减为6克，再加石膏15克　煎服法同上。

上方连服5天，诸证递减，恢复如常。

按：阳虚之体，阴寒内生，水液不化，凝为痰涎，上焦心肺受之，发为胸痹、喘咳而成宿疾。外感风寒，肺先受之，触动宿饮，咳喘绵延，复有情志不畅，郁积为火，暴怒动肝，挟郁火而上，反侮肺金乃见喘咳加重；心为火脏，水为之克，心主血脉，血贵流通，遇寒则凝，阴水痰涎客之则血凝脉结，发为胸痹。肝挟五志之火，并于血脉冲而炎上，达于诸阳之会，故证见攻冲巅顶如心跳及眩晕；痰在膈上，故胸闷背沉，心悸不安；痰涎因情志、风寒之郁火灼炼，则黏稠色黄；脾为中土，主健运，主四肢，脾为痰湿所困，故食少乏力、干呕、肢凉、渴不欲饮；面色虚浮、舌体大而有齿痕，苔厚腻，脉微皆为阳虚不能化水之象，　脉结为痰血阻于脉道。

救误泻肾汤中以苓、草味甘泻肾之君臣以伐肾邪，并补脾土助其渗湿之用，即强化水土之合德；桂、姜味辛补肝之君臣以助肝疏散温化之用，证兼外感，原方中之干姜势趋于里，故以善走表散饮之生姜代之；桂苓同用温寒水而渗散，为"伐肾邪"常用之对药，桂散风寒并可平肝之逆，即调营血而降冲气，《本经》谓牡桂"主上气咳逆结气"，菌桂"为诸药先骋通使"，于此证之心肺同病，夙疾新感交加，虚实相杂，寒热错综者尤其适用。方中五味子味酸，为肝之体味，肺之用味，心之化味。可敛津液以监桂姜之辛散伤阴之弊；可助肺收降纳气以止咳喘；可助心之气化，以充心火惮散显明过用所损所耗之精。

初诊方系大救误泻肾汤加党参"补五脏"（《本经》），助脾用即是助心（据《辅行诀》意），而佐以乌药行气以防因补生滞；又加百合之主"邪气"、"心痛"、"补中益气"（俱见《本经》），并能开郁养肺者，而佐以"主咳逆"（《本经》）、"温中下气，破痰利水道，开胸中"（《别录》）之细辛，以助其理肺去涎。总之此四药同用，有补益心肺，行气开痰之功，有利于此病之治疗。

再诊时，痰减呕止，已无外感之邪，且痰稠色黄，有转热之象，故去生姜，减细辛之温热，加石膏之甘凉，而石膏之凉收，与桂枝温散同用，一张一弛，与心之收血排血有助，先师张大昌先生，甚是推崇此药对调心之功，并举仲景木防己汤中两药同用为证，笔者亦常尊而用之，得益良多。

（四）固元补肾汤验案

1. 老年尿失禁健忘案

威县东关张某，女，74 岁。2010 年 5 月 10 日初诊。

尿急不禁，便复欲便 5 年，去年 11 月 23 日发生小便失禁加重，半小时一次，并有"迷糊、健忘、不识人"等症状，在某医院诊断为脑软化、脑萎缩，输液二周后情志好转而停药，二月后病情复发，又照前治疗四周，又恢复如前，但二月后又复发如初，今已又用一周，证有缓解，而小便失禁如故，并有乏力、嗜睡、腰酸等证，遂转来我处诊治。见神疲懒动，舌有齿痕，有瘀斑，苔薄白，脉数而弱，拟用大固元补肾汤加桃仁：

党参 40 克　炮附子 10 克　竹叶 20 克　薤白 20 克　杏仁 10 克　桃仁 10 克　羊肾一具，切　用水 1000 毫升，加米醋 200 毫升，煎取 800 毫升，分四次温服，昼三夜一服。

5 月 12 日复诊：服药二剂时小便失禁好转，但因药酸味太浓而服下困难，嘱减醋用量为 100 毫升，今小便已如常，精神振奋，食欲增加，想做家务，桃仁改用 15 克，继服。

5 月 25 日再诊：夜间或不尿，或仅一次，昼日 3～4 小时一次，健忘已除，一切正常，停药。

按：肾司二便，主骨，生髓，而脑为髓之海位于头，

《素问·脉要精微论》称脑为神明之府，故小便不禁与健忘均与肾相关。年过七旬之人，肾之水精衰惫，小便失司而不能自禁，生髓功减则髓海欠充，精髓难以奉化神明，故多健忘。此神明，为心所主，心为神明之府，故健忘亦与心有关。

《灵枢·本神》谓："所以任物者谓之心，心有所忆谓之意，意之所存谓之志"。可见心的作用是认识、承受万物，对万物情况的记忆即意念，意念的持续存在就是志。而志为肾所主。可见肾与脑的关系，也是肾与心关系的体现。

方中参、附分别为补泻脾土之君臣，二者同以调脾土，虚劳五补汤中，相应此两味药者，均是泻君用量大于补君一倍，以体现以泻为主之意。惟此补肾方中补君用量大于泻君三倍（依陶氏《神农本草经集注》所载，附子以半两准一枚计），与它虚劳补方不同。究其原因，除可能是附子有毒不宜大量或有传抄之误外，还有另外的原因可寻，即补脾之君味甘，正是肾之体味，肾以水（精）为体，而水（精）正是脾运化水湿（布散精微）所用，故补脾用即是泻肾水，有体虚证者（如此例之老年水精衰惫）可补助脾之用，使水精布散于肾而愈其肾用之不足，其实这亦即水土合德之谓。鉴于这种思考，将能"补五脏，安精神……开心益智"（《本经》），又能令"令人不忘"（《别录》）之参加重用量。

固元补肾汤中原方中无桃仁，因此证有健忘证，桃仁善治之，且桃为肺果，当有助肺金以生肾水之功，故加之。

桃仁治健忘，为师传心法，师引《伤寒论·237条》云："阳明病，其人喜忘者，必有瘀血，所以然者，本有久瘀血，故令喜忘。屎虽硬大便反易，其色必黑者，宜抵当汤下之。"该条为阳明腑实证之有瘀血者，所用抵当汤中有桃仁，凡果仁均富含生机，桃为肺果，益肺制肝，肝藏血，病则易瘀，得桃仁之生新者之制化，则瘀血除而健忘愈。笔者认为，中土为金与木、水与火两对阴阳的分界点，既不属阴又不属阳，可谓之神，神志之病不但可从心而论，亦与中土有关。《伤寒论》阳明瘀血证喜忘，可从土为神而论，不必牵强从心而说。陶氏和仲景都有火土同治的理念，《伤寒论》此条之喜忘，本阳明瘀血证，从土论其病更为方便。

2. 少年遗尿案

威县城内 11 岁少女刘某，2009 年 2 月 28 日初诊。

自幼尿床，素畏寒，手足不温，时有小便余沥，予固元补肾汤并外治法：

①内服：

党参 15 克　附子 10 克　薤白 15 克　竹叶 10 克　炒杏仁 6 克　萸肉 10 克　益智仁 10 克　用水 1200 毫升煮取 600 毫升，分三次温服，日一剂。

②外用：

炒小茴香 15 克　菟丝子 15 克　硫黄 10 克，共为面，夜间用醋调敷脐部，日换药一次。

上内服外敷药共用 10 天而病愈。

按：此例患者年少而肾气不充，其遗尿与上小便失禁案，虽有老幼之别，其病机为肾气不充略同。但此例有先天元阳不足之手足不温，及肾气虚寒不固之尿有余沥，故加萸肉、益智仁以涩精固气而缩小便；又外敷脐药以温下助阳之小茴、硫磺，及主"溺有余沥"（《别录》）之菟丝子，内外兼治，功效更捷。

（五）玄武汤验案

1. 消渴案

本县赵七里村 61 岁女患者陈某，1907 年 2 月 5 日初诊。

自中年时即患糖尿病，无家族史，常服西药维持，空腹血糖可控制在 7.3 毫摩尔/升左右，近年来病情加重，昨验空腹血糖 13.35 毫摩尔/升，尿糖 4 个加号，因前此曾屡加药物用量效不著而停服西药已四天。其症夜间饮多尿多明显，腰腹以下常年发凉，小便不畅而尿流甚细，大便时溏，并有短气、失眠多梦、口眼干燥灼热感，近三天来又增臂痛、吐白而微黄稠痰等，查其体质无明显消瘦，舌体大而色淡白，苔白厚而燥，脉沉细而微弱，予大玄武汤加减：

茯苓 30 克　炮附子 15 克　白术 15 克　白芍 15 克　干姜 10 克　党参 15 克　炙甘草 10 克　五味子 10 克　知母 15 克　石膏 15 克　用水 2000 毫升煮取 800 毫升，分四次温服，昼三夜一服。

2 月 10 日复诊：自服中药后，仍未用西药。今晨空腹血糖 7.1 毫摩托尔/升，尿糖（一），臂痛止，夜尿口渴减少，腰腹转温，下肢仍有凉感，小便仍欠畅，口眼灼热、吐痰等证均减，上方石膏、知母均改用 10 克，煎服法同上。

2 月 15 日再诊：尿糖（一），未验血糖，除少气、乏力外，余无所苦，改用金匮肾气丸常服。

按：该例消渴证是肾阳虚不能蒸化水饮所至，却又兼有口眼灼热、痰色黄等上焦热象者。玄武汤在《辅行诀》中被称之为温渗之剂，所谓温是方中有附、姜之助阳热，所谓渗是方中有苓、术之利水湿，温阳可化水，淡渗可通阳，二者相助为理，实亦扶正祛邪两个方面，加白芍之酸收敛阴，使温阳而不腾越，渗湿而不伤阴，谓之小玄武汤。大玄武汤为小玄武汤加补脾之君、佐臣参、草，是治病已涉脾，如大便鸭溏，日十数行者。但此例兼有上焦热象，故又加知母、石膏清肺火，五味子益气敛阴，病虽寒热兼挟，上下分途，而随其证而治之亦可收效甚捷

（六）开肾窍方验案

1. 白睛云翳案

1968 年春，本村同族幼女年 6 岁，患麻疹后遗左目白睛云翳（西医诊断为结膜溃疡），势将贯瞳，用石决明，煅，加冰片少许，研极细面吹入左耳中少许，傍晚用药一次，次晨翳退无余。

按：此原方所用为珍珠，因当时珍珠缺货，故代之以与其性近之石决明。若用珍珠，可将珠置豆腐中煮半小时，或置通草内烧，始易研为细面。《本经集注》此两药均列为治目肤翳药，云珍珠"主肤翳障膜"，石决明主"目障翳痛青盲"。此两药得冰片之辛散，可疏麻疹余毒之热，使之不伤于目，从耳窍给药，则因其与肝窍目近位相通，而药气可以速达病所，并可免除直接点眼刺激泪下，而药被冲出，药效发挥短暂之弊，用于小儿尤宜。

2. 气闭耳聋案

本县乔庄村焦某，男，45 岁。1983 年 4 月 6 日初诊。

十余天前感冒初愈，暴怒之余双耳听力减退，并有头晕蒙胀痛，视物不清，舌质红，苔白脉弦等证，先予小柴胡汤加川芎、菊花、草决明、菖蒲3剂，头目之证基本解除，仍听力欠佳，予细辛为细面，绵裹塞耳中，两耳交替用药，每次8个小时，3天后听力如常。

按：感冒之后暴怒，肝胆之火挟外感余热上冲于耳，耳为肾窍，火热居之则肾气闭塞，失其聪灵之能而听力减退。谚云：气聋气傻、气疯气哑。因怒至聋者不足为奇。因怒则肝胆经气上逆，血之与气并走于上，而肝肾同源相关，胆之经脉又上循于耳，气血闭塞其间，本易患病，况此例又挟外感之余热，更易至肾窍津血壅阻，气机闭塞而为失听。细辛乃足少阴肾经之药，又直接给药在其窍，其辛烈走窜之性可开其气以行其津血，辛而能散可疏散其热，肾窍开则耳复聪而愈。孙真人《千金要方》中已有用细辛塞耳治耳聋之方，可知此方之使用源远流长。

3. 中风呛食案

本县前葛寨古稀老翁王某，1979年7月22日初诊。

患者青壮年时嗜酒无度，近十余年来渐感头晕招摇，时有肢体麻木，于四小时前，发生吞咽作呛，咽下困难，左侧肢体轻度不遂，口眼歪斜。查其形体瘦弱，痰声漉漉，肢凉，舌质淡体大有齿痕，苔薄白而腻，脉微弱。病人性格暴躁倔强，自以为所患为不治之症，坚决拒绝治疗，更不住院。病人亲属苦苦劝解之后，勉强接受在家外用贴敷药以试治。予：

天南星10克　半夏30克　月石10克　川乌10克　草乌10克　白芷10克　麝香一分，共为细面，分两次姜汁调敷双侧涌泉穴，每日换药一次。

7月24日复诊：用药当晚，病人即有肢体温热舒适感，喉鸣减轻，昨肢体活动及口眼歪斜亦减，病人现已同意口服中药治疗，再拟外用药：

生桃仁15克　木鳖子仁15克　天南星15克　天虫10克　川乌10克　草乌10克　麝香一分，共为细面　葱白一棵　蜂蜜30克　共捣如泥，将药面掺入为膏，分六天贴敷双涌泉穴。

处汤剂方为：

半夏30克　茯苓20克　金礞石15克　胆南星10克　天虫15克　生姜15克　桂枝10克　桃仁20克　丹皮10克　川芎10克　醋炒大黄10克　炒葶苈子15克　地龙15克　夏枯草20克　龙胆草15克　用水2400毫升煮取800毫升，分四次温服，昼三夜一服。

7月27日三诊：已可咽下馒头之类食品，但仍常用水冲下，喉中痰鸣已除，肢体活动基本正常，嘱继如法用前外敷、内服药。

8月1日四诊：饮食偶有呛时，余无它苦，继用外敷药5天，并服杞菊地黄丸以善后。

按：此例中风以食呛为主证，以外敷中药于涌泉穴为主要治法，取得了良好的效果。涌泉为足少阴肾经脉之井穴，即该经脉之气所出之处，它与劳宫穴，同为人体与外界交流最为敏感之处，因此在此处敷药，可以启动其经气的作用，容易发生药效，在此处敷开窍、祛痰、祛风之品，虽非开其窍（耳）亦有与开其窍相同的作用。而且此例之病位在咽，其由则因于脑（此依西医理而论），肾主髓，脑为髓海，故治肾则可治脑；肾之经脉又循喉咙，挟舌本，是主所生病者有"咽肿，嗌干痛，"可见治其经可已咽病。

涌泉乃井穴，属水，肾主水液，为热病和急救常用穴，可使足少阴经脉之气得以启动，则水液代谢复常而痰涎不生，故用去痰药一贴喉鸣即减，药中"主中风恶风"之乌头（本经）亦立显其功；复诊时贴药又加活血祛风之品，而疗效益彰。至于内服之方，不外祛风活血，开痰通络之药，因有酗酒史，且性情暴躁，肝胆多有郁火，故加诸泻火之品。方中诸药之性，不烦一一细析，读者诸君，仔细品味，自有见解。

下　篇

《辅行诀》方药践行录

一、《辅行诀》研究余论

（一）略论经方药味配伍十法

1. 药味配伍分类

《辅行诀》汤液经法用药图表，是陶弘景总结经方按味用药理论的制高点，它是阴阳五行合流学说在方药学中的具体运用，依五行生克制化关系，体现药物五味属性之间的离合作用，作为经方按味组方的基础，为研究经方组方规律，促进方药学的发展，提供了宝贵的资料。

根据《内经》脏气法时的理念，陶氏继承了《内经》五脏五味分属五行的内容，在五脏对五味的苦欲的基础上，创造性的推出各有体、用、化的概念，用来规范各脏的辨证配伍用药，及其与它脏相关药味相配伍的作用。

各脏的用味，具有与所属五行相应季节特点类同的作用，如肝之用味为辛，与春季相应，春之气宣发，而辛者能散，即有宣发作用；心之用味为咸，与夏季相应，夏之气万物繁茂，枝叶柔软，而咸者能至津液生，即有软坚的作用；脾之用味为甘，与长夏相应，长夏之气为暑，乃湿热之极，万物亦盛大之极，而甘者能缓，而物形弛缓者容纳量大，即甘有缓的作用；肺之用味为酸，与秋季相应，秋之气万物生机内收结实，而酸者能收，有收敛作用；肾之用味为苦，与冬之气相应，冬之气坚闭内藏，而苦有坚闭的作用。

各脏的体味，皆为克制本脏之脏的用味，是本脏气化作用之本源，相克的矛盾，是本脏气运行变化的动力，即所谓"无克不化"的道理。体和用共存在于一脏，又刻不相离，无体则用无所出。肝无酸收则辛散无以施；心无苦坚则咸软失用；脾无辛之疏散，则甘之静谦能容之缓即废；肺无咸软则酸收无由；肾无甘缓则苦坚难成。

药物配伍最基本的形式是两种药物同用，以药味配伍作用而言则是两种不同味属的药物同用。以陶氏按味取药的理论，除去相同味属的两种药同用有协同作用之外，其不同味属的配伍分为两类。

一类是本脏的体味和用味同用，它们同时使用，产生合化现象，合化作用的结果是产生新的'味'，此新味既不是原体味，也不同于原用味，是本脏体用味合化而生的'子系之味'，在《辅行诀》用药图表中，称之为"化味"，在图表格外标示之。如肝之体味为酸，用味为辛，化味为甘。此甘味不属本脏即时之前所有，而是即时之后的味属，它是即时之后脾之用味，同时也是即时之后肾的体味，体现了味与时俱进的变化。由于五味的功用，与五脏的性情苦欲相通，故从体用合化着手组方用药，实际上是从五脏功用着手，对五脏有扶养调护正气的作用，因此也可以说是从养生角度而论治疗，可称之为合化养生法，有酸甘扶肝、苦咸扶心、咸辛甘扶脾、咸酸扶肺、甘苦扶肾共五法。此五法为《辅行诀》五脏补泻方的处方主要根据，拙著《辅行诀讲疏》（学苑出版社，2010年）论述较详，此处仅举肝为例，余脏可类推。

另一类则是本脏用味与子脏体味同用，并不产生合化作用，各药味的功用不变而并行，可解除本脏克制之脏所产生的病证。如肝之用味辛，与子脏心之体味苦同用，辛和苦的功用不变，并列而行，是并行关系，仍是辛能散、苦能坚。其同用的功能，为解除肝所克制之脏脾的病证痞，可称之为并行除病法。

《辅行诀》用药图表中，在五角处之外以除某病标示之。如肝之用味辛与心之体味苦同用，在肝心之交角外，标有"除痞"二字，而此痞病，则是肝木克制之脏，同时也是心火之子脏脾之病。脾居中，为人体气机升降出入之枢纽，病则上下出入之机失常不能交泰而为痞，辛味可散而宣发，助气机之达外上升，苦味可坚藏下达，助气机之趋内趋下，辛苦同用则脾升降出入之机正常交泰而痞塞即除。

心脾交角外所标为除滞，所谓滞，不外气血津液之运行不畅而有所阻滞，即肺之敷布有所障碍，气血代谢不利之病。肺主气，气为血之帅，气行则血行，气血行则津液布，故滞病乃肺之病。心之用味咸能软，则气血津液之滞留坚闭者可除，脾之体味辛可宣散以畅其运行，故咸辛可除滞证。

脾肺交角之外所标为除燥，燥为水气不足，而肾主水，病则水气乏而燥，即所谓肾苦燥。脾土之用味甘能缓，缓则驰而能容纳水液，水液足则可制止火灼耗津生燥，以成水土合德；肺金之体味咸，可致津液生，津液生则润，润可已燥，故甘咸可除燥证。

肺肾交角之外所标藏经洞本《辅行诀》残缺，先师张大昌先生曾先后补为"益阴"、"除挛"、"除痉"、"除逆"。痉病为风木之属，位在肝，风性急，脾之用味甘能缓而制之；风性无所不入，动而不羁，肺之用味酸能收而止之，故甘酸除痉。笔者认为，此残缺处亦可认为是"除逆"，逆为不顺从，方向相反，有所抵触。酸收其逆势则顺，甘缓其逆势则有益于顺从，以此释酸甘同用之功用亦通。

肾肝交角之外所标为除烦，烦为神志不宁之状，心主藏神，属火，烦由心火自扰其神，心火自焚由于火不潜藏。肾之用味苦可坚闭下藏心火；肝体味酸可收敛其神，火潜神收则烦自止，故苦酸可以除烦。

2. 合化养生五法与临床

（1）酸辛化甘法

为养肝益脾之法，小补肝汤、小泻肝汤、小阳旦汤为其代表方。

①小补肝汤：补肝之主药桂枝，加入肝之体味酸之五味子，及肝之用味干姜以调平肝木之虚，可化生出新味甘，即子系脾土用味，肾水之体味。再加入此化味（甘）之山药，加强防肝病传脾之功，亦有助于肾水之体而强化母脏，有利于补肝。

②小泻肝汤：泻肝之主药白芍，加入肝之体味枳实，及肝之用味生姜以调平肝木之实。此两酸一辛同用于肝实证，可化生甘味，此甘味即脾土用味及肾之体味，可补益脾土防病传入，亦具助水生木，恢复肝实证对本脏气之损伤。

③小阳旦汤中，泻肝之主芍药与补肝之主桂枝同用，芍药通营阴，桂枝宣卫阳，可宣通营卫而理肝。加入肝之化味，即脾土用味及肾之体味（甘）之甘草、大枣两种，及脾土体味（辛）生姜一种，所加之药乃补脾之制，则可补益脾土，为众方之祖。

上述三方的临床运用，可参考本书相应案例。

④五味子与干姜同用，可温肺止咳，经方四逆散、小柴胡汤、真武汤加减例，咳者所加药中均有此二药。小青龙汤、厚朴麻黄汤，苓桂五味姜辛中均有此二味药同用。诸方

一 《辅行诀》研究余论

证之咳，皆为痰水寒饮踞肺，两药性温可祛其寒，所化生之甘，可为脾土之用，土之用可渗湿布津，用强则水气四布而痰饮运而化气；甘又为肾水之体，肾水之体强则水气藏而不泛为痰饮，其咳即止。

⑤五味子与细辛同用，可治喘咳，小青龙汤中此二味同用，五味子酸收能合，细辛味辛能开，一开一合，正切肺吐纳之机。而此开合之机的综合作用，是肺体用和谐状态，这种和谐以味称之，可曰为甘，肺之吐纳正常则痰涎易出，喘咳因此可止。

⑥枳实与生姜同用：可下气去痰，橘皮枳实生姜汤、桂枝枳实生姜汤、厚朴七物汤、大柴胡汤中均有此二药同用。

⑦麦门冬与半夏同用：可治咳呕气逆咽痛，润燥止渴，竹叶石膏汤、麦门冬汤、温经汤中均此二药同用。

⑧醋与白胡椒同用：醋泡白胡椒，晒干，再泡，反复泡晒七次，每服七粒，为面，米汤送下，善治肝气犯胃，及胃脘寒痛。此肝体用之味合用，化生甘味，甘本脾用味，脾之功用强，则脏腑之气化通利而脘痛止。

⑨醋泡大蒜：冬至后取大蒜泡于醋中，蒜变为绿色，称之翡翠蒜，辛味变甜，泡蒜之醋亦变甜；夏至后用醋泡蒜，则蒜变为红色，谓之琥珀蒜，而醋、蒜之味亦变甜。蒜之色有绿、红之不同，是所钟季节之气不同，春木色绿，夏火色红之故；醋、蒜味皆变甜，为酸辛化甘之征象。

（2）苦咸化酸法

为养心益肺之法，以小补心汤、小泻心汤、白术泽泻汤、小承气汤、大承气汤为代表方剂。

①小补心汤：补心之主药牡丹皮，加入心用味咸之旋覆花，及心体味苦之竹叶，以调平心火之虚，即化生出新味

酸，即子系肺之用味，肝木之体味。再加入此心之化味（酸）之黄肉，加强防心病传肺之功，亦有助于肝木之体，而强化母脏，有利于补益心火。

②小泻心汤：泻心之主药黄连，加入心之用味咸之大黄，及心体味之黄芩，以调平心火之实，即化生出新味酸，即子系肺之用味及肝之体味。有补益肺金防心病传入之功，亦有助于木之生火，恢复心实证对脏气的损伤。

③白术泽泻汤：由心体味苦之白术和心用味咸之泽泻组成，二者同用可化生出肺之体味，即心化味酸，有防心病传肺的作用。

④小承气汤与大承气汤：小承气汤由大黄四两，酒洗，厚朴二两，炙，去皮，枳实三枚，大者，炙，上三味以水四升，煮取一升二合，去滓，分温二服。初服汤当更衣，不尔，尽饮之。若更衣者，勿服之。治阳明腑实，腹大满痛，按之硬者。此方在《金匮》名厚朴大黄汤，厚朴改用一尺，大黄改用六两，枳实改用四枚，用水五升煮取二升，分温再服。主治支饮胸满者。

大承气汤系在小承气汤中加芒硝三合，枳实改用五枚，厚朴用半斤，主治胃家实甚，有谵语、腹满而喘、大便硬结、手足有汗证者。

小承气方中咸味之大黄，用量大于苦味之厚朴，又有心化味酸之枳实，已具补心之格，故可谓其系补心类方。而大承气中咸味药增加了芒硝三合（约60毫升），较苦味厚朴半斤用量仍然大，故仍当属补心类。

此治胃家实之承气类，今以补心方论似乎令人费解，但进一步深思之。胃家实证的特点为痞、满、燥、实、坚，而心之欲为软，虚则欲软不达，若不用咸以济之，其坚何从而软？其燥何以得润？肠胃中坚实之结何以能下？燥、坚、实邪不去，其痞、其满如何除之？补心法是此咸味与苦味合化，合化后的功用虽不完全仍是咸味的功用，但必仍会具备这种气质。苦咸合化可调平心火的气化，以荫养其子脏（火生土），使其子脏脾土气化增强以祛其邪。笔者认为，仲景、弘景观点的不一，所谓观点的不一，是指仲景从病邪处着眼，弘景是从脏气处说法；仲景祛邪不忘扶正，弘景养生意存除病。二者似有不同，实则异途同归。《伤寒卒病论》与《辅行诀》同源于《汤液经法》，而理解与说法有所异同，若二者合看，自可左右逢源，心无蒂芥。

上述前三方的临床应用，可参本书相关案例。

⑤当归芍药散中白术与泽泻同用，治孕妇腹痛，由于血不足而水侵之者。方中用术四两，而泽泻为半斤，倍于白术，与补心咸二苦一之比同，故当以补心论之。方中所用术味苦为水中土药，乃水土合德之物，可使水渗入于土而运行之，泽泻味咸而为火中水，乃肾水之化味，可助肾司水液之气化，两味同用化生新的化味酸，可使水从其上源肺收降而下，助肝体酸收多余之水液，由其疏散功用而排出，水液得以降下疏导，则不侵于血而利于其病的康复。

⑥六味地黄汤：补肾之主地黄（《辅行诀》谓地黄味苦，当是干地黄，即生地）之苦，与补心之主牡丹皮之咸同用，本来即有心肾同治之义，即所谓'壮水之主以制阳光'，地黄补肾水，丹皮补心火而清血热，火退则不克伐肺金，况咸本即肺之体味，故而肺亦受益。

⑦天花粉与牡蛎同用：《金匮》栝蒌牡蛎散，此两药等份为末，饮服方寸匕，日三服，治百合病，热盛津虚者。天花粉味苦为心之体味，牡蛎味咸为心之用味，二者等量而

用，则非补非泻，可谓之调心之方。苦者能坚，咸者能软，坚软同用，其功当平，即化生酸收之气。此酸为心火之气化，可敛收心亢之火热，此酸亦为即时之后肺金之用味，可助水之上源肺金之用而津液足，热收津充而病愈。

（3）辛甘化苦法

为养脾益肾之法。小补脾汤、小泻脾汤、桂枝甘草汤、甘草干姜汤、甘草附子汤等为其代表方剂，为仲景使用最多之法。据拙著《伤寒论阴阳图说》所选《伤寒论》64首方剂中，符合辛甘化苦法者占百分之二十八，详情可参原书。

①小补脾汤：补脾之主药人参，加入脾用味之甘草，及脾体味辛之干姜，以调平脾土之虚，即化生出新味苦，即子系心火之体味，及肾水之用味。再加入此化味苦之白术，加强防脾病传肾之功，并有助于心火之体，而强化心脏，有利于补益脾土。

②小泻脾汤：泻脾之主药附子，加入脾用味甘之甘草，及脾体味之生姜。此二辛一甘同用，可调平脾土之实，化生出新味苦，即子系肾之用味及心之体味。可补益肾水防脾土之病传入肾水，亦有助于火之生土，恢复脾实证对本脏气的损伤。

上小补脾汤、小泻脾汤的临床应用，可参本书相关案例。小补脾汤即《伤寒论》之理中汤，《金匮》中又称人参汤，小泻脾汤与《伤寒论》之四逆汤及通脉四逆汤极为接近，原书中主治条文均多，可互参。

③桂枝甘草汤、甘草干姜汤、甘草附子汤：

桂枝甘草汤：桂枝四两，甘草二两炙，上两味以水三升，煮取一升，去滓，顿服。治"发汗过多，其人叉手自冒心，心下悸，欲得按者"。

此方仅用两种药，由辛甘两味组成，其用量则是辛味药四两，甘味药二两，已具备陶氏泻脾法辛二甘一之比。两药化生之苦，可助子系肾用不足以防脾病传肾，达到土水合德而治。所用之辛味桂枝，系补肝之主（木中木），有生心火，宣通心阳之功，即所谓"虚则补其母"可复汗多所伤之心阳，而治"叉手欲冒心，心下悸"证。方属泻脾之制而可治心之证，可为土火同治的注脚。

甘草干姜汤：甘草炙四两，干姜炮二两，上两味以水二升，煮取一升五合，去滓，分温再服。其主治文曰："肺痿，吐涎沫而不咳者，其人不渴，必遗尿，小便数。所以然者，以上虚不能制下故也。此肺中冷，必眩，多涎唾，干姜甘草汤以温之。若服汤已渴者，属消渴。"

此方亦仅用辛甘药各一种，但药味辛甘用量之比却是一比二，已具备补脾之主体，但未用脾土化味苦，当是肾水之用虚不甚，仅靠脾体用化生出之苦味即可助益肾用，以助其固藏水液，不至上犯而多唾涎而眩，下出为遗尿便数。且此二药均性温，可温肺中之冷；干姜之辛，本肺金化味，可助肺之气化，与甘草之甘同用补脾土即是补心，心肺之气得以补助，则上虚不能制下得治而肺痿愈。

甘草附子汤（附：肾着汤）：甘草二两炙，附子二枚去皮，白术二两，桂枝四两，上四味以水六升，煮取三升，去滓，温服一升，日三服。治："风湿相搏，骨节疼，烦掣痛，不得屈伸，近之则痛剧，汗出短气，小便不利，恶风不欲去衣，或身微肿者。"

本方甘草与桂枝用量之比，已符合泻脾之制，虽又有附子二枚之辛，按陶氏《本草经集注》去皮附子二枚折为一两计，辛甘之比为五比二，仍可属泻脾法。有肾用之味苦药白术，当是肾水之用气不足以与脾土合德，使水湿之邪由脾传入于肾，故有属肾之骨关节痛而不可屈伸，小便不利，同时也有汗出短气，恶风不欲去衣，身微肿等肺卫虚而不御风寒之证。

一般认为附子属助下焦肾阳之品，而干姜为温补中焦脾阳之药，但《辅行诀》却将色黑之辛味附子，列为木中土药，色黄之辛味干姜列为木中水药，似乎于理欠通。然细观仲景治肾着之甘姜苓术汤，有干姜而无附子，亦有以姜治肾之意，可见仲景、弘景均心存土水合德之理念，经方学术一脉相承由此可见一斑。

甘姜苓术汤即肾着汤，是甘草附子汤去桂枝加干姜四两，去附子加茯苓四两而成，用药甘、辛、苦之量比为三比二比一，脾用味量大于体味，且有白术脾之化味苦，符合陶氏补脾之制。脾用为渗化水湿，肾着为寒湿著于肾（腰）而不去，宏景、仲景方名有异而理相通，同源异流，可见一斑。

上述甘草分别与桂、姜、附配伍，为宣发上焦之阳、温通中焦之阳、回下焦之阳之要药，鉴于火土同治、土水合德之理念，均与助益脾土有关，可以认为扶阳即是调理脾土之法。一部《伤寒论》，以保胃气为要务，又充满崇阳卑阴思想（拙著《伤寒论阴阳图说》曾论之，可参考），因此甘辛同用是经方用之最广的药味配伍法。桂枝汤和柴胡汤（即《辅行诀》之阴阳二旦类）加减类方，青龙汤、麻黄汤、真武汤等加减类方，均多有甘辛药同用之例，兹不详述，仅列甘辛药对及其验方数则以明其应用。

④枣姜同用：生姜大枣同用为经方常用之药对，有和营卫、调理脾胃之效。当地流传一生姜保鲜法，将生姜扎在枣

树针上，则生姜不烂、不干、不冻、味道鲜美，时间长则姜变为绿黄色。此现象至少可以说明，姜可通过枣针吸收枣树之津液营养，而增加其生机。这种微妙的共生机理，以五行论之，似乎当与其同属土家之果、菜，且枣木与大枣均色红属火而有生土之象，而脾土之菜生姜可禀承其气化有关。但现代科学如何解释此现象，大枣与生姜共同入药，又有何作用，则有待深入考察研究。

⑤当地流传一首治胃寒脘痛验方，系用生姜与红糖共同捣烂，每服一勺，日二至三次，甚效，笔者亲见慢性胃炎服之有效，或连服月余而根治未复发者不乏其人。

⑥茯苓与桂枝同用：为经方中"伐肾邪"之要药。肾邪即是至水之为患者，肾属水而称此水湿之气为肾邪，脾土能克肾水，有渗湿之功，甘辛理脾，即能'伐'肾邪。所谓"伐肾邪"实际上就是温阳化水之法。可治心中悸、心下悸、脐下悸、奔豚、眩晕、水肿、等证。经方桂枝茯苓丸、苓桂术甘汤、防己茯苓汤、《辅行诀》救误大泻肾汤等方中均有此二药，兹不详述。

⑦胡椒与大枣同用：大枣一枚去核，装入白胡椒七粒，棉油灯（可用炉火代之）上烧焦为面服之，可止胃寒痛。有谚云："七个胡椒一个枣，棉油灯上用火烧，研面用水冲下去，腹脘寒痛立时好。"揣该方之义，胡椒辛热去寒，善能通窍，先师张大昌先生，尝谓此物可代麝开窍、止痛甚速，而大枣味甘缓急，且其性润泽而黏，当有保护胃黏膜的作用，烧焦当兼可渗湿，况其本脾土之果，可助益脾胃，先师家传治胃脘疼方中亦有此二药。

⑧葱与蜜或糖同用：笔者治外伤红肿作痛，或它证肿硬块结及痞积等，常用葱白与等量之蜜或糖捣膏为赋形剂，调

入其他对证之药敷之，疗效明显。贴后皮肤变为青色，数日消退，单用此二物之膏治外伤之肿亦效。本草书载葱与蜜相反，此二药同用药效迅速，莫非是借其相反互激之力？

⑨西瓜与蒜同用：师传治肾炎或肝硬化水肿方，系取西瓜一个，切去蒂部，挖出部分瓜瓤，装入红皮大蒜瓣，蒜的瓣数与年龄数相等，再将切下之蒂部扎在原处，蒸熟，空腹尽量食之。此方中西瓜为善利小便之品，大蒜为五辛之一，《本草纲目》引陶弘景曰主治"归脾肾，主霍乱，腹中不安，消谷，理胃温中，除邪痹毒气。"蒜与薤白同类，而《别录》载薤有"去水气，温中散结气"之功，故可视大蒜为温中阳而化水饮之物，与甘味之西瓜同用有调理脾胃以"伐肾邪"而消水肿之效。又此方尚有止血之功，可用于胃、鼻、牙龈等处出血。据先师张大昌先生经验，此方并可治胃出血，或是大蒜性黏（可用于黏玻璃），可愈合损伤出血之血络之故。

（4）咸酸化辛法

此为养肺益肝之法。代表方剂有小补肺汤、小泻肺汤、栀子大黄汤等。

①小补肺汤：补肺之主药麦门冬，加入肺用味酸之五味子，及肺体味咸之旋覆花，以调平肺金之虚，即化生出新味辛，此辛味即子系肝木之用味，及脾土之体味。再加入此化味（辛）之细辛，加强防肺病传肝之功，亦有助于脾土之体，而强化脾脏，此可谓陶氏的"培土生金法"，当然此法尚不可与世传之"培土生金"同日而语。

②小泻肺汤：泻肺之主药葶苈子，加入肺之体味咸之大黄，及肺用味酸之枳实，以调平肺金之实，此二咸一酸，即化生出新味辛，即子系肝用味及脾之体味。可补益肝木防肺病传入，亦有助于脾土之生肺金，恢复肺实证对脏气的

损伤。

　　上述二方的临床应用，可参本书相关案例。

　　该法在《伤寒论》和《金匮》中未发现代表方剂，但麻子仁丸中有芍药、枳实各半斤，大黄一斤；桂枝加大黄汤中有大黄三两；四逆散中有枳实、芍药各四分；栀子大黄汤中有大黄一两、枳实五枚；肾气丸中有萸肉四两、丹皮和泽泻各三两；鳖甲煎丸中有大黄三分、鳖甲十二分和葶苈子一分。上述方剂中除肾气丸和鳖甲煎丸外，皆是咸药为大黄，酸药为枳实或白芍。而此二味，在《辅行诀》中乃泻肝之君臣，又为救误小泻肝汤，在《金匮》中有枳实芍药散，亦即此二味，可见《伤寒卒病论》与《辅行诀》的血缘关系。

　　然而陶氏经方用药合化五法，除此咸酸化辛法外，《伤》《金》中皆有代表方可查，独此咸酸化辛法较为迷茫的原因，除了拙著《伤寒论阴阳图说》中所述的原因（《伤寒论》有重阳卑阴思想，而肺属三阴，视表证为太阳证，而不以太阴肺卫说）之外，调肺之用药法的方剂，有所脱略的情况亦不可绝对排除。后世方书中有无咸酸化辛法之方剂，亦有待发现。

　　（5）甘苦化咸法

　　此法为养肾益心法，代表方剂有小补肾汤、小泻肾汤、茯苓戎盐汤等。

　　①小补肾汤：补肾之主药地黄，加入肾用味苦之黄芩，及体味甘之甘草，以调平肾水虚，即化生出新味咸，此咸即子系心之用味及肺之体味，再加入此化味咸之泽泻，加强防肾病传心之功；亦有助于肺金之体，而强化肾水，有利于补益肾水。

　　②小泻肾汤：泻肾之主药茯苓，加入肾之体甘味之甘

草，再加用味苦之黄芩，以调平肾水之实，此二甘一苦同用，即化生出新味咸，此即子系心火之用味及肺金之体味。可补心火防肾病传入，有利于肺金之生肾水，恢复肾实证对脏气的损伤。

③竹叶石膏汤：竹叶二两，石膏一斤，半夏半升，（洗），麦门冬一升，（去心），人参二两，甘草二两（炙），粳米半升，上七味，以水一斗，煮取六升，去滓，纳粳米，汤成去米，温服一升，日三服。治"伤寒解后，虚羸少气，气逆欲呕。"此方系《辅行诀》之大白虎汤去生姜加人参而成，各药用量亦各有异同。大白虎汤麦门冬为半升，石膏为如鸡子大，粳米为六合，竹叶为三大握，治"天行热病，心中烦热，时自汗出，口舌干燥，渴欲饮水，时呷嗽不已，久不解者。"

方中石膏、人参、炙草三味共一斤四两，皆味甘，苦药竹叶仅二两，而酸味之麦冬与粳米，总量达一升半，似当属甘酸除逆法，但基于方名为竹叶石膏汤，仍可属甘苦化咸法之义而列入泻肾类方。此一方而涵两法，此处单论其甘苦化咸，至于除逆之功，容当后论。

本方证为外感解散之后，因热灼伤其阴液而燥，见有虚羸少气，此少气当为肺之证，因肺主气，气为肺之体。所谓气，是物质运动的现象，物不运动则无气可言，如血、营、卫、精、水、等皆然，当然也包括呼吸的"空"气。病后脏腑之活动力减而诸气皆少，故称少气，此气少即肺之体不足。肾用味药竹叶之苦与体味药石膏之甘合化出新的咸味，是子系肺之体味，可补肺之体以调其实，则气血营卫精水等运行复常而虚羸得除。同时肺金之气化得助亦有助于其生肾水，恢复因热灼的水伤水液，化气而除燥。如《辅行诀》大白虎汤所治之口舌干燥、渴欲饮水，呀呷有声之咳，得以解除。因化生之咸，亦是子系心火之用味，而神之用失常之烦热，液运行失控之自汗亦可因之而解。

上述三方的临床应用可参本书相应验案。

④茯苓戎盐汤：茯苓半斤，白术二两，戎盐弹丸大一枚，上三味，先将茯苓、白术煎成，入戎盐再煎，分温三服。为治小便不利之方。此方甘味药茯苓与苦味药白术之比为四比一，体味药茯苓大于用味药白术，当属泻肾剂。

肾属水，水即肾之体，水性流动趋下，体不足为实证，肾实证即水液流动趋下之势不足，故用甘淡之茯苓为扶肾体之主药；肾主闭藏，水液渗藏于脾土始克有用，否则水液难以供植物生长之需，故用苦味之白术助藏水液之用，助脾土渗入水湿。水湿渗纳于土而藏之，则肾咸润及脾土燥（恶湿）之气化正常，肾体用相应而证除；咸味之戎盐，可复肾实所至之气化损伤，以有利于康复。

戎盐之量为如弹丸大者一枚，此"弹丸"当是指弹弓射击所用之丸，有资料认为可折二钱五分，以此计约为 7.5克，即笔者考证经方衡量之一两。笔者曾取食用盐"弹丸"大一块，称之不足 10 克，当然笔者并不确知古代之"弹丸"是多大，且原方中并未说明用水量，鉴于用盐后有无呕吐，与浓度有直接关系，故仍不能确定本方中戎盐的用量，有待考证。但笔者倾向于用 10 克以下。

⑤桔梗甘草汤：桔梗一两，甘草二两，以水三升，煮取一升，分温再服，即吐脓血也。《金匮》云："咳而胸满振寒，脉数，咽干不渴，时出浊唾腥臭，久久吐脓如米粥者，为肺胀，桔梗甘草汤主之。"《伤寒论·少阴篇·311 条》云："少阴病，二三日咽痛者，可与甘草汤，不差，与桔梗

汤（即桔梗甘草汤）。"

方中肾之用味苦药桔梗（《别录》谓味苦）为肾之体味甘药甘草用量之半，符合陶氏泻肾之法。二药同用合化出新味咸，所禀之气化为肾之寒水，为子系心火热之用味，心承之则其用过亢之热得以清解，即所谓"水火既济"，而肺痈成之无由，少阴热化之咽痛亦可因之解。此咸味又为子系肺金之体味，可补充肺金体不足而治肺实证，即所谓"实则泻其子"。此实证乃肺体所主之精、血、营、卫、津、液等不能运行而气化，蕴酿化毒而成污浊之脓唾痰涎，得新生之咸味，肺体诸质能以运行化气以排污外出，推陈致新则肺痈得愈。

⑥苦瓜蒂与红糖同用：先师张大昌先生曾告诉笔者，赵县某村医有一治癫狂秘方，系用苦瓜蒂为面，红糖调和蒸窝头吃，甚验。并谓该药服之味非苦非甜，而为咸味。此现象正符合陶氏甘苦化咸之说。

以此推论，此方所治之癫狂，当为火燥证，由肾水不调而心火亢盛，热扰神明而至者，亦可为壮水之主以制阳光之法。就其药味化生而论，两药合用所化之咸味，既是子系心之用味，又是子系肺之体味，可调心肺。而心藏神，肺藏魄，心肺调和则神魄安宁而癫狂得愈。且咸可致津液生，制其火热而泽润其燥，真是简方寓至理者。但不知此方二药用量之比例，更不知何等比例所制之药味最咸，有待试验与临床观察。

方中所用苦瓜蒂当是瓜果类苦瓜之蒂，非是蔬菜类苦瓜之蒂。瓜果类苦瓜嫩时瓜甚苦，成熟后则甚甜，故当地又称之为甜瓜，该瓜类品种甚多，皆可入药，笔者常用者为瓜果皮色黑有青筋，不脆而甚面，俗称噎死狗，或称九道筋大面瓜之蒂。

⑦黄连与人参同用：二药等量为面，每次1.5克，日2～3次，常服可治糖尿病。亦可作汤剂，燥热重者可加重黄连用量。糖尿病多以消渴为主证，而黄连味苦，人参味甘，二者合化而生咸，咸可致津液生而消渴可止。同时糖尿病人多呈虚羸之形，所化生之咸味，如前案所指，还可调心肺之脏气，而使气血运行正常，有利于体质的恢复。二药同用亦为笔者治疗消渴之常用药，多用于汤剂之中。

3. 并行除病五法与临床

（1）辛苦除痞法

脾居中焦，为人体上下内外转枢之机，若转枢不利，不能上下内外通畅通而隔绝，则气机壅塞，乃否卦之象，故痞证即病"否"。由于辛者能散，可散其壅塞之气机使之畅达，即能助脾脏气之升；苦能气机坚闭而助胃腑之气趋纳趋下。而二者分途并行不易合化，则宜升散者升散，宜纳降者纳降，而痞证解除。

该类方剂以救误大泻心汤、阴旦汤类、栀子豉汤类为代表方。

①泻心类方：上述五泻心汤中，《辅行诀》救误大泻心汤中辛药干姜用量为三两，苦药芩、连用量各三两，总计苦药为六两，辛苦之比为1：2，加减例中有呕吐者易干姜为生姜三两；《伤寒论》半夏泻心汤中，半夏半升（依陶氏说，折二两半），干姜三两，辛药总计五两半，苦药黄芩三两、黄连一两，苦药总计四两，辛苦之比为5.5：4；附子泻心汤中辛药附子一两，苦药芩、连各一两，辛苦之比为1：2；生姜泻心汤中辛药生姜四两，半夏半升，辛药总计六两半，

苦药黄芩三两、黄连一两，苦药总计四两，辛苦之比为6.5：4；甘草泻心汤中辛药干姜三两、半夏半斤，共计十一两，苦药黄芩三两、黄连一两，苦药总计四两，辛苦之比为11：4。

泻心类方治痞，辛药不外生、干姜和半夏、附子，苦药不外芩、连，辛苦药用量比例悬殊较大，用辛药最多甘草泻心汤辛药几乎三倍于苦药，用辛药较少的附子泻心汤仅为苦药的二分之一。这种情况提示我们，要辨气机之痞塞重在何种趋向，如甘草泻心证由一再误下，其痞重在气之不升，故重用辛散助其升则痞除；附子泻心汤证，为心下痞而恶寒汗出者，重在气机趋外而不内收，故重用苦药以坚藏收纳之则痞除。临证时可谨守病机，随其证而治之。

此五泻心汤主治文中，对痞的描述有心下痞、心下痞硬而满、心下痞硬、心下痞硬满等，用来表达心下痞病的不同程度。痞病之始必有气机壅塞而满，气机不畅则水液随之，而为水气痞，水日久不行则痰涎生，痰水有形之物不除则食亦易积，此有形之物不除则腹硬，故痞之病由气而水，由水而积，是其发展程序，若再加重，积重则痛，但如《伤寒论·149条》所云："若心下满而痛者，此为结胸也，""但满而不痛者，此为痞。"痞乃无形之物壅塞，或有形之物积而不重者，结积而痛者，已不属痞证范畴。

又：《伤寒论·154条》云："心下痞，按之濡，其脉关上浮者，大黄黄连泻心汤主之。大黄二两，黄连一两，上二味以麻沸汤渍之，须臾绞去滓，分温再服。"

此方主治心下痞，但所用之药仅用苦味二种，而不用辛药，似乎与陶氏辛苦除痞法不符，但是若细思其煎药法，用麻沸汤渍之须臾，而不煎煮，意在取其轻清之气，而此"轻清"则正是辛味药之升散作用，此正是不用辛药之辛药，妙哉其煎药法！此心下痞而按之濡，正可与心下硬者对看以量其轻重。

②阴旦汤类：《辅行诀》阴旦汤属阴土剂，《伤寒论》用小阴旦去生姜，名曰黄芩汤；加半夏名曰黄芩加半夏生姜汤。《伤寒论》用大阴旦汤去芍药，名曰小柴胡汤。小阴旦汤加入苦平之柴胡八两、甘味之人参三两、辛味之半夏一升、芍药用量加至四两，则是大阴旦汤。

小阴旦汤主治文中并未提及痞证，但其中有干呕、下利两证，干呕实即浊气不降，下利实即清气不升，此非脾胃升降失权之痞证而何？尽管主治文中无痞字，中焦痞塞之意已在其中，同时其方中确有辛药生姜，和苦药黄芩各三两，已具除痞之药能，以药测证，方当有除痞之功。《伤寒论》172条云："太阳与少阳合病，自下利者与黄芩汤，若呕者，黄芩加半夏生姜汤主之。"亦是利呕并作加辛药，与小阴旦意义相同，因系小阴旦加半夏，则加重辛味以协小阴旦汤中生姜的开痞之力，当是用于呕重者佳。

大阴旦汤中有苦平药柴胡八两，合黄芩三两，则苦药共十一两，半夏一升（折五两）与生姜三两，总计辛味药八两，亦具辛苦除痞之格，其主文中虽亦示明确治痞，但有干呕、心中烦满，亦为升降不能之痞证，况且此方去芍药之《伤寒论》小柴胡汤，96条已有主治"或胁下痞硬"之明文，所去之芍药味酸，与除痞无关紧要，故此可以认为，大阴旦汤与小柴胡汤皆有除痞之功。不过，大阴旦汤及小柴胡汤所治之痞，位于胁下而已。《伤寒论》中，小柴胡汤加减治痞不乏其方，可细考。

③栀子豉汤类：栀子生姜豉汤、栀子干姜汤：

《伤寒论》76条云："发汗后，水药不得入口为逆，若更发汗，必吐下不止。发汗吐下后，虚烦不得眠，若剧者，必反复颠倒，心中懊憹栀子豉汤主之。……若呕者，栀子生姜豉汤主之。"77条云："复发汗若下之，而烦热胸中窒者，栀子豉汤主之。"80条云："伤寒，医以丸药大下之，身热不去，微烦者，栀子干姜汤主之。"

此数条系伤寒经误汗、吐、下之后，热邪客于胸中的证治。历代医家皆以栀豉汤酸苦涌泄，可因势利导胸中热邪为解。但栀子味苦，淡豉在《别录》亦记为苦味，二味药均与酸无关，用二药一苦一酸能涌泄作解则无所着落。何况《经》言之酸苦涌泄一语，系针对药之五味的阴阳属性而论，即酸味和苦味属阴，非是酸苦同用有令人吐泻的作用，酸苦同用的作用，陶氏说是除烦。拙作《辅行诀整订稿》，据陶氏学理，将豉列为木中火和水中木，认为系辛味和苦味药（详说可参考《辅行诀研究》，学苑出版社，2010年），其辛可引邪上出，其苦可协栀子使热邪下行而出。

上引《伤寒论》有关栀豉汤主治条文，均未涉痞证，而栀豉类方证却又为邪不能上出，又不能下出之证，符合痞之特点，其因若何？此正是仲景从邪立论的表现，但亦非不论正气，称其因热扰心神之烦为虚烦，其"虚"字正是从养生角度命名的。邪不可上越下排之因，从陶氏养生角度而论，当是升降出入之机失常，而主上下出入之机枢在于中焦脾胃，即仍当属痞证，不过此痞病位于上焦而根于中焦而已。

栀子之苦与豉之辛同用除位在上焦之痞，为栀子豉汤；呕者栀子豉汤加生姜之辛升助豉之宣发，利导上焦之热越而出之，为栀子生姜豉汤；大下之后，身热不去，微烦，是因下之太过，中阳被损而上焦之热陷于中，上焦之热趋下而扰心神之势减为微烦，去豉之宣发，加干姜辛温扶升中阳，顺势驱邪从上而出，为栀子干姜汤。

（2）咸辛除滞法

肺主一身之气，气是阴阳、气（呼吸之气）血、营卫、津液等运行流通的主宰，一旦诸物流动不畅，则滞留而为患，甚而为积。而滞积之物，形体必然坚燥凝缩，此坚此燥，非咸之软润不可调之，此凝此缩非辛之散疏不可治之。咸为肺之体味，则肺本具咸软之质，而滞证之坚燥凝缩，为肺用味酸过之象，充之以咸以承平其亢，自是正治。且辛为肺之化味，则肺之气化本来疏散，助其气化而滞不再成。滞证成于肺而消于肺，解铃还须系铃人，肺气振作则滞证除，咸辛除滞，亦是正气内存，邪不可干之理念，深契养生之道。

该类方剂以救误大泻脾汤、大黄附子汤、桂枝加大黄汤、旋覆花汤、已椒苈黄丸、茯苓泽泻汤、头风摩散为代表。

①救误大泻脾汤：《辅行诀》此方主治文为"救误用冷寒，其人阴气素实，卫气不通，致腹中滞胀，反寒不已者方。"此条中所谓阴气素实，是指患者本系阳虚内寒体质，这类病人本应用温阳之药，若误用寒冷之药，则如雪上加霜，其阴邪益甚而卫阳之气运行滞涩，卫壅而廓其胸腹则痰水食积聚而胀满，反而使寒邪不能得到驱散而滞胀不除。

此方由炮附子、生姜、麦门冬、五味子、旋覆花各三两组成，方中有附子、生姜二辛药扶卫阳而疏散其阴寒，小补肺汤去使佐（方中之后三味）助肺宰气之用而卫气畅行，滞胀得除。

②大黄附子汤：《金匮》云："胁下偏痛，发热，其脉紧

弦，此寒也。与温药下之，宜大黄附子汤。"大黄附子汤由大黄三两，附子三枚，细辛二两组成。

脉紧为寒，脉弦为肝之病，肝不能行其宣畅之用，而寒结聚其一隅作痛，其发热为寒邪结聚，而阳气被遏郁于内所致。方中大黄咸软下其结，附子、细辛二辛扶阳并散其寒，寒邪可借大黄走而不守之性排而出之，寒结除则阳气宣畅而运行无滞，则胁痛止、郁热退。

③桂枝加大黄汤：《伤寒论》279 条云："本太阳病，医反下之，因尔腹满实痛者，属太阴也，桂枝加芍药汤主之，大实痛者，桂枝加大黄汤主之。"桂枝加大黄汤由桂枝三两，去皮，芍药六两，生姜三两，切，甘草二两，炙，大枣十二枚，掰组成。

此条主证，乃是太阳表证误用下法，表热之证不解，而里实已成者。因下后仍用桂枝加芍药汤主之，可知其表热未解。太阴足经络于脾，《灵枢·本神篇》云"脾藏营"，《难经·四二难》又云脾"主裹血"，是脾有藏纳营血的作用，与营血的运行有直接关系。此本太阳证，误用治"胃家实"的下法而损其中焦，脾所主之营血藏纳失常，运行滞涩而"腹满实痛"，故在和营卫之桂枝汤中加重芍药，以和营血而通其滞即可。若大实痛者，当是中焦营血滞涩较重，甚或瘀积阻塞不通，仅靠芍药和营血之力有所不济，故加大黄之味咸软坚，夺关斩将之将军，协桂枝汤中之姜桂，温通而攻克之。

④旋覆花汤：该方由旋覆花三两，葱十四茎，新绛少许组成，《金匮》云主治"肝着，其人常欲蹈其胸上，先未了苦时，但欲饮热。"并治虚寒相搏之"妇人半产漏下"。

肝主藏血又主疏散，是血之流通，要经肝的收纳和输出两种作用来参与。一旦其一种作用障碍，则血液流通失常。如《金匮》之旋覆花汤证，肝着之"但欲饮热"和"虚寒相搏"都是因寒邪客肝，肝疏散功能不及而收藏过度，体用不能承平，而致血流滞迟，甚或结积，血流滞结，可导致瘀而作痛，或不能归经而外出。在妇人则可导致经漏和孕妇流产。血水同源，血瘀者多有气与痰水随之而结。

方中旋覆花味咸走血，能"主结气，胁下满……除水，去五脏间寒热"（《本经》)，"（消）心胁痰水……通血脉"（《别录》)，协新绛之活血通络，及葱辛温宣散，则瘀滞可除，胁痛与胞宫出血可止。

典型病例：

绝经期崩漏案：本县固献村 48 岁妇女马某，2010 年 9 月 19 日来诊，谓平素月经正常，两月前突然子宫流出拳头大小之血块数枚，之后出血淋漓不断，时多时少，无腹痛，近六天每下午少腹重坠感；B 超示子宫前壁可见 2.9×3.0 厘米肌瘤，边沿清，无血流信号，内膜厚约 0.6 厘米；查其舌质暗红，苔薄白，脉沉弦，予旋覆花汤加减：旋覆花 30 克，茜草 30 克，天虫 15 克，葱叶十四茎，用水 800 毫升，煮取 200 毫升，空腹顿服，日一剂，三剂而愈。

经后少腹痛案：本单位 25 岁女职工沙某，2010 年 8 月 18 日初诊。近数月经后少腹痛，呃逆，腰背酸痛，月经有块，量少，予旋覆花汤加减：旋覆花 15 克，茜草 15 克，天虫 15 克，葱叶十四茎，红花 10 克，当归 30 克，用水 600 毫升煮取 200 毫升，空腹顿服，三剂而愈。

胁痛案：本县孙河北寨孙姓男子 36 岁。2004 年春骑自行车摔倒，右胁部软组织挫伤，痛疼月余不止，扭动身体及深呼吸加重，局部红肿青紫已退，触之痛重，予旋覆花汤加减：旋覆花 15 克，茜草 15 克，天虫 15 克，大葱三棵，红花 10 克，土元 10 克，用水 1500 毫升煮取 500 毫升，分三次服，日一剂，并用药渣局部热敷，当天疼痛即减，三天而愈。

⑤已椒苈黄丸：《金匮》云："腹满，口舌干燥，此肠间有水气，已椒苈黄丸主之。"方由防己、椒目、葶苈、大黄各一两组成。

肺为诸气之主，而以酸收为用，用亢则则诸气运行滞迟，气滞有余则为水，水气聚于其腑大肠，则结聚为痰饮，大肠不能使之传导而下排，则为腹满，水聚而不化则津液无以生成，口舌无津之敷布则干燥。

方中之防己，李之才视为泄药（剂）之代表，而辅以除滞之咸辛。葶苈子、大黄味咸，陶氏取之为泻肺之君、臣（佐臣），可调平肺用酸收过亢而水液不再结聚。葶苈火中金，力偏上焦，大黄火中土功在中焦，又具脏腑同治之意。方中蜀椒味辛能疏散，《别录》谓其主"心腹留饮宿食"，与葶苈、大黄同用，则水之上源（肺）清，肠中水液结滞除而病愈。

⑥茯苓泽泻汤：《金匮》谓："胃反，吐而渴欲饮水者，茯苓泽泻汤主之。"方药组成为：茯苓半斤，泽泻、甘草、桂枝各二两，白术三两，生姜四两。

胃气以下行为顺，若不下行反而上逆呕吐，即胃反。方中有苓、术、姜、草，二甘一辛一苦，已合小补脾之格，以苓代参，以术代竹叶，可谓崇土之中寓有制水之义。然胃反为心下水气停滞不行之证，桂枝之辛与泽泻之咸同用，除滞通塞亦不可缺少，五苓散为此方用猪苓易甘草，去生姜，与此方义近。

⑦《金匮·中风历节病脉证并治》头风摩散，用大附子一枚，盐等分，为散，沐了，以方寸匕，摩疾上，令药力行。

风性动无所不入，寒性收引而滞凝，寒邪随风之入于头，发为头风，日久不愈则痰饮瘀血渐生，经络营血运行滞涩而痰饮瘀血坚燥不化，可用附子辛以散寒，大盐咸以软坚润燥，则营血运行畅达而痰血之瘀积消散而病得愈。曾治本县河岔股村中年男子李某，患剧烈头痛十多年，诸药无效，与头风摩散治之，竟获痊愈。

（3）甘咸除燥法

燥为水湿不济之象，证有两因，曰寒曰热。因于寒者，如地冻坼裂，水液收于内而藏于下，温而化之则水液蒸腾而燥解；因于热者，水液蒸发于上，凉而凝之则在上之水气复还为液而燥除。然无论欲除何燥，必有容纳保存水液之机始克能成。甘为脾土之用味、肾水之体味，土能容（渗入）水，肾为水之所归（主水），甘有归纳水液之功；咸为火之用味，水无火则不能化气而流通，咸又为肾之化味，无肾之咸润，则水冷冰冻而形燥，水得咸则冷而不冻而润泽之性彰。有甘缓能容之器，纳咸而不冰凝之水，除燥之功自在其中。

此类方剂以救误大泻肺汤、大黄甘草汤、调胃承气汤、猪肤汤等为代表方剂。

①救误大泻肺汤：《辅行诀》此方主治文曰："救误用火法，其人血素燥，至令神识迷妄如痴，吐血、衄血，胸中烦满，气结者方。"方药为：葶苈子熬黑，捣如泥，大黄，生地黄，竹叶，甘草炙，各三两。

血燥之人误用火法，则阴液不济，心主血脉，藏神，位于胸，心被火扰且阴血不济，则见神志不清及出血诸证，心血不畅则肺气不能和之而结。方中葶苈、大黄性寒可治其热，味咸致津液生，可济其燥。甘草与地黄、竹叶同用为小补肾汤（去化味），可引水液渗于脾土而运化之，与肾化味咸药同用，更可润而除燥。

②大黄甘草汤：《金匮》谓："食已即吐者，大黄甘草汤主之。"方系大黄四两，甘草一两，用水三升，煮取一升，分温再服。

此证为胃中燥热结，胃气上逆而不下之证。此燥此结，不一定皆有肠中糟粕之燥结，也可只是气机之燥结，笔者在北京东直门医院进修时，见高齐民老师每用此方治疗呕吐，云曾治辽宁省锦西县钻井队男性患者王某，因摔伤而头部手术后，发生顽固性呕吐，西医诊断为神经性呕吐，但久治无效，住院期间曾先后两次低血糖昏迷，外科则主张近期即应行胃切除手术，不宜再行拖延，于 1978 年 11 月 6 日转高老师治疗。当时病人已形销骨立，语声低微，饮食沾唇即吐，每夜只能靠安眠片入睡 2～3 个小时，六脉沉细，右侧脉滑，予大黄 10 克，炙甘草 30 克，煎药汤令其小量频服，日进一剂。服二剂呕吐即止，泻下沫状物数次，三剂后改为：党参 30 克，半夏 15 克，茯苓 10 克，干姜 10 克，炙草 15 克，蜂蜜 30 克，用此方加减二周而康复。

笔者对此例印象尤深，后亦常用此方，据体质的虚实不同，而调整大黄与甘草的比例，效果良好。2008 年夏，曾治张姓老翁外感热退后食入即吐，予大黄 12 克，甘草 10 克，水煎频服，一剂而愈。

③调胃承气汤：《伤寒论》207 条云："阳明病，不吐不下，心烦者，可与调胃承气汤。"此外《伤寒论》29 条、70

一　《辅行诀》研究余论

条、94 条、105 条、123 条、248 条、249 条、250 条均是（或有）调胃承气汤所主、所宜的证候，文多不录，可查阅。纵而观之，该方所治主证为不恶寒但热、蒸蒸发热，微烦、心烦等胃气不和，内有燥热而结实不坚的轻度胃家实证。该方由甘草炙二两，芒硝半斤，大黄四两组成。

胃家实系阳明燥金之腑实证，不但胃有燥热，与肺金相表里之大肠亦有燥热内结，甚而影响传导糟粕而大便燥结。调胃承气汤所治既系轻度之胃家实，只是胃不和，故其证不必皆有大便之燥结成块，可以只有气机的燥结。方中芒硝、大黄两咸味性寒之药可除热润燥，甘草和胃生津，其燥热得除，津液致而正气得复。

④猪肤汤：《伤寒论》310 条云："少阴病，下痢咽痛，胸满心烦，猪肤汤主之。"方为：猪肤一斤，用水一升，煮取五升，去滓，加白蜜一升，白粉五合，熬香，和令相得，日温分六服。

此条冠以少阴病，证当具有脉微细，但欲寐之少阴提纲证。少阴病见咽痛，心烦又当属少阴热化证。少阴经脉有手足之别，手经络于心，足经络于肾。此证咽痛心烦为肾水亏于下，心火亢于上，火多水少，燥病之因。故此证用水畜猪之皮肤，猪为水畜而味当咸，虽《本经》未载猪肤系何味，亦可以咸味论之。此咸助益肾之气化使阴气上奉心肺以润其燥，即充肺之体、心之用，务使心肺之体用各自承平，则心神之烦、肺属之咽痛得愈。蜂蜜甘润，可润肺阴除燥，协猪肤以收生津除燥之功。至于方中之白粉，究竟是何物，笔者尚不得而知，姑且存疑。

上述数方的临床可参本书相关案例。

⑤食盐与甘草同用：大盐烧赤一份，炙甘草二份，共为

细面，每服 1～3 克，米汤送下，日一至二次，可治一切出血证，加入汤剂中亦可。此方盐咸走血，甘草甘缓血之急流而止之，并可随证加药，效果甚佳。如笔者一族叔肺癌晚期咯血，每用此方加入汤剂中，效果明显。又曾治一王姓少年鼻衄不止，用此方口服粉剂兼外用吹鼻孔中，血立止。又有一中年妇女小便淋痛出血，用治淋汤剂冲下 2 克，一次而出血止。大抵此方治火盛血燥之出血较好。

⑥黄酒与碱面同用：治妇人崩漏。此方系先师得自一梨园艺人。该演员曾有一次临登台前，忽阴道出血甚多而无法出演，有一老者教用黄酒一杯加碱面一撮服下，血立止而未误出场，可谓其效神速。据师经验，用食盐一撮代碱面亦效。此亦黄酒味甘，碱（盐）味咸，二者并用除燥凝血之理。

（4）酸甘除逆法

正常情况下，人体的阴阳、水火、气血、津液、的运行，以及脏腑、经络的相互关系，都有一定的规律，一旦有违常规，反其道而行之，则为逆而不顺。因此逆证所指是广泛的，具体所指数不胜数。如：阴有阴逆，阳有阳逆，水有水逆，火有火逆，脏有脏逆，腑有腑逆。如阴在里而静为顺，反之在外而动则为逆；阳在外而动为顺，反之在里而静为逆；水就下，火炎上，以水火既济为顺，水火不济为逆；肺、胃气以息息下降为顺，反而上出为逆；肝、脾以升发疏散为顺，郁积结聚为逆；经络以通利顺接为顺，滞涩断阻为逆。逆证虽有多种，但可以所逆之因证不同，类归阴、阳两类。

逆证固然多端，但当责之于肝。肝于时应春，为一年之始，诸事之顺逆，定势于此，所谓一年之计在于春，顺则井然有序，逆则失序而乱。肝木疏散条达，可使一身之气顺畅有序而治，故治逆不离调肝。酸为肝之体味，可承平肝用之偏而行其用，甘为肝之化味，可助肝之气化而益于生长发展，则逆者得除，此酸甘除逆为除阴逆之法。阳逆又当以肝之用味辛与化味甘同用，所谓辛甘发散为阳，以助肝之阳用为法，但此文不作重点讨论。

该类方剂以救误大泻肾汤、奔豚汤、桂枝加桂汤、芍药甘草汤、为代表方剂。

①救误大泻肾汤：《辅行诀》救误大泻肾汤主治文为"救误用汗法，其人阳气素虚，致令阴气逆升，心中悸动不安，冒、汗出不止者方。"方由茯苓、甘草、桂枝、干姜、五味子各三两组成。

该证为阳虚体质之人，误服了发汗剂，致使阳气更虚，不足以下潜交于阴，致使在内在下之阴水上犯、外出，上犯则踞清阳之地而冒（尤在泾谓冒为"昏冒而神不清，如有物冒蔽之也"），凌辱心神则悸动不安，泄发于外则汗出不止。方中五味子酸收上逆、外达之阴液，茯苓、甘草淡渗利水即畅通其阳，则上逆之阴易于化解而顺其自然，此即酸甘除逆之谓。方中又有桂枝、干姜辛温助阳，治其阳气之素虚及过汗之损伤，而夙阳虚之体得以纠正，防阴气之逆升再度发作。

②奔豚汤：《金匮》云："奔豚病从少腹上冲咽喉，发作欲死，复还止，皆从惊恐得之。""奔豚，气上冲胸，腰痛，往来寒热，奔豚汤主之。"奔豚汤：甘草、芎䓖、当归、黄芩、芍药各二两，半夏、生姜各四两，生葛五两，甘李根白皮一升。

惊恐伤肾，肾位于下焦，肝脉循于少腹，肾气伤而涉及肝。肾足少阴之脉"入肺中，循咽喉"因肾气伤及经脉而上冲胸、咽喉，肝足厥阴之脉气动则"病腰痛不可仰俯"。上两条证候中"发作欲死，复还止，"和"寒热往来"，均可视为由厥阴肝而病及其腑少阳胆的症状，"发作欲死，复还止"可为"寒热往来"的引申，属少阳病特点。

方中李根白皮，《本经》谓其"大寒，主消渴，止心烦逆奔气"但未载何味。李在《内经》中被列为五果之一的肝果，属酸味之果。《本经疏证》参《齐民要术》谓李"种类甚多，味甘、酸、苦、涩不一，色赤青、赤白不一，大率皮赤肉青味甘苦带涩者为多。"此涩可视为酸，因酸可收涩。此方中明言所用为"甘李根白皮"，此"甘"当为为甘而带涩（酸）者。众所周知，树之根乃吸收营养水分之处，其外表之内白皮，有上输营养水分的作用，故此所用之白皮，必具备生成甘兼涩（酸）之果的造化，虽《本经》未言何味，当亦可以甘酸论之。何况所主之"心烦逆奔气"，正与陶氏酸甘除逆说切合，则甘酸除逆之说，当非是空穴来风。

方中芍药酸助肺收气纳气之用，并补肾伤所致之肝体不足；甘草、当归、葛根味甘，助肾体益肝化，肾体充则惊恐所损之体可复，肝之气化得益，则气虽升散而不亢，气无如猪上奔之虞。方中又有黄芩清肝胆之火，以疗其寒热往来及"复还止"之证型；姜、夏虽辛而降胃，芎之辛可升清阳之气；热除且清升浊降，脏腑经络运行有序则顺而不逆，诸药合用则奔豚可愈。

③桂枝加桂汤：《金匮》云："发汗后，烧针令其汗，针处被寒，核起而赤者，必发奔豚，气从少腹上至心。灸其核上各一壮，与桂枝加桂汤主之。"方为：桂枝五两，芍药、生姜各三两，甘草二两，炙，大枣十二枚。

发汗之后本来已伤其卫，再行烧针之术，因烧针火热，灼其针处之营血，因卫伤而来袭之外寒，与营血相结而针处核起而赤。本在汗后，复烧针再汗，则阳气重伤，心阳不足则阴寒之邪易乘虚上犯，故曰必发奔豚。方用桂枝汤本系和营卫以驱寒邪之方，但此证则寒邪猖獗而上逆犯于心，营阴与寒博结，故加重桂枝宣心阳，与生姜同用以驱逆上之阴寒。芍药酸收营血，与草、枣甘缓助脾藏营之用者同用，可益营阴以应卫阳，即所谓之和营卫，以达阳平阴秘。

如此而论，似是辛味之桂为除逆之药，非是酸甘药之功，其实不然。因此证为一汗再汗，阳气大伤而阴寒上逆，已是营强卫弱之证，桂枝汤加桂才能使阴阳相应，加桂意在扶阳和阴，而除阴寒之逆上，仍是芍之酸与草之甘同用之效。

④芍药甘草汤：《伤寒论》29条云：“伤寒脉浮，自汗出，小便数，心烦，微恶寒，脚挛急，反与桂枝欲攻其表，此误也。得之便厥，咽中干，烦躁吐逆者，作甘草干姜汤与之，以复其阳；若厥愈足温者，更作芍药甘草汤与之，两脚即伸；若胃气不和谵语者，少与调胃承气汤；若重发汗，复加烧针者，四逆汤主之。”

30条云：“问曰：证象阳旦，按法治之而增剧，厥逆，咽中干，两胫拘急而谵语。师曰：言夜半手足当温，两脚当伸。后如师言。何以知此？答曰：寸口脉浮而大，浮为风，大为虚，风则生微热，虚则两胫挛，病形象桂枝，因加附子参其间，增桂令汗出，附子温经，亡阳故也。厥逆咽中干，烦躁，阳明内结，谵语烦乱，更饮甘草干姜汤，夜半阳气还，两足当热，胫尚微拘急，重与芍药甘草汤，尔乃胫伸。以承气汤微溏，则止其谵语，故知病可愈。”

《伤寒论》此两条是专论逆证的条文，29 条论述了阳逆、阴逆、阴阳俱逆及再次误汗的四逆的证治。30 条则是运用 29 条理论的一则临床记录。

29 条开始所述自汗出、微恶寒与 12 条桂枝汤证的汗自出、啬啬恶寒相同，桂枝汤证脉为阳浮阴弱，此条仅言浮，且小便数、心烦、脚挛急则为桂枝汤证所不具。

桂枝汤证脉之阳浮为邪欲出表，关前阳位之脉浮而阴位尺部不浮，此证则关后亦浮，为下焦肾固藏坚闭之气不足，水液外泄则自汗，下排则小便数，此为阳气之逆；自汗便数则阴液亏虚，阴水不济于心则烦，不泽于下则筋失养而脚挛急，此为阴气之逆。

此种里虚证，医者若误用了桂枝汤，就会加重轻度的逆证，使自汗变为漏汗，微恶寒变为恶风，小便数变为小便难，心烦变为烦躁吐逆，脚挛急变为四肢微急而冷，难以屈伸。此即阴阳之气不能顺接的厥证。

此阳逆证的治疗，当先扶阳，肾阳气复则阴液固藏于内而阴逆易顺，用干姜甘草汤治之即可。干姜本为木中水药，复阳而治水，炙甘草为土中火药，缓阳逆之急而益心火之故。证重而厥，四肢微急者，为病涉脾土，又当用木中土药附子回阳，如《伤寒论》20 条所述："阳病发汗遂漏不止，其人恶风，小便难，四肢微急，难以屈伸者，桂枝加附子汤主之"。

夜半为子时，为阴尽阳生之时，即所谓"子时一阳生"。天人相应，此时有利于阳气的回复，故阳逆之四肢厥冷的恢复多在此时。

用回阳救逆法之后四肢厥冷除，若仍脚挛急肢不能伸屈，应用芍药甘草汤。芍药为金中木，可助肺金酸收之气以

一 《辅行诀》研究余论

藏阴液，并具肝木畅达升散而不碍回阳，炙甘草为土中火，渗水入土而温化之，则阴液之气亦顺而不逆。则阴逆证可除。

若厥证而有谵语，是阳逆与阴逆并重，因阴与阳是相对而言，即非阴逆亦非阳逆。谵语为阳明胃家实，乃脾土之腑证。土在五行中属非阴非阳之性（可参拙作《伤寒论阴阳图说》），故逆证阴阳并重者病位在胃。胃家实者可用泻下法，轻者可少予调胃承气汤，使大便微溏则谵语止。若一汗再汗，又用烧针者，阴阳之气损伤重则四肢厥逆，此为逆由腑及脏，脾主四肢之故，为脾土虚证，即《伤寒论》之太阴证，逆证亦是"实则阳明，虚则太阴"，当用四逆汤治之。

芍药甘草汤治阴逆，阴逆为营血瘀滞而不通之痛，肝体不足以荣筋之痉挛，皆可视为阴逆而用芍药甘草汤治之。临床上用于肢体、内脏等各种疼痛，及肌肉痉挛或肢体拘急，都有良好的效果。

前所述数方的临床应用，可参本书相关案例。

（5）苦酸除烦法

《说文》烦字下云："热头痛也，从页，从火。"页字下云："头也，"可见烦字的本义是因发热而头痛。引申为烦躁、烦闷、烦乱、烦恼、烦忧等等。

在医学中，烦为心病主证之一，心属火，为君主之官，而出神明，脑为神明之府，而出于心，心火过用则热生，热扰神明则病烦，烦从火从页（头）之义尽在其中，故除烦必先制心用过而生之亢热。

承平心用之亢，法在扶其体以应之，所谓扶体即泻心，药用心之体味苦者。而此苦味，又是肾之用味，肾属水，水之用在于灭火，故助水用以退火之意亦在其中。

至于除烦用酸味之药，是因酸为肺之用味，肝之体味。肺之用在于收，收火之炎则热势减，收心神之荡漾则神气安；助肝木之体则可承平肝辛散，使其升散而不妄生心火，断心火亢盛之源而使心神清爽，惟酸味当之，故可与苦药并用以除烦。

该类方剂以救误大泻肝汤、小朱鸟汤、大白虎汤、酸枣仁汤等为代表方剂。

①救误大泻肝汤：《辅行诀》中该方主治文为："救误用吐法，其人神气素虚，有痰癖发动，呕吐不止，惊烦不宁者方。"药由芍药、枳实、牡丹皮、旋覆花、竹叶各三两组成。

该证神气素虚，即中土之气素虚（五行之土为神，详说见拙著《伤寒论阴阳图说》），土虚不足以制水则易生痰癖。若此土虚之人，误用吐法，则冲动痰癖而呕吐不止；痰水随之上逆犯心，则神之舍（心舍神）被扰而心火气动（心主火），火动且神气虚而不能归舍，则惊烦不宁。

方中水中金药竹叶，性如水可济心火，性如金则收降上逆之气；芍药、枳实皆味酸而收降，芍药属金中木，虽收降而兼具木性可益心火之源（木生火），枳实属金中水，与竹叶之水中金，有异曲同工之妙。它如牡丹皮为火中火，乃补心之主，旋覆花系补心之佐臣，其属性为火中木，助益心火之源而善下痰气，与牡丹皮同用补心火生土，则有助于中土神气之来复，使病不发。

②小朱鸟汤：《辅行诀》云："治天行热病，心气不足，内生烦热，坐卧不安，时下痢纯血，如鸡鸭肝者方。"方由鸡子黄二枚、阿胶三两、黄连四两、黄芩、芍药各二两组成。

《伤寒论》黄连阿胶汤与此方同，其主治文曰："少阴病得之二二日以上，心中烦，不得卧。"基本与此方同。

此系因心气不足，而外感之热邪乘虚入于其经脉，即通常所说的少阴热化证。烦热为烦躁、烦闷而又发热，或持续不退的发热（因烦的引申义还有"多"的意思），此热多为热盛阴不足。方中用鸡子黄、阿胶二种血肉有情之品补其阴血，肾藏精，鸡子黄滋阴而"破大烦热"（《别录》），阿胶主"阴气不足"（《别录》）而补血止血，阴血足则心气足，而邪不可干。其余芩、连之苦可以清热，白芍之酸可助敛降之气以敛阴降火，则热退神宁，烦热、卧不安、下血诸证自愈。

③大白虎汤：《辅行诀》该方主治文为："治天行热病，心中烦热，时自汗出，口舌干燥，渴欲饮水，时呻嗽不已，久不解者。"方药为："石膏如鸡子大一枚，打，麦门冬半升，甘草二两，炙，粳米六合，半夏半升，生姜二两，切，竹叶三大握。"

《伤寒论》竹叶石膏汤药味极为接近，系以人参易生姜，它药用量亦有稍有出入处，主治"伤寒解后，虚羸少气，气逆欲吐"。

方中麦门冬、粳米味酸，竹叶味苦，所治主证中有烦热，《伤寒论》主治文中虽无"烦"字，但细揣其少气并气逆欲吐中之"欲"字，形象地表达了想吐不吐的神情，亦有"心中烦"之意，故此方可谓含有苦酸除烦法。

麦门冬主"……虚劳客热，口干燥渴，止呕吐……消谷调中保神……"；竹叶主"除烦热风痉，喉痹呕吐"（俱见《别录》）。麦冬酸可解心气缓而不收之苦，即可以助心收惮散之阳热津液，调中保神，即可和胃而安定其神；竹叶苦为心之体味、肾之用味，可使肾水上济心火，或云使心火下交于肾而在上之热除。祛热宁神，则烦得以解除。

④酸枣仁汤：《金匮》酸枣仁汤主治："虚劳虚烦不得眠"，药物组成为：酸枣仁二升，甘草一两，知母、茯苓各二两，芎䓖一两。

该方中枣仁味酸，知母味苦，含有酸苦除烦之药。知母可治烦热（《别录》），《本经疏证》云："入肺肾胃二脏一腑"，并引刘潜江云："味甘而苦"。此物兼具肾之体、用两味，其功能与肾关系尤大，可益阴清热，利便下水，解水火交阻（《本经疏证》中有详论）。

《别录》谓酸枣主"烦心不得眠"，酸枣仁为棘生之枣果仁，《本经疏证》谓："《别录》主治为酸枣仁之主治，即其味甘而不酸可证也"。观邹氏此语，其以功论味的思想甚是可嘉，而唯甘味始可治"烦心不得眠"则不无可议。《本经》谓酸枣味酸，《别录》亦无别议，皆未分言仁为何味，致李时珍始有仁甘平之说。邹氏生于1790年，卒于1844年，李时珍生于1518年，卒于1593年，邹氏酸枣仁味甘之说当是受李氏之影响所致，然李氏之前，《别录》酸枣已有治烦心不得眠的记载，当时尚无枣仁味甘的说法，则治不得眠不一定是甘味之特功。

究其使用，《纲目》引陶氏说，"今出东山间，云即山枣树，子似武昌枣而味极酸，东人啖之以醒睡，与经文疗不得眠正相反。"又引马志云："按五代史：后唐刊石药云：酸枣仁睡多生使，不得睡炒熟。"唐之前已有酸枣仁治多睡和不得睡的经验，枣仁治失眠是因其味酸仍是理所当然，但也可治多眠。

笔者认为，现代所用枣仁，为棘生酸枣之仁，即陶氏所谓的山枣树，因棘生之酸枣，在平川植之年久亦可成乔木之树，但仍与大枣中之酸枣有所不同（大枣有果味甘、酸之不同，酸者较甘者个小、肉少、核大），用棘生酸枣肉所制之酸枣面，味酸甜，爽口醒神，病人多喜食之，符合陶氏"唅之醒睡"之说。

该枣之仁，即今通用之酸枣仁，临床治失眠之效确切，亦有生用醒睡之说。笔者用于胆热失眠，每用生者取效，亦有用生熟各半治失眠者。据先师张大昌先生之经验，用棘生酸枣根代枣仁治失眠，效果优于枣仁。

上述情况说明，无论不能睡和多睡都可用酸枣治之，不必拘于肉或仁或根，关键在于证的区别，即有热者可用生，无热者可用熟。皆取其味酸能收之意。因为枣为脾果，味当以甘论，而酸枣虽酸，却亦为枣之一类，可谓得肝木体味（酸）之化而具脾土用味（甘）之气。多睡由脾缓散之过度，不睡由肝用急躁之失控，而酸可收脾之过缓，又可收肝急之苦，故而有治多睡和不睡的双向作用。失眠一词，先师常以"睡眠失其常度"为释，多睡与不睡皆为失眠，甚是得体。常以有热体实用生，无热体虚用熟取法。笔者用于临床，尚属得力。

现代多谓酸枣仁补心气，亦切合"心苦缓，急食酸以收之"之旨，心藏神，而心火之气惮散，收之以利神之舍，则睡眠有度，此说亦通。

酸枣仁汤所治，本虚劳之虚烦者，方中有知母之清热，故枣仁用炒者，且炒之则气香醒脾即所以安神，与甘草、茯苓扶正之品同用，况虚劳用补，得酸收则可止耗，补而止耗可获药半功倍之效，则虚劳之烦得除而眠安。

⑤栀子与酸枣仁或酸枣根同用：焦栀子与酸枣仁或棘生酸枣根同用煎服，为先师治失眠常用对药。用于烦躁不眠，多见于郁怒化火，上扰心神，心气荡漾不收者。烦为内心之

烦，为自觉症状，躁为肢体躁动不安，表现于外，它人亦可察及，烦可以不躁，而有躁必有烦，烦有虚有实，而躁为实证。栀子味苦寒，为水中木又为水中火，味苦助肾水济心火之用，使心体承平火用过所生之热，助肾用而兼有木、火之性，则抑木火而不损木火，仍扶其木火生生之道，即可泻火而不伤正。酸枣仁除烦安睡之理已如前方所述，则热除神安而烦躁失眠得愈。

⑥苦参与醋同用：据先师张大昌先生云，本县已故名老中医王化民先生有治癫狂秘方，系用醋制苦参为面，每服6～10克，日2～3次，服后有吐泄腹痛，排出物多有痰涎黏液。

明代缪希雍《神农本草经疏》苦参项下载："腊月米醋渍，入瓮中封固，主一切天行热病，头疼口渴身热，甚者发狂，饮碗许，得吐则愈，汗亦如之。"

上两方均为苦参与醋同用，所治之癫狂和发狂，均与烦有关。如⑤所述，"烦可以不躁，而有躁必有烦。"躁动之甚则为狂。癫证之初亦必有烦，烦为癫狂之初始，癫属阴，狂属阳，皆以烦为基，但烦证尚有自知力，癫狂则已失自知而行为失常，则除烦为治癫狂的必要手段，甚至除烦即可治疗癫狂。服此方可吐泻痰涎，正是酸苦涌泻之力，符合祛邪以愈癫狂之法。

⑦《太平圣惠方》治骨蒸不眠心烦，酸枣仁一两，炒，研，水二盏研绞取汁，煮粥熟下地黄汁一合，再煮匀食。

此证之骨蒸，亦虚劳范畴，用水中水药地黄补肾之水精，即用以济心火之体。酸枣仁酸以收之，则水精不泄而充，虚劳可愈，心气惮散之不眠心烦得之，神敛而不越则证自除。

附：简评陶氏五味理论

当代中医方药学的理论，仍未突破《内经》的四气五味说，新兴的药物功效学可谓药物研究的新动向，领导着时代的新潮流。《辅行诀》中陶氏所创五味五行体用说，实际上正是在《内经》五味五脏归属的基础上，对药物学和方剂学的继承和发展。它继承了《内经》五味五脏各有所入的构架，又与五脏的生理功能密切联系，充实了五脏功能和质体对立统一两方面关系的内涵，可以说它源于《内经》五味五行学说，又不完全与《内经》说相同，是在《内经》五味五行说中融入了当时萌发不久的体用说，实际上也是把体用视为一对具体的阴阳，纳入到汉代盛行五行说中来，且与现代药物功效学暗合。尽管它是粗糙的、原始的，有待与现代科学接轨，但其思维方式和研究方法与《内经》已有所不同，其合化不合化之说，无疑是准确和科学的。五味五行互含说，则是五味理论由综合法走向分析法的尝试，虽然《内经》中已有该思想的前例，但在药物学中仍堪称前无古人。

因《辅行诀》隐藏在千佛洞长达千年，后世学者无继承与发扬的机缘，虽明代张景岳《类经图翼·五行统类》亦有此类思想的表述，其文曰："所谓五者之中有互藏者，如木之有津，木中水也；土之有水泉，土中水也；金之有液，金中水也。火之熔物，火中水也；……火之互藏，木钻而见，金击之而见，石凿之而见，惟水中之火，人多不知，而油能生火，酒能生火，雨大生雷，湿多成热皆是也。"但并未言其具体应用，更非专为药物五味理论而述。清代邹润安《本经疏证》、张志聪《侣山堂类辩》均系以五行论药性较为精辟者，亦未涉五味五行互含的命题，可见《辅行诀》藏于敦煌之后，陶氏此药学理论确是未被继承下来，故亦堪称后无来人。

千佛洞破封以来，《辅行诀》再次面世，获得了第二次生命。其中所载方例，在临床中的卓著疗效，足以体现陶氏药学理论的可行性和先进性。当然，要把此已埋没千年的宝贵理论真正达到现代化，还是一个如同把木耒改造成拖拉机的大工程，需要相当长的历史时期，甚至几代人的努力，始克成就的艰巨任务。

学习《辅行诀·序》一得

《辅行诀·序》开篇云："凡学道辈，欲求永年，先须祛疾，或有夙痼，或患时恙，一依五脏补泻法例，服药数剂，必使脏气和平，乃可进修内视之道。"此段文字给我们三点提示：

一是说明《辅行诀》将病证分为"夙痼"和"时恙"两大类，其实这两大类别，正是我们现代所称的"内伤"和"外感"，《汤液经》中治疗这两大类病的方剂，陶氏都有所选录。这种格式正是张仲景《伤寒卒病论》的模式。可以认为仲景之作，很有可能是依《汤液经》为蓝本的。

二是上述两类疾病，《汤液经》都是用五行学说推衍五脏辨证论治的，张仲景和陶弘景都是将二类病分别开来，但陶氏所录外感天行病中仍有五行理念，所选方剂以肝木（青龙）、肺（白虎）、心火（朱鸟）、肾水（玄武）和脾土（阴阳二旦）为类，而且在心、肾两脏的方剂条文中，似是有意识的留下了"心气不足"和"肾气不足"的遗迹。这种情况，应当是在五行学说高度盛行的汉代，与阴阳学说合而为一的产物。

三是将选录《汤液经》中的方剂称之为"方例"，大有意义所在。《辅行诀》中所选择方剂的组成和结构法度是极为森严的，简直是环环相扣，丝毫无隙，令学者望而生畏，用者知难而退，不敢稍有参差，很大程度上影响着学术的推广和使用。但是陶氏教诲后学，要把这些方剂当作"方例"，起一个示范作用，给后学和使用者灵活运用的空间，只要掌握了其法度准则，不必刻舟求剑，真是大匠教人，不废绳墨。有人认为经方的使用，只要与原文方证相应必效，否则不然，当是经方用药法度尚未熟记在心而然，而《辅行诀》正是阐述经方用药法度的述要之作，其价值不可估量。

《汤液经法》用药图表"除□"应为"除逆"

《辅行诀》用药图表土金交角之外，除□之□为残缺字，先师曾先后补为"益阴"、"除挛"、"除痉"、"除逆"，都有一定的临床根据。"益阴"不合"除□"之通例，"除挛"、"除痉"虽符合甘酸同用代表方芍药甘草汤，治痉挛而止痛之实效，但其义狭，难以表达扶阴、呕逆等作用，逆字义广，并是从脏气运行之机而言，符合陶氏养生的视角，同时亦不废除挛、益阴之说。

《说文》云："逆，迎也，从辵，屰声，关东曰逆，关西曰迎。"可知逆与迎同义。此与老子出函关的故事有关。当年老子行至函谷关（在今之灵宝境内），关东是他的家乡，老子向西行，是背离家乡的方向，故称逆，关西属胡地，对从东方来的人来说则是迎，都是说的老子出函谷关之事而称谓不同。故逆字是有方向相反，背离之义，迎有迎接、相向而行之义。除逆，即解除阴阳、气血、营卫、津液运行方向背离常规的现象。换言之，即解除与脏气相对的因素所导致的病证。

考《辅行诀》救误五大泻汤的药物组成，均与《汤液经法》用药图表五角外之除某有关。救误大泻汤由小救误汤加子脏之小补汤去化味（即佐使）而成，各方的君、佐臣药（即救误小方）的药味与其子脏小补方之监臣之药味（即是母脏之用味）正是并行除病而不合化的关系，而且各方的主治条文均包含着并行味药组所除的某证。如救误大泻肝汤中所含母肾水用味苦之竹叶，与本脏泻方之的君、佐臣酸味之白芍、枳实为并行关系；肾肝相交角外处所标示为"除烦"，其主治文中有"腹痛烦满"，"烦"正是苦酸并行所除之证；以此推寻，救误大泻心汤有干姜之辛与黄连、黄芩之苦并行，主治文中有"烦热痞满"，"痞"字正是图表肝心交角外所除之证；救误大泻脾汤中之旋覆花之咸与附子、生姜之辛并行，主治文中有"腹中滞胀"，"滞"字正是心脾交角外所除之证；救误大泻肺汤中有甘草之甘与葶苈子、大黄之咸并行，主治文中有"其人血素燥"，"燥"字正是图表脾肺交角外所除之证；救误大泻肾汤中之五味子之酸与茯苓、甘草之甘并行，主治文中有"阴气逆升"，以前五方通例推断，图表肺肾交角外所除之残缺字，应当是此"逆"字。所谓阴气逆升者，因阳升阴降为常，今阴反升而不降故为逆，有甘淡之苓、草渗利导阴水下趋，五味酸收引而降之则阴水之逆得以顺达而解除。

（二）大补肝汤所主眩晕证诊断一得

大补肝汤所主之眩晕证，在右下腹（现代医学所称麦氏点附近）常有一压痛点，如不按压，病人多不自觉。余发觉此规律后，每将此作为诊断为大补肝汤证的重要标准之一，遇大补肝汤证它证已具者，谓患者右下腹有一压痛点，检查则果然，患者每每称奇。其实此不过是《内经》"肝脉布两胁，络少腹"之验，且有其《易》学依据。《易医妙用·胸腹后天八卦图》将右少腹属命门而配属乾卦，并谓其理源于《灵枢·九宫八风篇》。

少腹为肝脉所络，为命门所属之地；乾卦为阳，为天，为首；命门之火即相火，而相火"生于命门，寄于肝胆，游行于三焦"（张锡纯语），又名龙雷之火，此火一虚，痰水阴邪内生，蒙蔽清窍（头亦属乾）而作眩晕，大补肝汤之证为阳虚所至痰饮瘀血内阻，故右下腹有压痛，此阳虚实即相火之不足，非实邪为主故患者自觉不痛，按之始痛。主用桂以助肝中所寄相火之用而阴邪可除而愈。

（三）《辅行诀》传承本条辨

1. 《辅行诀》传承诸本，题名不一，有《脏腑用药法要》和《五脏用药法要》之别。该书的理论制高点为在五行中融入阴阳和五行互含。外感辩证以二旦中土统领四神以合五行；救急更是开五脏之窍而分治。况且诸本中已有孙抄本、赵俊欣抄本、衣抄本正文前书名均有"五脏用药法要"字样，追溯抄写年代最早的张偓南《别集》，亦有《五脏用药法要》之谓，钱超尘先生亦力倡此书名应为"五脏用药法要"，故该书应名为《辅行诀五脏用药法要》。

2. 《辅行诀》是署名作者陶弘景晚年所撰。《南史》云陶弘景"性好著述，……老而弥笃……及撰而未讫，又十部，唯弟子得之"，此书当为此"又十部"之一，故历代不见著录，乃为学道弟子所撰之"辅行"之作。

3. 《辅行诀》成书之后，连年战争，社会大动乱，易被战火残损，得之者复原成册，谓之复原本。该本特征为草木补泻方中有不应出现的金石、果、谷、菜类药物。

4. 复原本流传于隋至唐初，又经人校定者为初校本。该本特征为将草木补方中之金石、谷、果类置换为草木药，并有主治异文，以朱笔双行小字注形式出现，原非草木药亦在相应药名下以小字并存。五脏大补汤有用药味数不一的现象。

5. 初校本再次经人整理之文本，称之为再校本。该本特征为：诸草木补方恢复复原本用药，初校本用以代金石等药的草木药名，作"一方作××，当从"，以双行朱笔小字注于相应药名下，以此小字注药代金石、谷、果类药组成的草木补方，已完全符合据陶氏五味五行互含属性组方的需要，此外还有对初校本药物的调整及主治异文。其主治异文亦以双行朱笔小字注形式出现。但是泻方仍有 11 处不符合陶氏学理。

6. 将复原、初校、再校三本合订，初校本药物以"一方作某某，当从"，复原本药物为正文，其余以再校本为正文，初校本内容为双行朱笔小字注。此合订本即宋初封藏于敦煌的藏经洞本《辅行诀》。

7.《辅行诀》原作残佚而无证，但藏经洞本的结构为多层次，显留三源本之端绪。

8. 现存诸传承本，皆出自张大昌先生之口笔，内容纠纷淆杂，貌似茧丝乱麻，但是以三源说按迹追寻，仍可证实皆系从藏经洞本别类分离之集录，也有系再次综合归一者。

9. 博取诸本，以三源说类分所属，可以梳理出藏经洞本之梗概。若执甲驭乙，或执乙驭丙，甚至贵乙贱丙，贵丙非甲，均不能得其全貌而枉费心机，导致对诸般纷乱产生莫名其妙的困惑，甚至白首无成。

10. 初、再校本皆是以置换药物五行互含位次的方法而整订，复原本是以明显非草木方应有之药物暂代疑误之药，均昧于陶氏姜分生干，草分炙否之事，其五脏补泻方药，均不能与陶氏组方学理丝丝入扣，皆已失陶氏原作面貌，此非陶氏五行互含理论不够严谨，亦非原作中无组方规矩可依。

11. 诸传承本内容之误有多端。有抄写之鲁亥，有药物书写君臣之错位，有组方原则句式的混用，有句、逗之错断，有方剂名称之颠倒，有引用条文的互易，有存疑药物的失标，有残缺而文气不接，有卷子出洞后近人的评注、按语、更改，凡此种种，均当细审明辨方能通达。

12. 5·8表的复制成功，11数定理和空位现象的破译，可证实三源本均已非陶氏原作面貌，现存诸传承本之误处，虽有隐显明晦之分，但无多寡、轻重之别。同时还可证实初校本为再校本之底本，确属藏经洞卷子之内涵，决非近代人所撰成。相对稳定的金石部分，有基本符合陶氏组方理念的特点，从而证实金石部分亦确系陶氏原作中方。其与草木方分离异处（一部分在草木方后，一部分在金石方后），又可证实金石方原附于草木方后，其分离另篇的时间较早，有系复原者所为的可能。

13. 尽管现在诸传承本均非藏经洞本面貌，但藏经洞本的全部信息，已在诸传承本中包容无余。诸本合参，证以陶氏学理，以5·8表为参照坐标，完全可以越过藏经洞卷子本，直达陶氏原作基本面貌。

14. 藏经洞本内容，系先贤研究《辅行诀》所费心血之结晶，于《辅行诀》的研究和临床，有较高的参考价值和历史价值。因此分类对校，并存三源本内容是很有必要的。

15. 陶氏《辅行诀》的学理，是在三教合一思想指导下，以重玄学说的体用观为载体，在当时传统五行学说中，融合阴阳，用脏气法于四时的方法，阐释人体生理、病理、辩证、组方、用药的一贯规律，并以心兼火土、五味五行互含、阴阳升降、金木交互、水火既济等理念，总结选录自《汤液经法》方剂的用药规律，建全补泻方剂的法则，此乃《辅行诀》学术之灵魂所在。

16. 《辅行诀》以内伤、外感、急救开窍分篇，方剂数目的多元统计法，能符合三教理念的需要；选录经典方后附以相应自拟（或采集）金石方，以及引文、小序、小结等格式，为《辅行诀》之躯壳形象，符合南朝时代文化气息及陶氏著作的风格。

17. 现存诸传承本《辅行诀》是复原陶氏原作的资料依据，其中存在的问题之根本原因，在于三源整订本的整订者，昧于"11数定理"和"空位现象"，而未能冲破用置换药物调整五味五行互含属性的羁绊。

18. 诸传承本各类之间不具备可比性，故追寻陶氏原作的方法，不可用以对校为主的常用方法，必须以陶氏学理为准则，取所需五行互含属性之药物，才是核定补泻方药物组成的正确方法。

19. 诸传承本中皆有张大昌先生的译注、按语、增衍等文字，一般不难辨识。校订时应予注意，莫当正文记入。对残缺文字，可据文义而补，且予以说明。

按：此文系 2008 年为《辅行诀研究》所撰之稿，因当时版面紧张而未载入。鉴于此文对《辅行诀》诸传承本内容关系复杂的情况，表述的比较简洁醒目，故而在此刊出。

（四）《辅行诀五脏用药法要》考辨

随着近两年有关敦煌古医籍《辅行诀五脏用药法要》（下简称《辅行诀》）传承抄本的辑汇、考校、整理、注释方面的专著相继问世，加强了《敦煌古医籍考释》（下简称《考释》）本出版二十年来学术界对该书的重视和关注程度，进一步激起了广大热爱中医之士的考证、探索、研究的思潮，形成前所未有的新局面，对推动该书的研究进程起到了积极作用。同时，据考该书的敦煌原卷乃原作致残后几经整订的多层次文本，已非陶氏原作面目且已毁佚，诸传承抄本内容又多有异同，加之有的考证、研探者对现存世传承本抄写背景不清，所引资料和分析方法以及掌握有关情况的可靠度不一，从而形成不同的见解和结论，甚至有该书是伪书的提法，对该书研究的进展有一定的负面影响。

应当指出，尽管有些人考证的结果不够准确，甚至极端错误，而绝大多数是出于对学术的认真态度和追求真实的精神，值得赞赏和鼓励，但是基于此书对中医学术的重大意义，笔者认为有必要就目前对本书书名及真伪问题所涉病证名称、药物最早记载的时间等深入考辨以证其实。

笔者考证，该书是陶氏晚年甚至是临终前几年为教授"学道辈"的辅行之作，其内容较其早年著作学术观点有所不同应是常情，对所据《汤液经法》原文字亦不一定从古，使用了当时通用者，继因战乱致残后又几经整理，已非陶作原貌，造成藏经洞本已是唐代所成的多层次形格，加之陶氏所见到的《汤液经法》也未必是《汉书》时代之原样，也有经东汉之后诸医家的雕琢润色的可能，如《内经》一样，有谁能保证现代所流行的《内经》版本是汉时之原貌呢？况且现在世间诸传承抄本，又均是先师三代分析藏经洞本所形成的"三源本"（见拙著《辅行诀五脏用药法要研究》）的多级复抄本，抄写的目的主要是师为方便教授我辈临床应用，不一定完全保留藏经洞本原卷古字形格。因此，考证者一味追求现存世抄本完全符合陶氏时代特征，甚至《汤液经法》始成书的汉代文字特征，未免有些过于苛刻，影响考证真伪的判断。

同时，对所涉名词术语、病证、药物名称出处的考证，仅依现存世文献的记载为准，而此只是某病证、药物名称出现的下限，对此所据文献的传承来源、是否已佚的因素则不加考察，凡陶在世之后甚至唐代书始有载者，皆作该书是伪书的根据，好像陶氏只能吃前人嚼过的馍，不许为天下先似的，这种方法实有损于考证古籍传抄本的准确性，抹杀陶氏的创新精神，起码是不够严谨的。对诸多具体问题，笔者择要考辨数则如下：

1. 关于书名问题

自 1988 年马继兴教授主编《考释》出版时，按先师张大昌 1974 年所献资料，将此书命名为《辅行诀脏腑用药法要》以来，一直沿用至今。近几年钱超尘教授和赵怀舟先生经马老同意，再次与我们众师兄共同开展传承抄本的搜集考校工作，将书名中"脏腑"校订为"五脏"，在《辅行诀五脏用药法要传承集》（下简称《传承集》）中首次刊行。对此校改，社会上有认为仍当为"脏腑"者。笔者认为尽管两个书名都可用，但以有"五脏"者更为合理，理由如下：

（1）两种书名均出自张大昌先生之口笔

两种书名均出自先师张大昌先生之口笔，敦煌原卷已佚，无法证实何者为确。从现存诸传承抄本用名看，抄写时间最早的范抄本所用为"脏腑"，且当时原卷尚未毁佚；用"五脏"者出自上世纪 70 年代，抄写最早的是王子旭的1974 年抄本，已是文革末期，原卷已佚的时期，故似应是有"脏腑"者为原书之名。但是，张偓南《陶弘景先生五脏用药法要别集》（下简称《别集》）所用却是有"五脏"二字者。现存《别集》本是先师"早年"照抄其祖父写本抄写而再复抄的文本，且此《别集》又很可能与张渥南在敦煌购书时的"秉烛夜抄本"（详情请参《辅行诀五脏用药法要研究》，下简称《研究》）有关，况其"早年抄本"亦曾一度流于"败纸堆"中，因此有"五脏"之书名实早于"脏腑"二字者。

按理而论，先师幼年已将原卷背诵纯熟，在书名问题上不应出现如此现象，给后人留下困惑，其中必有原因。究其所以，当是现存诸本均是先师三代研究敦煌卷子形成史的结果，换言之，当是师之三代把原卷中多层次内容分析成了三（或二）个文本，即笔者所称的"三源本"（或复原本与再校本合一），为方便区别而分别称为"脏腑"和"五脏"所致。1974 年献出再校本草本方部分后，在《别集》再发现的情况下，将含"初校本"和金石方内容的文本，以有"五脏"者为书名传诸我辈。鉴于有"五脏"之书名出现时间较早，是源于师之先祖抄于原卷者，故当是原卷所用之书名。

（2）"五脏"为古代文题和书名常用词

"五脏"为古代文题和书名常用词，它是成熟、盛行于汉代的五行学说所衍生的医学词语，有总领人体六腑、经脉、官窍的意义。《素问》中已有《五脏生成》和《五脏别论》两篇以"五脏"为题名，而无一用"脏腑"为题名者。此两篇之内容均非单论五脏，涉及五脏之合、荣、腑（传化之腑）、奇恒之腑等；

《金匮要略》（下简称《金匮》）有《脏腑经络先后病脉证》篇，有《五脏风寒积聚脉证并治》篇，前者脏腑分论，有"唇口身冷为入脏即死，身和汗自出为入腑即愈；""血气入脏即死，入腑即愈；""脉极入脏即死，入腑即愈"。后者论脏不及腑，但证治亦涉"腑病"及六腑中之三焦、大肠、小肠、胃等名称。

《中国医籍考》（下简称《医籍考》）脏象类共载书名40种，其中书名有"五脏"二字者26种，有"脏腑"二字者6种（其中有"腑脏"二字者一种）。其中除专述古代解剖者外，以"五脏"为名者亦多涉及"腑"，如《张仲景五脏论》（下简称《五脏论》）内容亦有"肝与胆合，脾与胃通，小肠连心，大肠连肺，膀胱合肾，"及五脏与人体经脉、官窍、体表、肌肉、筋骨等的关系。

上述资料证明，"五脏"作为古代书名常用词，兼有六（或五）腑、经脉、官窍及其他组织结构的意义，它是人体脏象之统，而非仅是狭义的心、肝、脾、肺、肾之谓。脏可统腑，而腑不可统脏，以"脏腑"为书名者，多是脏腑分论者。据《传承集》所载《辅行诀》抄本内容，虽然载有腑病证名，如'脉极'、《千金·卷十一》云："邪伤则六腑生极，故曰五脏六极也"；《外台·卷十六》引《删繁论》曰："邪风逆于六腑，淫虚厥于五脏，故曰精极也。凡阳邪客五脏，阴邪损六腑，阳实则从阴引阳，阴邪则从阳引阴。"）筋极等六极病名，小养生补肝方所治之"大便闭塞"，救误大泻心方所主治之"心下痞满，食不下，利反不止，雷鸣腹

满"等腑病证，但均非脏腑分论。而且《传承集》所载 21
件抄本《辅行诀》中，除《别集》本无段落标题外，有"辨
×病证文并方"之标题者 9 本，有"辨×脏病证并治法"或
"辨×脏病证文"之标题者各 5 本，有"辨×脏病证并药"
者一本，"脏"字后均无"腑"字。即便在六合辨证体系的
外感天行病方主治文中，小朱鸟汤和小玄武汤下亦分别有
"心气不足"和"肾气不足"的五脏辨证踪迹。可见该书之
内容虽有涉六腑证，但并未分论，乃是以脏概腑，详于脏略
于腑者，符合古代以"五脏"为中心作书名的内容和形格。
根据上述考证，足以说明该书原著的名称，应是《辅行诀五
脏用药法要》而不应为《辅行诀脏腑用药法要》。

2. 关于有关病证名称出处问题

（1）关于六极

①文献摘要

《神农本草经》（下简称《本经》）桑根白皮项主治文曰：
"主伤中五劳六极，羸瘦，崩中脉绝，补中益气。"

《金匮·脏腑经络先后病脉证第一》曰："……合为一百
八病；五劳、七伤、六极，妇人三十六病不在其中。"

《五脏论·甲本》曰："只如八味肾气，补六极而差
五劳，"

《诸病源候论校释》（隋·巢元方等著，南京中医学院校
释，人民卫生出版社出版，1983 年 7 月第一版，第二次印
刷，下简称《源候论》）第 87～88 页【原文】曰："夫虚劳
者，五劳、六极、七伤是也。……六极者，一曰气极，令人
内虚，五脏不足，邪气多，正气少，不欲言。二曰血极，令
人无颜色，眉发坠落，忽忽喜忘。三曰筋极，令人数转筋，

十指爪甲皆痛，苦倦不能久立。四曰骨极，令人痿削，齿苦痛，手足烦疼，不可以立，不欲行动。五曰肌极，令人羸瘦，无润泽，饮食不为肌肤。六曰精极，令人少气，嗡嗡然内虚，五脏气不足，毛发落，悲伤喜忘。"

第135页【原文】曰："虚劳则生七伤六极，气血俱损，肾家偏虚，不能藏精，故精血俱出也。"

《备急千金要方》（下简称《千金》）卷十一，及《外台》卷十六曰："论曰：夫六极者，天气通于肺，地气通于嗌，风气应于肝，雷气动于心，谷气感于脾，雨气润于肾，六经为川，肠胃为海，九窍为水注之气，所以窍应于五脏，五脏邪伤则六腑生极，故曰五脏六极也。"（《外台》文冒头'论曰'作"删繁论曰"四字，文后有'出第八卷中'五字）

"论曰：凡筋极者，主肝也，肝主筋，筋与肝合，肝有病从筋生，又曰以春迁病为筋痹，筋痹不已，复感于邪，内舍于肝，则阳气入于内，阴气出于外，若阴气外出则虚，虚则筋虚，筋虚则善悲，色青苍白见于目下，若伤寒则筋不能动，十指爪皆痛，数好转筋，其源以春甲乙日得之伤风，风在筋为肝虚风也。若阳气内发为实，实则筋实，筋实则善怒、嗌干。伤热则咳，咳则肋下痛不能转侧，又脚下痛。故曰肝实风也。然则因其轻而扬之，因其重而减之，因其衰而彰之。审其阴阳以别柔刚。阳病治阴，阴病治阳，善治病者，病在皮毛肌肤筋脉而治之，次治六腑，若至五脏则半死矣。"

"扁鹊云：筋绝不治九日死，何以知之？手足爪甲青黑呼骂口不息，筋应足厥阴，足厥阴气绝，则筋缩引卵与舌，筋先死矣。"（《外台》文'筋应足厥阴'句之后为"足厥阴气绝于筋，则筋缩引卵与舌。足厥阴者，肝脉也，肝者筋之合也，筋者聚于阴器，而脉络于舌本，故脉不营则筋急，筋急则引卵与舌，故唇青舌卷，卵缩则筋先死，庚笃辛死，金胜木，医之拱手也。"冒头'论曰'二字为'删繁曰'文后有"《千金》同，出第八卷中"八字）

《千金·卷十三》及《外台·卷十六》曰："论曰：脉极者，主心也，心应脉，脉与心合，心有病从脉起。又曰：以夏迁病为脉痹，脉痹不已，复感于邪，内舍于心，则饮食不为肌肤，咳脱色，色白者不泽，其脉空虚，口唇见赤色。凡脉气衰，血焦发坠，以夏丙丁日得之于伤风，损脉为心风，心风之状，多汗恶风，若脉气实则热，热则伤心，使人好怒，口为色赤，甚则言语不快，血脱色，干燥不泽，饮食不为肌肤，若脉气虚则寒，寒则咳，咳则心痛，喉中介介如哽，甚则咽肿喉痹，故心风虚实候也。若阳经经脉病，治阴络，阴络脉病治阳经，定其血气，各守其乡。脉实者宜泻，虚者宜补，善治病者，观其虚实，治之取痊，病在皮毛、肌肤、筋脉则全治之，若至六腑五脏，则半生半死也。"（《外台》文冒头'论曰'为'删繁论曰'，无'观其虚实，治之取痊'八字）

扁鹊云：脉绝不治三日死，何以知之？脉气多空虚，则颜焦发落，脉应手少阴，手少阴气绝，则脉不通，血先死也。（《外台》'则脉不通'后为'手少阴脉者，心脉也，心者脉之合也，脉不通则血不流，血不流则发不泽，故面黑如漆柴，则血脉先死，壬笃癸死，水胜火，非治药所效也。'文后有"出第八卷中千金同"注文。）

《千金·卷十九》及《外台·卷十六》曰："论曰：肉极者，主脾也，脾应肉，肉与肌合，脾病则变色。又曰：至阴迁病则为肌痹，肌痹不已，复感于邪，内舍于脾，体痒淫淫如鼠走，其身上津汗出液脱，腠理开，汗大泄，鼻端发黄是其相也。凡风气藏于皮肤，肉色则败，以戊已日伤于风为脾风，脾风之状，多汗，阴动伤寒，寒则虚，虚则体重怠坠，四肢不欲举，不嗜饮食，食则咳，咳则右胁下痛，阴阴引肩背，不可以动转，名曰厉风，里虚外实。若阳动伤热，热则实，实则人身上如鼠走，唇口环皮肤色青，身体津液脱，腠理开，汗大泄，名曰恶风而决其纲纪，知阴阳动静，肉之虚实，实则泄之，虚则补之，能治其病者，风始入肉、皮毛、肌肤、筋脉之间，即须决之，若入六腑五脏，则半死矣。"（《外台》文冒头'论曰'为'删繁论曰'四字）

扁鹊曰："肉绝不治五日死，何以知之？皮肤不通，外不得泄，凡肉应足太阴，太阴气绝，则脉不营其肌肉，唇反者，气尽则肉先死，使良医妙药绝不治也。"（《外台》'太阴气绝'之后为"则不营其口唇，口唇者，肌肉之本也，脉不营则肌肉濡，肌肉濡则人中满腔，人中满则唇反，唇反则肉先死，甲笃乙死，木胜土，使良医妙药终不可疗。"全文不分段，文末有'千金同，出第八卷中'八字。）

《千金·卷十七》及《外台·卷十六》曰："论曰：凡气极者，主肺也，肺应气，气与肺合。又曰：以秋迁病为皮痹，皮痹不已，复舍于肝肺，则寒湿之气客于六腑也。若有病，则先发气上冲胸，常欲自恚，以秋庚辛日伤风邪之气为肺风，肺风之状，多汗，若阴伤则寒，寒则虚，虚则气逆咳，咳则短气，暮则甚，阴气至，湿气生，故甚阴，畏阳气，昼日则差。苦阳伤则热，热则实，实则气喘，息上胸臆，甚则唾血也。然阳病治阴，阴病治阳，阴是其里，阴病治阳，阳是其表，是以阴阳表里，衰王之源，故知以阳调阴，以阴调阳，阳气实则决，阴气虚则引，善治病者，初入

205

一 《辅行诀》研究余论

皮毛，肌肤筋脉则治之，若至六腑五脏，半死矣。"（冒头'论曰'二字，《外台》为'千金论曰'；末句'半死矣'为'半死半生矣'）。

"扁鹊云：气绝不治，喘一作奔（《外台》无此三小字注）而冷汗出，二日死，气应手太阴，太阴气绝，则皮毛焦，气先死矣。"（《外台》'则皮毛焦'之后为："太阴者，行气、温皮毛者也，气不营则皮毛焦，皮毛焦则津液去，津液去则皮节伤，皮节伤则爪枯毛折，毛折则气先死。丙笃丁死，火胜金，非疗所及也。删繁同，出第十七卷中。"）

《千金·卷十九》《外台·卷十六》曰："论（《外台》作'删繁论'）曰：凡精极者，通主五脏六腑之病候也，若五脏六腑衰，则形体皆极，眼视而无名，齿焦而发落，身体重则肾水生，耳聋、行步不正。凡阳邪害五脏，阴邪损六腑，阳实则从阴损阳，阴虚则从阳损阴。若阳病者主高，高则实，实则热眼视不明，齿焦、发脱、腹中满，满则历节痛，痛则宜泻于内。若阴病者主下，下则虚，虚则寒，体重则肾水生，耳聋、行步不正。邪气入内，行于五脏则咳，咳则多涕唾而面肿气逆。邪气通于六腑，淫虚厥于五脏，故曰精极也。所以形不足温之以气，精不足补之以味。善治精者，先治肌肤筋脉，次治六腑，若邪至五脏，已生死矣。"

扁鹊曰："五阴气绝不可治，绝则目系转，转则目精夺，为志先死，远至一日半日，非医所能及矣。宜须精研，以表治里，以左治右，以我治彼，疾皆差矣。"（《外台》文末有"'《千金》'同，并出第八卷中"）

《千金·卷十九》及《外台·卷十六》曰："论（《外台》作'删繁论'）曰：骨极者，主肾也，肾应骨，骨与肾合。又曰：以冬至迂病为骨痹，骨痹不已，复感于邪，内舍于肾，耳鸣，见黑色是其侯也。若肾病则骨极，牙齿苦痛，手足疼痛，不能久立，屈伸不利，身痹、脑髓痠以冬壬癸日中邪，伤风为肾风，风厉骨，故曰骨极。若气阴，阴则虚，虚则寒，寒则面肿垢黑，腰脊不能久立，伸屈不利。其气衰则发坠齿槁，腰脊相引而痛，痛甚则咳唾甚，若气阳，阳则实，实则热，热则面色炝隐曲，膀胱不通，牙齿、

脑髓苦痛，手足痠痹，耳鸣、色黑，是肾极之至也。须精别阴阳，审其清浊，知其分部，视其喘息。善治病者始于皮肤、筋脉即须治之，若入脏腑则半死（《外台》'半死'前有'半生'二字）矣。

扁鹊云：骨绝不治，腰而切痛，伸缩不得，十日死，骨应足少阴，少阴气绝则骨枯，发无泽，骨先死矣（《外台》'则枯骨'之后为"足少阴者，冬脉也，伏行而濡滑骨髓者也，故骨不濡则肉不能著骨也，骨肉不能相亲则肉濡而却，肉濡而却，故齿长而面垢，发无泽，发无泽则骨先死，戊笃己死，土胜水，医所不能疗。《千金》同，并出第八卷中"）。

上所录《千金》与《外台》文字略有异同，如《千金》中'治'字，《外台》为避讳而作'疗'字，它处有异而无妨文义者，亦均未注明。

②六极病名探源

根据上述现存资料可以看出，五极病证名称，最早记载的是《本经》和张仲景的著作，尽管《五脏论》可能是后世伪作，但是《金匮》中的资料是确切的。尽管《本经》和《金匮》中只有六极之名（《金匮》有脉极之名），而不具体细别，其按六腑之合而分论也是很有可能的。因为六极病证之理论渊源，可系于《素问》。《源候论》、《千金》、《外台》所载文句中，多有与《素问》诸篇雷同处。《本草经疏证》

（下简称《疏证》）桑根白皮条下云："考《千金》于五脏五劳大旨以《四气调神大论》中'逆四时气'一节为主因，分析其辗转虚实，至'关格生劳'，于六极则以《阴阳应象大论》'天气通于肺'，至'五脏半死半生'为总论，分论于《风论》、《痹论》，五脏四时所受筋、脉、肉、气、骨五极之下，以脏气法时虚实风象缀之，唯精极则以谓通主五脏六腑之病候，独归重于肾，是极有异于竭。既有盛有衰，有虚有实，又有四时之邪绳贯其间，其为虚证已无几矣。治劳极之一病，有中伤中者，有由伤外者，有羸瘦者，桑根白皮所主仅伤中之五劳六极。"《本经》与张仲景著作不载六极分别之名，不能完全排除当时六极不分细目，因为古代文献佚失太多，《医籍考》'医经'类，载书名40种，标有'佚'字者34种，'未见'者2种，在《内经》基础上，进一步与医疗实践相结合，系以五脏之合及'精'命名'极'证的书籍或是已佚。

早期的六极名称和症状不一定完全统一，《源候论》与《千金》、《外台》的差异就说明此问题。前者症状较简略，病名为'极'字分别系以气、血、筋、骨、肌、精，后两者症状较为详细，病名则是'血'改为'脉'，'肌'改为'肉'，且有"扁鹊云"一段。《千金》各段冒头'论曰'二字，《外台》除气极段作'千金论曰'外，皆作'删繁论曰'，可知《外台》和《千金》均当是据《删繁》而来，或是《删繁》气极段残缺，《外台》又据《千金》而补者。《删繁》和'扁鹊'所云，均早于《千金》和《外台》。还应注意，《外台》'扁鹊云：'之文字较《千金》多，所多出者与《难经·二十四难》及《针灸甲乙经》内容极为接近（《甲乙经》为某经气绝，其经脉名称系六极相关脏所系之经脉名，如骨极作足少阴气绝，唯精极曰五阴气俱绝），故'扁鹊云'或即《扁鹊八十一难经》中者。文中不称某某'极'而称某某'绝'，更可知六'极'病名的形成有一个发展变化的过程。《医籍考》《黄帝八十难经》项下云："《外台》载《删繁方》之极论，引二十四难文，并称'扁鹊曰'其文虽稍异，似源于是经"。由此可以认为，早期的六绝，即后来所称的六极，甚至在扁鹊时期对该类病就有分称。

前所引资料文字，扁鹊最早，而《删繁》出自何时，对判断六极分称至关重要，若系《千金》之后者，则《外台》可据《删繁》和《千金》而载。《医籍考》载《删繁方》作者为谢士泰，已佚，并谓谢系隋之前人。

2006年12月广州中医药学会第八届内经学术研究会上，韩国金度勋先生发表论文"《〈删繁方〉的辑复研究》"认为："《删繁方》的作者被推为谢士泰，对此尚无史料可佐证，但推测其可能是'齐派'医家，为南北朝时期的人物，此医书大约成于六朝时期的北齐（550～577）。"

《上海中医药大学学报》2007年06期载胡冬裴先生"独抒妙理，博采众方——谢士泰《删繁方》方论钩沉"云："《删繁方》博采诸录，删繁存要，既有理论阐发，又有良方妙剂，理法方药俱全，尤以五脏劳论和六极论最具学术价值。"

梁峻等主编的《范行准辑佚中医古文献丛书（一）》（中医古籍出版社，2007年四月第一版）中所载《删繁方·解题》云《删繁论》："谢士泰生平里籍考证不详，但内容多引自佚书《华佗绿秩》。有中医理论在古代的不同记载，如皮、肉、筋、骨、脉、髓之辨证论治方法等。"

王洪图教授"脏热腑寒论及温胆汤用法"（安徽中医临

床杂志，2000 年 01 期）云："删繁方"的作者谢士泰与姚僧垣（注：499～583 年）是同时代人。

上述资料基本可证，六极分称之病名，源远流长，可起自《华佗绿秩》。《金匮》中有'脉极'之名，可证仲景时代极证有分类命名，南北朝时由谢士泰'六极论'将分类命名传承下来。《辅行诀》的再现于世，可以佐证，南北朝时已具六极之名。陶氏在虚劳五补方主治文中所用极证病名，与谢氏所承极证分称同出一源，出于五脏辨证的需要，在足少阴肾证的骨、精极中选取了后者。还应指出，这不能说明陶氏一定是取材于《删繁方》，反而有《辅行诀》略早于《删繁方》的可能。因为谢氏确切的生平里故失考，若依"谢士泰与姚僧垣是同时人"，以与姚氏同龄计，则陶氏著《辅行诀》时（笔者考证当在 516～536 年之间，详情可参《辅行诀研究》），谢氏在 17～37 岁之间，作《删繁方》的可能性不会百分之百。若依"大约成书于六朝时代后期的北齐"，则《删繁方》至少较《辅行诀》晚出 14～43 年。基于《删繁方》上承《华佗绿秩》，陶氏在其中年手订《本经》的六极所引申分论的学术内容中，选取五极引入《辅行诀》是很有可能的。总之笔者认为，陶氏当为六极论早期奠基人之一，《辅行诀》中有五极病名不足为奇。至于《源候论》中之六极，内容简略而与《千金》、《外台》有所异同，当是传承非一而另有所本，或是极证发展过程中，尚未成熟阶段情况的折射。

（2）关于遗精

"遗精"质疑：《辅行诀》固元补肾方主治主中有"遗精"一词，有谓此名始自宋代者，笔者认为此说尚有可疑之处。

①《针灸甲乙经校释》（山东中医学院校释，人民卫生出版社出版，1979 年 9 月第一版，下简称《甲乙经校释》）第 198～199 页【原文】曰："肝足厥阴之脉……是动则病腰痛……是主肝所生病者，胸满，呕逆……遗溺，癃闭……"。于（校勘）项下云；"'溺'原作'精'，据《灵枢》经脉篇、《脉经》卷六、《太素》卷八首篇、《千金》肝脏、《铜人》卷一改。"

该书校释说明中说："这次对本书的校释，是以人民卫生出版社影印明刻医统正脉本为蓝本。对校本有：日本小岛父子批校明新安吴勉学校刊步月楼梓行古今医统正脉全书单行本，其中一、二、三卷，曾据正统本校过，凡称正统本，即指此。"

校勘·2 云："原书与校本不一样，而显系原书错讹或脱漏者，即在原文中予以直接改正或增删，用脚注序码标出，并注明据改、据补、据删等的书目、版本、卷次或篇章。"

《甲乙经》大约在西晋太康三年（282）之前问世以来，至陶氏时代的《七录》（梁·阮孝绪编于普通四年，即 523 年）已有记载，之后的《隋志》也有记载，并有了如杨上善注本等不同的版本。隋唐时期，为日本、新罗、高丽、等国所规定的学医必修课之一，《千金》、《外台》、《小品方》等书有所记载，唐中期又有误将其前校勘本书所引古医书及杨上善引文写成大字与原文相掺的抄本，因此早期的版本即非一种。此期正是藏经洞本《辅行诀》形成的时期。至北宋初，林亿等校定整理的《新校正黄帝甲乙经》于熙宁二年（1069）问世，成为定型的版本。此时正是《辅行诀》被封存于藏经洞的时期。之后，《甲乙经》又历经南宋（金）、

一　《辅行诀》研究余论

元、明、清历代校刊而内容有所变异，在细节上难以准确反映其早期面貌的情况应该是有的。在《甲乙经》各种传承版本中发现差异之处，不宜轻易删改，因为林亿之前的《甲乙经》已有多种，更何况我们今天能见到的最早版本已是明代的了呢？如前所引有'遗精'的文本，在未能考证清其传承源流的情况下，仅用《千金》、《外台》、《灵枢》、《脉经》等文献参校，亦不可证原作一定不是此二字，有可能有此二字的版本非是所参古文献之据，而有此二字之版本可能未被重视和采纳。尤其在发现《辅行诀》中有'遗精'一词后，更应慎重其事，因它有可以佐证《甲乙经》早期时代或者即有此病名。

②关于"遗精"出自许叔微之说：

宋代许叔微晚年所著（生于北宋元丰三年，即 1080 年；卒于南宋绍兴二十四年，即 1154 年）《普济本事方》（上海科学技术出版社，1959 年 9 月第一版）卷第三·膀胱疝气小肠精漏门云："治遗精梦漏，关窍不固，金巢丹方"并小字注曰："亦名茴香圆"。又有"治经络热，梦遗漏，心忪恍惚，膈热，清心丸"，方后云："……大智禅师方，梦遗不可全作虚冷，亦有经络热而得之。"

许氏于金巢丹、清心圆、猪苓圆三方后出论曰："此药治梦遗，梦遗有数种，下元虚惫，精不禁者，宜服茴香圆；年壮气盛，久节淫欲，经络壅滞者，宜服清心圆；……又有一说，经曰：'肾气闭即精泄；《素问》云，肾者作强之官，伎巧出焉；又曰：肾藏精'……今也肾气闭，则一身之精气无所管摄，故妄行而出不时也，猪苓圆一方，正为此设，此古方也，今盛行于时而人多莫测其用意，盖半夏有利性而猪苓导水，盖导肾气使通之意也。（笔者按：此肾气指肾闭藏之用，'肾气闭'即肾失闭藏的作用）"。

许氏此篇题目中用"精漏"，金巢圆主治中用"遗精梦漏"，清心圆主治中用"梦遗漏"，方后论中用"梦遗"，虽与隋唐通行医书如《千金》、《外台》所用之失精、泄精、梦泄精、尿精、梦泄、精自泄、精为自出、梦泄失精等均不同，但主要是遗、漏与泄、失、自出的不同，所表达的意义差别不大，文中已明指猪苓圆，"此古方也"，清心圆系"大智禅师方"。考大智禅师即怀海禅师，其人生于唐开元八年（720），圆寂于唐宪宗元和九年（814）正月十七，于禅学颇有贡献，他生活的年代，正是《千金》和《外台》成书的时代（《千金》问世约在7世纪中期，《外台》问世于752年），但两书中均未载大智禅师之清心圆及"梦遗不可全作虚冷，亦有经络热而得之"之语，都是以肾虚劳不足而论者，可见两书并不可代表当时治疗该病的全面情况，至少是佛教学者智圆大师治梦遗的清心团圆未被收载，或者佛教界当时已有"遗精"、"梦遗"之病名，只是流传不广而已。许氏不但精通《伤寒论》、《千金》等名著，对不著书录的方子也很重视，据说他表兄患头风，用一个叫田兹的医生的秘方治好后，就千方百计的把方学到，后来写入《本事方》中，即该书中著名的硫黄圆。他终生治病不收诊费，交往甚广，不但庶民百姓接触甚多，各界各阶层人士亦不会少，如当时的抗金英雄韩世忠就与他交往甚密，有收集各方不见世行之书的病证方药的条件，遗精之病名和治方，也许是来自隋唐佛家传承，而由许氏笔之于《本事方》中的。作为初唐时整理的藏经洞卷子写本《辅行诀》中有"遗精"一词，是很有可能的。

③遗精是肝足厥阴之脉的所生病：

《甲乙经》经脉所主之病，皆有是动病和所生病两类，历代医家皆认为是动病为本经脉变动所至的病证，对所生病的认识却不一致，笔者认为，此类病证是因本经脉病变涉及相关其他脏腑，及其他脏腑所络属经脉的病证。如肝主疏泄而恶抑郁，肾主闭藏而固摄，肝与肾及足厥阴与足少阴经脉即是相关脏腑经脉，它们之间既有生理的联系，病理上也相互关联，相互影响，如遗精一证，既可认为是肝之疏泄功能过度，也可认为系肾闭藏功能不足，因此该证之针灸治疗可取足厥阴经脉穴，又可取足少阴经脉穴。

众所周知，肾主藏精，又主前后二阴（或曰二便），足厥阴经脉所主之病，《甲乙经》若仅有"遗溺"、"癃闭"而无"遗精"的表述则是不全面的。考明代高武所撰《针灸聚英》（上海科学技术出版社，1961年5月第一版）足厥阴经脉共13个穴位，其中中封穴和曲泉穴主治证中均有"失精"一症，说明该证作为该经脉之所生病是合理的。当然文中有"遗溺"也是合理的。其13个穴位中有大敦等7个穴位，主治中分别有小便频数不禁、遗溺、癃闭、遗尿、便溺难、小便不利、五淋不得小便、热闭不得溺等词语，可以说明这一问题。

或问：《甲乙经·肝足厥阴经脉》13穴中7个穴位记有关于小便失禁或闭塞类证的文字，3倍于关于"遗精"的记载，是否意味着遗精非是该脉所生病？答曰：非，即便在"主闭藏"的肾足少阴经脉的27个穴位中，也只有横骨、然谷、和大赫三个穴位分别有主治"失精"、"男子精泄"和"精溢"的文字，若依比例而论，使用频率反而比足厥阴经脉低。这种情况只能说明遗精（失精之类）证在当时不比小便失禁之类病针灸治法取穴较多。但是在《甲乙经·肝足厥阴经脉》所生病证中有"遗精",不一定是错误的。如果未能澄清有"遗精"的《甲乙经》的源头，删除"遗精"二字，不如与"遗溺"并存更妥。

或者有些问题只有以后新的出土文物才能证实。

3. 关于有关药物名称出处问题

（1）熟地黄

《本经》载"干地黄味甘苦寒……生者尤良。"《别录》则另立"生地黄"一项，并云："大寒，……皆捣饮之……二月八月采根阴干。"

《本草纲目》地黄项集解引雷敩曰："采生地黄去皮，瓷锅上柳木甑蒸之，摊令气歇，拌酒再蒸，又出令干，勿犯铜器，令人肾消白发，男子损营，女子损卫。"引弘景曰："……作干者有法，捣汁和蒸，殊用工意，而此云阴干，恐以蒸作为失乎？"引陈藏器曰："干地黄，本经不言生干及蒸干，方家所用，物各有别，蒸干即平宣，当依此法用。"

《千金·卷十七·服食法第六》载有"作干熟地黄法：采地黄去其须叶及细根，捣绞取汁以渍肥者，着甑中，土若米无在（文义不明），以盖上蒸之一时出，暴燥，更内汁中又蒸汁尽止，便干之。亦可直切蒸之半日，数以酒洒之使周匝（疑脱失一字）至夕，出，暴干，可蜜丸服之。"

《本经》称干地黄，当是无水分的地黄，本无生熟之分，却又特别指出"生者尤良"，应是干地黄当时已有生熟两种。"生者尤良"四字，似是因当时对地黄的临床应用范围尚不广泛，多用于血热瘀痹证，对长于温补滋阴血的熟地黄的认识尚不深刻。当时也必然有制作熟地黄的方法。《别录》又另立生地黄一项，明确指出要"捣饮之"或"阴干"，此两种都是不经蒸煮者，可称生地黄。前者似指鲜地黄，后者所指是干地黄。如此分类，则地黄一物，可分两大类，干地黄有生熟两种，生地黄有干鲜两种。它们都是采收地黄后不同制作工艺的产品。随着临床经验的不断提高，对熟地黄药用价值的认识逐渐加深，才有了生熟分用的方法。《本经》"生者尤良"，的提出，说明《本经》时期即有生熟混用的情况。《别录》要求"阴干"，就是为了避免"捣汁和蒸"制作干地黄的错误方法。上述《纲目》所引陶文，正是此意。

那么熟地黄的实用价值是何时被重视起来的呢？雷敩熟地的制作"勿犯铜器，令人肾消并白发，男子损营，女子损卫也，"说明雷氏《雷公炮炙论》问世时期，已有丰富的经验和深刻的认识。历代医家对雷氏系何时代人，有较大的争议，当前主要有刘宋说和隋唐说之辨，但早于藏经洞卷子本《辅行诀》成书年代应该是可能的，况且唐代道家孙思邈之《千金》中已有'干熟地黄'之名称及制作方法，作为养生服食之药，可以说明'熟地黄'之称并非始自宋代，至晚是始于早唐。至于为何宋之前少见书中记载，笔者认为，熟地黄使用，可能是起自道家，作为养生服食之用，由于道家学术密而不传的传统习惯，至使社会上未能广为流传。至宋代林亿等校定《千金》之后，该药的使用才得以推广和充实。作为初唐时期整理出的道家著作藏经洞本《辅行诀》中，在方剂加减法中出现'熟地黄'之名不足为奇的。因为加减法中很容易被整理者加进当时的新经验和见解。

（2）牡丹皮

有人认为宋朝之前，牡丹皮均写为'牡丹'，牡丹皮之称，乃出自张元素之《珍珠囊》者，但笔者粗查《外台》和《考释》，并非如此。

《外台》（成书于 1056～1063 年）：第 108 页：疗天行鳖甲散；第 115 页：治急黄方；第 447 页：范汪（晋代名医，字玄平）天行诸散；第 478 页：深师（南北朝宋齐间医家，僧人）补肾方；第 479 页：《古今录验》（唐代甄立言撰）泻肾汤疗肾气不足又方肾气丸、《经心录》（宋侠著，宋氏系南北朝北齐人，北齐建于 550 年，亡于 577 年）羊肾汤。上诸方中都有牡丹皮。

《考释》第 69 页：《张仲景五脏论·乙本》（考释云此本'应属唐代早期写本'）载有"母丹捶其去骨"；第 269 页：（十四）《不知名医方第九种》（考释云此本"当系高宗以后，睿宗以前写本"）治"坠落腹内瘀血不通又方"；第 482 页：（六）疗服石方（《考释》云此本'当系唐高宗以后写本'），寒水石方。上诸方中亦皆有牡丹皮。上述资料均系唐或唐之前使用牡丹皮者，可见使用牡丹皮名称之下限至晚当在唐初，当时正是藏经洞本《辅行诀》形成的时代，书中有牡丹皮之名称，应当属正常现象。

（五）五脏大泻汤简易记忆法

《辅行诀》五脏大泻汤的组方用药有一定的规律，掌握了它的规律，很容易记忆它们的药物组成，五大泻汤都是由本脏泻方君药加枳实、黄芩、生姜、大黄、甘草五种药而成，为叙述方便，姑且称所加之五药为"方根药"。五脏泻方的君药分别是：肝：芍药，心：黄连，脾：附子，肺：葶苈子，肾：茯苓。只要记住此五君药，各君药再加上方根药就是该大泻汤。

五大泻汤虽然药物组成只有一君药之差，其用量却变化较大，都是由三味三两者与三味一两者组成。方根药分属五味，枳实酸，黄芩苦，生姜辛，大黄咸，甘草甘，君药和方根药中与君药味同者，及本脏所主之味（肝辛、心咸、脾甘、肺酸、肾咸）均为三两，其余三种均为一两。

除方根五药中与君药味同者，每一味药可代表一脏之药，可以认为五大泻汤是病情已涉其他脏四脏，但仍是与本脏之五行属性为子母关系者为主，如大泻肝为小泻肝汤加甘草、黄芩、大黄三味，甘草与黄芩为泻肾水之佐、监之臣，黄芩与大黄为泻心火之佐、监之臣，它脏仿此。临床使用时，可根据何脏症状较多、较重，视其与本脏之生克乘侮关系，酌情加减方根中相应的药物。

二、方药经验谈

（一）蜂蜜新用见闻三则

第一则：高血压坚持服蜂蜜

本县赵某，年过不惑，患高血压，时发心动过速并律不齐，曾晕厥数次，有时脉压差过小（收缩压 120mmHg，舒张压 110mmHg），曾多次在省市医院诊治，疑心脑供血不足，药效不佳而甚感痛苦。1994 年赵在本县雪塔乡任书记，有同事王某数代人皆患高血压，亦脉压差较小而症状雷同，有人教服纯蜜，坚持年余竟获痊愈，而且疗效巩固，已有数年未发，劝其试用。赵遂遵嘱每日清晨空腹服纯蜂蜜 50～100 克，数月之后血压、心率、心律恢复正常，昏厥亦未见发作。

《本经》谓"石蜜味甘平，主心腹邪气，诸惊痫痉，安五脏，诸不足，益气，补中，止痛，解毒，除众病，和百药，久服强志轻身不饥不老，一名石饴"。《本经疏证》云"蜂居山谷，蜜结石岩者名石蜜，其居丛林结树木上者名木蜜，皆以色白如膏者佳，若人家作局收养割取者最胜"，可见古人所用之蜜是野生者，现代蜂蜜虽系家养蜂，但仍是野外采花酿成，其性质与野生蜜当无大异，唯近年养蜂家多冬日饲蜂用糖过多，甚至蜜中加糖，不可不加注意。《本草纲目》称石蜜'为甘蔗汁煎曝凝如石而体轻者，即当今之冰糖'。此乃同名异物者，不可混用。据说真蜂蜜可多年不变质，古金字塔中曾发现有真蜂蜜，尚未变质，仍可食用。但余不知在它处所存者，是否可不变质，因为金字塔本身具有诸多神奇的作用。

《本经》蜜所主之"诸痉痫痓"，陈修园云"厥阴风木之为病也，其主之者，养胃和中，所谓厥阴不治，取之阳明是也。脾为五脏之本，脾得补而安，则五脏俱安，而无不足之患矣"。而厥阴风木在脏为肝，《经》云"诸风掉眩皆属于肝"，高血压之常见证如头晕目眩，昏厥，痉痫痓，皆属肝者。如上例之心律心率失常，亦五脏之一的心证而已，正是蜂蜜所主，其效自在情理之中。之所以能治肝证，是因"肝苦急，急食甘以缓之"蜂蜜乃柔润甘缓而顺肝欲之品之故。

第二则：糖尿病坚持服蜂蜜

本县老干部董某，自青年时即患二型糖尿病，每日口服纯蜂蜜，数十年如一日，从未间停，自谓受益良多，与其证大有裨益，受其影响，多人效法而行，确如所言而风行一时。患糖尿病者多畏甜如虎，至甜之纯蜂蜜却在所不忌。

西医所称之糖尿病，可属消渴、虚劳、脾阐范畴，历代医家多责之肺、脾、肾三脏而有上、中、下三消之分。但余以为应以中焦脾之责尤重。其肌肉消瘦、口干、善饥、多尿等主证莫不与脾有关。消瘦是肌肉不丰，肌肉是脾所主；口干可因于津液不运，津液之运化亦在于脾；善饥为脾虚主证，《内经》亦有明文；胰功能失常是糖尿病的根本所在，而胰在中医学中应归属于中焦脾（详说请参拙作《辅行诀研究·下篇·第一章·第四节·五·5》）。蜂蜜所主为"安五脏，诸不足，益气补中"，说明蜂蜜正是补益包括中焦脾（胰）胃在内的三焦药。正因蜂蜜可补益中焦脾胃之气，补脾（胰）胃之气以加强运化谷之精微（包括西医所谓的糖）

的能力，可以认为是治疗糖尿病基本方法。

以陶氏五味五行体用观分析蜂蜜治疗糖尿的道理，当是甘味之药乃补脾用之味，脾之用在于运化水谷精微以荣养肌肉，输布津液以润泽全身，从而收到肉长渴止的效果。从另一层面分析，甘味又是肾的体味，肾乃藏精之所，精即肾之体，甘助肾体即是泻肾，此"泻"实是助益属肾体的"精"，与助脾用同用一"甘"味，实即"见脾之病，当先实肾"及"土水合德"思想的具体运用。治虚劳兼治消渴之金匮肾气丸中，有薯蓣和茯苓，又以蜂蜜为丸，含三种甘味药，亦寓有"治未病"原则和"土水合德"的理念，如此组方规律，堪为经方学之奥室。

第三则：服蜂蜜使乳汁增多

忆余初习医时，本村初产妇李某，素患喘咳，体质虚弱，乳汁不足而清稀，多汗便干口燥，乳房软而无块，不热无压痛，曾予八珍汤加黄芪及王不留、漏芦等诸通乳之药数服无效而中断治疗，孩子靠喂养。及至产后月余时，因为治大便难，单用纯蜂蜜二两服之，日两次，服用两天后，大便得畅。令人感到意外的是乳汁亦见增多，改为每次服蜜一两，日两次，两周后竟然缺乳亦得痊愈，真可谓歪打正着者。

众所周知，乳房位在胸，属阳明；乳头属厥阴，与冲任相关。乳汁乃气血津液所化，常见产后经血早行者则多有乳汁不足，故有"在下为经，在上为乳"之说。由此乳汁之生成和运行，当是下焦冲、任、厥阴经脉之气，上行于中焦，经多气多血的阳明胃，和藏营运津之太阴脾的作用，使气血津液变化而为乳汁，再上行积储于胸，借厥阴肝之疏散功用，被婴儿吸吮从乳头排出。此运行过程中的任何环节发生障碍，均可表现为少乳。若脾胃之气血津液不足，则巧妇难为无米之炊而少乳，为虚证；若厥阴疏散不利，则乳汁雍塞不通，为实证。故虽缺乳之因有气郁、热阻、气虚、血少、燥竭等端绪，但不外虚实二证而已。此例用蜂蜜有效，正是其味甘益气补中，质润而津泽之故。

（二）乌梅治泻痢的思考

乌梅一药，素以酸敛固涩称著，用治泻泄约以"久"、"滑"二字着眼，与"新"、"滞"者不利。本县枣元乡张庄村中年男性患泄数年不愈，大便之形日趋变细，后竟至不通，西医诊为非特异性结肠炎而行手术造瘘。术中见肠中积满粪便，直肠段肠管因肿胀，淋巴组织增生而狭窄不通的病理改变。

西医书谓此病易癌变，治疗亦甚困难，或中药乌梅对此病有效，可留意试用。其据有三。

1. 乌梅善除息肉，抑制肉芽组织增生。临床用治翻花疮，每用乌梅肉焙炭外敷取效，翻花疮即是肉芽增生的病变。结肠炎日久，常有淋巴组织增生和息肉样改变。

2. 乌梅善解毒。结肠炎可由病毒或细菌感染而成，而病毒和细菌皆可归于中医的"毒"类。

3. 近代不少治癌之中药方中用乌梅，有单用盐制乌梅治疗胃、肠癌者。慢性结肠炎既可为癌前期病变，能治久利的乌梅自当可以选用。

（三）樟木熏洗消肿有特效

上世纪70年代末，本乡王庄村王姓老翁，患脑梗塞后遗右侧肢体不遂，一村医自荐可针灸治愈，患者从之。孰料针治两次后，非但病未减轻，反而突发患侧上肢剧痛不已，号呼终日不安已一周矣。其亲戚王某系余之同学，邀余往视。察患者呼号呻吟不止，坐卧不宁，身汗出，侧项部至肩肿硬不红，针后风寒所至，处桂枝加葛根汤口服，并用葱糖捣膏调如意金黄散，外敷患处连用三天，以观疗效。三日后同学告余病仍如故。余建议到上级医院诊治。后迂同学，询其亲翁病情如何，答云并未外出检查，邻人教用樟木煎药水熏洗日两次，数日后竟肿消痛止。自此之后，余对樟木消肿作用甚为注意，当地流行此方所治的肿胀，有外伤、风湿、静脉炎，心衰等所至者，或有不明原因的局部水肿，约皆是借此物辛烈香窜，能去湿气之力，收奇速之效者屡见不鲜，而且未见任何毒副作用。

樟，出自唐代陈藏器的《本草拾遗》，《本草纲目》引该书云樟辛，温，无毒，主治"恶气，中恶，心腹痛，鬼疰，霍乱腹胀，宿食不消，常吐酸臭水，无药处用之煎药，浴脚气、疥癣风痒，作履除脚气。"又引虞传《医学正传》"治手足痛风，冷痛如虎咬者，用樟木屑一斗，急流水一石，煎极滚泡之，乘热安足于桶上薰之，此家传经验方"。

樟木，当地多用作箱以放衣物，可防衣物不被虫蛀。世有无湿不生虫之说，其消肿当是其避湿或称祛湿之功。

（四）黄鼠狼可治顽疾

1980年，余在北京东直门医院内科进修，同室进修生耿莹女士告余一治癫痫方，系取黄鼠狼一只，吊于烧柴草之灶筒内，烟薰百日，取出瓦上焙存性，碾成细面待用。于发病前，将粉面用黄酒调成糊状，再用黄酒二两送下，盖被取汗7～8个小时，以出黏而拉丝之汗为佳，然后逐次减被，调养月余即愈。并谓1962年曾亲自治过一例，每年除夕晚发作者，用此方一次，致今未发作。

忆余少年时有一族祖母患半身麻木，手足不遂，有人教用黄鼠狼治疗。惟其所用为半只黄鼠狼粉黄酒送下，另一半粉用黄酒拌匀，搓擦患侧，取汗及调养法同上，用此方一次而愈。

又有报导：中国人民解放军768野战医院三所用民间验方治疗血小板减少性紫癜6例，男5例，女1例，15岁以下儿童1例，17～24岁5例。均为住院病人，除鼻衄、皮肤黏膜出血等典型症状外，均作周围血象检查，其中2例做过肝穿刺，1例做过骨髓象检查，另一例儿童因血小板减少，长期治疗无效，已于外地医院作过脾切除手术。其方系用民间保存一年以上的阴干黄鼠狼切为块状，用阴阳瓦焙干研粉，每次服3克，日3次，小儿酌情减量，2～3周为一疗程。一般2周血小板明显上升，再巩固1～2周即可停药。所治6例，最多的用黄鼠狼5只，其他用3～4只，6例全部治愈。

（五）紫花泡桐实善通利小便

本村古稀老翁李某，患前列腺肥大数年，小便难下，时有癃闭，1974年夏症发作，已置留导尿管三日。时邻人马某在邢台打工探家，告其在邢见工友患尿道结石小便不通，取泡桐树所结果实七枚，煎服后结石排出，小便通利，劝其试用此方，即便无效亦无它碍。李某家人询余可用否？答曰：可试，遂依方试用。孰料竟一服而小便得下。之后李某每有发作即用此方，屡屡有效。李某又传亲友患前列腺病者数人，皆用此方有效。余亦常将此药作为前列腺肥大、泌尿系感染或结石等作为首选，单用或辨证加药收效者不计其数。

查《本草药纲目》桐木皮条下引甄权云主"五淋，沐发，去头风，生发"，但无泡桐果的药用记载，或其皮可治五淋，而果实有同功。

桐有数种，泡桐为其一，泡桐又有白、紫花色之不同。当地所生之泡桐为紫花者，其花形如牵牛，结实形如棉桃，长约二寸许，壳内子轻如榆荚，鲜、干者均可用。该品大概为清利湿热之品，用于湿热淋多年，未见毒副作用，药简便，疗效高，值得推广，药理作用及适应证，有待进一步考验证明

（六）马通汤治重证便结

上世纪 70 年代末，本县蒋庄村于某，年近不惑，子宫癌术后半年，肠粘连并癌腹腔广泛转移，大便不通十余日，腹硬满疼，辗转反侧，痛苦万状，众医束手。其娘家与余同村，家人恳切邀余前往诊视。及至见其人大肉已脱而骨立如柴，虚证百出，证虽大实而不堪一泻，难为处方。且家贫如洗，购药无资，更是无奈。介于其家属苦口请求，勉强试用一方，即用马粪三枚，绞汁服之。因无鲜马粪，遂用干者加水泡开，榨汁服之，服后约三小时，大便竟然得下，病者痛减而安。之后旬日，病者去世。

马通，首载于《名医别录》谓"微温，主妇人崩中，止

渴，及吐下血，鼻衄，金创血"。《金匮》柏叶汤用柏叶、干姜、艾叶，马通汁煎服，亦用于止血。《肘后》、《千金》等书所载方用马通汁者，除少小卒中外，主治亦大概未出《别录》范围，《千金》所治见卷二、四、五、十二等篇，有妊猝惊狂走，少小中恶，产前产后等，其中所治有老幼强弱新旧不一，可知此物不但体实者可用，体虚者亦在所不禁，但均未见能通大便的记载。

马通汁通大便方得自先师张大昌先生口授，师曾用治肠梗阻有效，此例实亦是西医所谓的机械性肠梗阻。

《本草纲目》云"马屎曰通，牛屎曰洞，猪屎曰零，皆讳其名也，凡屎必达胴肠乃出，故曰通，曰零。胴即广肠也。"马通之通大便，当是借其下达胴肠之力，荡除其结积之阻碍。

又：本县杏元屯村一女患者魏某告余，清河县王官庄乡田庄村田某，虽不业医而好医，其母曾患大便不下，呕吐，多方治疗不效，后自查书选一方，取牛涎服之，便出一结块坚如石而愈。《本草纲目》牛口涎下引《日华》曰："以水洗老牛口，用盐涂之，少倾即出，或以荷叶包牛口使耕，力乏涎出，取之。"附方有用此治噎膈反胃者。

（七）羌活用于妊娠恶阻

余初行医时，仁伯魏某告余曰，其建国初在本县政府工作时，曾有一妊娠呕吐患者久治不愈，同事张某，喜读医书，公余行医，为该患者处方一剂而愈。方系在前医方中加入羌活一味，具体情况已忘却。此后余常仿之，治妊娠呕吐者，在常用方中加入羌活一味，或效或不效，未予深究。

后治围子园村一泻泄患者，忽忆起《内经》"清气在下则生飧泻，浊气在上，则生䐜胀"之语，用升降清浊法收效，举一反三，羌活止妊呕吐，莫非亦缘由于此？肝脾主升，胆胃主降，升降相因，相互为治，爪清即可降浊，降浊即可升清。呕吐莫不由于胃气不降，如半夏、竹茹之类；欲降胃之浊气使下，亦可升脾之清气使上，用辛散轻清之类，如羌活、防风之类。所谓辛散轻清之类，多为祛风之品，而有胜湿之功，脾之湿阻去，则清气上升，使浊气得降而呕吐止。

又，桂枝汤，人皆知可治妊娠呕吐，言其功在桂之降冲，从桂辛散祛风层面视之，则可视为升清之效，方中桂辛散升清阳，芍酸敛收降浊阴，升降有序，呕吐得止。

《经》云："升降出入，无器不有"；"出入废则神机化灭，升降息则气立孤危"，此之谓也。

（八）枸杞善治肌肤病

同事韩某之父年届古稀，左下肢两侧静脉曲张致溃疡，皮色紫黑，久不能愈，有人教用白酒三两，泡枸杞一两，七天后取酒外涂患处，日数次，连用数月痊愈。

《外台》枸杞酒，亦由酒、杞二物而成，主"补虚亏虚劳，长肌肉，益颜色，肥健人，治肝冲感下泪。"

《千金》枸杞煎，系枸杞熬膏，酒服。主治"虚劳，退虚热，轻身益气，令一切痈疽永不发。"

枸杞子补精气，服食家多谓其抗衰老，令人长寿，明目乌发安神。而外科鲜有用之者。其根皮即地骨皮，外科有用之者。余有一治外伤化脓效方，即由地骨皮、装风袋（系高粱桔杆皮，用厨房中烟熏年久者）、冰片为面外用。下肢溃疡多属顽疾，枸杞酒用之有效，当是《千金》、《外台》"长肌肉"，"令一切痈疽永不发"之应验？久病不愈者多涉及肾，肾受损而精气之不足，津液亏乏。枸杞乃补精，多津多液之品，肌肤得其荣养，生机得以资助而顽疾得愈。

（九）桂附之异

附子、肉桂同为温补下元之品而同中有异。桂发越而不固守，其势疏散，有助肝用脾体之力。皮色赤而兼入心，心主血脉，血脉贵流通，乃疏散之显象，肝藏血，为风之位，助肝散而流通，故活血祛风。五行之中，木能生火，桂具心火之色，富肝木心火相生之基，五行相生，乃人生机之趋，故《辅行诀》称桂为木中之木，为木之王道所在，桂枝味薄上行，书谓之有振奋心阳之用而散水饮；辛为脾土之体味，土能克水，肉桂味厚而下达，书谓温肾阳而化阴水。《辅行诀》以肝用相生机论振心阳，以土体相克机论温肾阳。此与它书之异。又如仲景桂治气自少腹上冲心胸咽喉，皆是温散祛水饮之功。

附子守而不走，其势固守，有助脾体之能，书皆谓附子系肾药，是从皮色黑着眼，独《辅行诀》认为系木中土药，以其味辛属肝木，又为脾土之体味，性能温中祛寒。土性静谦，附子守而不走之性，与之相类。其味辛，辛之性疏散，与主固藏之肾的特性不谋，辛味与肾无关而与肝脾有关，可证附子属于肾药不如陶氏木中土之说与事相符。又如肾中之火（命门之火），人称之相火，而相火为阴火，即水中之火，水中之火乃是真火，是固密封藏之火，它与人生共生共存，不会显现有象，只有君相二火，才有形象，有外在表现，相火是真火运动的显现，是火作用于水的现象，即湿热之气，此相火必附于湿，而土为蓄湿之所，五行中的土克水，实际上即是土能渗湿的功能，土中之火即相火，附子所助之火即相火无疑。《辅行诀》云真武汤为温渗之剂，理所当然。

（十）说竹

竹，四季常青，青为肝所主之色。色为光之感，光为阳而势动；竹挺拔直冲而上，有肝之形象；笋发于春而生长迅速，为肝主之时势；干枝条达刚坚，如肝之疏泄，有将军之性；其色、势、形、时、性皆如肝之属。竹叶味苦，苦为火之体味，乃肝木中之心火，故可清热除烦；皮坚中空，体实用虚如肺金之象，乃肝木中之肺金，金主肃降，故竹皮可制冲降逆止呕；雷丸乃竹之余气功得霹雳而生，更感雷震撼之气而消积杀虫；竹沥系竹之津液，颇具润泽之质及转输之性，故可滑润燥痰。

《易》曰："震为雷……为苍筤"，以八卦药学论，诸竹药当属震，厥阴肝木相关之品，《辅行诀》大补肝汤乃小补肝与小补心汤复方去补心之化味（萸肉），其中竹叶治肝之义本在其中。小补心汤后加减例'烦热汗出者，加竹叶一两半'，乃从木治火之法；小补肾汤方后云'烦热气逆欲作风痉者，加竹叶一两半'，气逆风痉亦正是肝足厥阴之证。但25药五行互含表中，竹叶位在水中金，似与此属肝说不合，因该表是从五味着眼者，竹叶味苦，而叶又与肺同类之故，若参以《易》学'金木易位'之理（请详参拙著《伤寒论阴

《阳图说》），则心中障碍自除。

（十一）泽泻白术汤治疗胸膺作响及眩晕证

威县南街小学女教员蒋某，而立之年时患难右侧结核性胸膜炎，经西药抗结核治疗后，胸水基本消失，但右胁及胸膺处，自感随呼吸有"滋滋"作响，他人以手抚之，亦可感到震动。近日每于晨起即有头晕心悸，面色苍白，目眩欲仆，数小时后可自行缓解。《金匮·痰饮咳嗽病脉证治》篇云："其人素盛今瘦，水走肠间，沥沥有声，谓之痰饮"，又云："心下有支饮，其人苦冒眩，泽泻汤主之"。《金匮》该篇开篇列饮名有四，曰痰，曰悬，曰溢，曰支。痰为精津内结，流于肠间；悬者悬于一处，流于胁下；溢者溢于外，流于四肢；支者如木之枝附于干，为五脏饮之分枝。此例先患胸膜炎，水饮在胁，当属肝之悬饮。刻下病在胸膺，当系肝饮分支于心肺之地者，故当以支饮论其治。饮走肠间，因肠之蠕动下行而作声沥沥，此证饮在胸膺，因肺之呼吸吐纳而其声滋滋。处以泽泻 30 克，白术 15 克，水煎服，日一剂，两日痊愈。

1990 年 7 月 23 日，本县粮库张某，女，30 岁。咳嗽吐痰月余，近三天出现头晕，剑突至膻中处随呼吸有声如拉锯，距其一米之遥它人亦可闻及，曾拍胸片检查未见异常，用白术、泽泻各 30 克，两剂而诸证除。此与上例类似，但声响有异，当为痰饮所在部位不一之故，均用泽泻白术汤治愈。

又：该方用于现代医学所谓的耳源性眩晕（前庭积水），屡有报导，余用之亦常收效。此亦当为支饮证。

以《辅行诀》五味五行互含理论核之，泽泻为火中水药，白术为水中土药，前者味咸为心之用味，后者味苦为心之体味，用量比为 2∶1，虽其五行互含名位与《辅行诀》补心汤所用不符，且无心之化味酸，但亦可谓之小补心类。《辅行诀》草木药泽泻所对应金石药为磁石，故该方中之泽泻常易以磁石，或用磁石泽泻各 15 克，治疗耳鸣、惊悸、失眠等兼证较重者，甚为得手。因为此方所治多为急、新之疾，病程短，生机未衰，不需化味以助本脏之气化，若病久脏气不足者可加心之化味酸以承之，如耳源性眩晕可加入五味子或乌梅。

耳源性眩晕（前庭积水）用补心类方可治，其证亦当为支饮证，其脏当属心。泽泻白术汤原文主治，所言病位在"心下"而未言在耳，以心属之支饮称之，似有文不属理之嫌，但《素问·金匮真言论》有心开窍于耳之说，其说必然有其临床基础。心下支饮流注于其窍而眩晕，该方可治前庭积水似可作为"心开窍于耳"的理论根据之一。若以此说推而广之，现代医学所谓的心胞积液见有眩晕为主证者，似亦可视为支饮而用泽泻白术汤治之，有待临床验证。

（十二）半夏秫米汤治顽固性失眠一例

本县财政局家属王某，女，40 岁。1996 年 1 月 16 日初诊。患者失眠多年，曾多方治疗，经常反复发作，疗效欠佳。前此二月余曾用清心养血剂数剂治之，方为焦栀子 15克，黄连 10 克，黄芩 10 克，丹参 30 克，柏子仁 30 克，龙眼肉 30 克，生熟枣仁各 15 克，半夏 40 克，夜交藤 30 克，甘草 10 克，朱砂 1.5 克（分 2 次冲服），数剂后睡眠好转，因故中断治疗，月余后证又复发，并有烦躁、惊悸等证，仍宗前法治疗而不效，但烦惊诸证好转，处半夏秫米汤加灯心：半夏60克，炒黄米30克，灯心10克，以长流水扬之万遍者1600毫升，芦苇火煎取1000毫升，分三次服，日一剂。

1月19日复诊：服上方第一天晚上安睡如常，第二、三天夜眠欠佳，但较未服此药时明显好转，每夜可睡4~5个小时，改用下方：半夏60克，蝉退15克，生枣仁30克，大枣掰十五枚，煎服法如前，日一剂。

1月24日再诊：数日来睡眠颇佳，已如常人，改用下方以巩固疗效：半夏60克，炒枣仁60克，茯苓60克，醋炒香附60克，朱砂15克，诸药共为细面，枣肉为丸共48个，每次一丸，日三次。

1997年6月随访，上方共用二料，至今病未复发。

按：半夏秫米汤为著名的《内经》十三方之一，其作用机理，人皆以"胃不和则卧不安"概之，余认为此外另有未发之意，即心属火又属土，火土同治（拙著《伤寒论阴阳图说》和《辅行诀研究》中有详说，可参考）的问题。半夏秫米汤证的证治及实践，应是火土同治说理论形成的根据和实践基础之一。

半夏秫米汤出《灵枢·邪客篇》，原名半夏汤。云"补其不足，泻其有余，调其虚实而祛其邪，阴阳已通，其卧立至。"此段文字是该方的作用机制。根据虚为正气虚，实为邪气实的理念，笔者认为，该方的作用有祛邪和扶正两个方面。所谓祛邪，即是取半夏的燥湿祛痰，和秫米的黏滑利窍使痰易出；所谓扶正，即是调整脏腑之气化。

具体而言，失眠在于"阳不入阴"，《经》云"阴阳者，水火之征兆也"，心火肾水为一对阴阳，眠则心火潜藏入肾水为阳入阴，一旦心火入藏于肾之气不足则失眠。故取半夏为主药。半夏所以名半夏，是以其物生于夏之半，即夏至之时，该时阳光强烈至极，极则变，亦正是阴气初生之时，如易十二辟卦之姤，夏至（一日则是午时）一阴生，半夏之生成过程，正是阳光由极强到渐弱的开始，其所禀之气，必富有使阳入阴之性，可助心火入潜肾中之功用，即所谓扶正。

秫米即黍之黏者，《内经》中黍的五脏分属各篇不一，成篇较早的《金匮真言》中属心谷，《脏气法时论》、《五味·五脏宜食》中属肾谷，《五音五味》、《五味·脏病者宜食》中属肺谷。根据该方出自《邪客》。以同出《灵枢》的《五味·五脏宜食》说论之。《经》云"五谷为养"，作为五谷之一的黍当为养肾之品，肾得养则收藏水火之正气充足，可坚闭下潜心火而安眠，此亦即扶正的作用。

总之，半夏、秫米均可祛痰湿而扶正气，可使脏气运行无阻，达到使阳入阴的作用而治失眠。

另：目前对秫为何物的认识尚不统一，大至有黏黍米、高粱米、薏米三说，笔者所用者为第一种。

《张大昌医论医案集·月令物候述》云："午：五月芒仲节，其树榆，螳螂生，伯劳鸣，反舌无声，夏至中气，豕首荣荑生，鹿角解，硫黄出，蝉始鸣，半夏生，木槿荣"；"子：十一月大雪节，其树枣，谷旦不鸣，虎始交，芸始生。冬至中气，木兰射干生，荔挺出，蚯蚓结，麋角解"。

此两至之月候之物中，《本草经集注·诸病用药通例》不得眠条下所列药物有酸枣仁、榆叶。《纲目》榆荚仁主治项下引陶弘景云"作糜羹食，令人多睡"；《本经》蚱蝉下云

"主小儿惊痫夜号，癫病寒热"临床用蝉退治小儿夜啼，确有实效；《内经》半夏秫米汤为治失眠之专方；明代缪希雍《神农本草经疏》（郑金生校注，2002年2月第一版，中国古籍出版社）木槿项下云"作饮服之，令人得睡"。其中子月值大雪与冬至之交，午月值芒仲与夏至之交，"其树"榆、和枣之仁，均可治不得眠；夏至中气之蝉（退）、半夏、木槿亦治不眠。可见两至（尤其夏至）之候物，多有可治失眠者。夏至为阳尽阴生之时，其应时之生物，具备由阳入阴的造化，人之失眠为"阳不入阴"，正可借助是时之候物之特性，引阳入阴而治不眠。

对上述文献资料的分析可证，天人合一观，也是中医药物学的指导思想之一，有其深刻的理论基础和实践根据。此案复诊时加蝉退的思路概出于此。

（十三）栝蒌瞿麦丸治淋带及与肾气丸之异同

栝蒌瞿麦丸方出《金匮》，原治"小便不利者，有水气，其人苦渴"者。原方为"栝蒌根二两　茯苓三两　薯蓣三两　附子（炮）一枚　瞿麦一两　上五味，末之，炼蜜丸梧子大，饮服三丸，日三脉。不知增至七八丸。以小便利，腹中温为知。"笔者在京进修时，见高齐民老师每用此方治淋证取效，后仿用亦每建奇功，遂信此方可治下焦寒湿之淋证。后治本县魏寨村刘某之女年28岁，患白带清稀，久治不愈，并有小便不利，口渴，舌淡苔薄白等证，书栝蒌瞿麦丸方改为汤剂试用，孰料仅服5剂即愈而未复发，此带与此方证寒湿病机略同，故取此方治疗而收捷效。

此方与金匮肾气丸同出"消渴小便利淋病脉证并治"

篇，均为治小便不利，有水气，口渴者。方药组成皆有茯苓、薯蓣、炮附子，可温阳补虚而利小便。但肾气丸证之渴，由于阳虚不能蒸化水邪，故方中又有桂附同用，温阳之力较强，此方之渴，虽亦由水气不化，但有津亏之燥在上，故不用肾气丸中滋肾补血之熟地，而用润肺清燥之栝蒌根。肾气丸固然可治下虚不能化水之小便不利，亦可治"饮水一斗，小便一斗"之消渴与诸虚劳，因此方中无肾气丸中萸肉之酸敛，而有瞿麦之渗泄，偏于清利而逊于滋补，尿痛者笔者喜用瞿麦治之。

笔者认为栝蒌瞿麦丸与肾气丸两方所治同中有异，肾气丸证较缓，阳气虚较重，病位在脏（肾）；栝蒌瞿麦丸证可与肾气丸证对待观，即证较急，阳虚较轻，病位在腑（膀胱）。

（十四）麻杏石甘汤加味治喘嗽衄血一例

1983年春节后，本村马氏妇，年过知命，素患喘嗽，近因外感咳嗽日久不愈，每咳必衄血甚多，赖白矾水洗或滴副肾素止之已七日之久。值元宵日，余自县城回家，乃延为诊治。患者形体衰弱，咳喘急促，痰声漉漉，吐痰白稠，烦躁不安，右鼻孔血流成注，舌苔薄白，中心发黄，心悸不食，脉浮弦有力。因思此症衄血甚重，似不宜发汗之法，但审证当为肺气不宣，郁而化热动血所至，肺气不宣而不降，血随之上逆而出于其窍。仲景虽有血家禁汗之说，但《伤寒论》中亦有"伤寒脉浮紧，不发汗，因致衄者，麻黄汤主之"之文。该条之衄乃寒郁化热证，而此例时已在雨水节后，乃风温之气司令之时，麻黄汤虽非治该证之专方，亦不妨变通用之。遂用麻黄 15 克，杏仁 15 克以宣肺，倍石膏以监麻黄之发越，甘草 10 克以缓其猛，复入鲜白茅根 30 克，藕节 15 克以清热止血，试服一剂，证有减而无副作用，又服一剂证已大愈，遂减麻黄为 10 克，石膏改用 15 克，共用四剂喘咳衄血皆愈。

（十五）大薯蓣丸验案二则

1. 本县干部宋某，男，51 岁。2006 年 5 月 15 日初诊。

患者高血压多年，有高血压家族史，近年血压波动在 120～180/80～110mmHg 之间，有目泪出，迎风加重，头沉重，昏昏不清，腰酸乏力，心悸胸痛等证，西医检查诊为冠状动脉供血不足，重度心率不齐，高血脂。察其舌质暗红，苔白厚，用《金匮》大薯蓣丸加减：山药 90 克，甘草，葛根，白芍各 50 克，生地，当归，桂枝，党参，川芎，黑豆，各 30 克，茯苓，桔梗，柴胡，黄芩，阿胶，麦冬，白术，杏仁各 15 克，水泛为丸，每服 6 克，日三次，空腹白开水送下，日三次。服此方未尽剂而诸自觉症状即除。

2. 本县城内 45 岁妇女陈某，1993 年 9 月 2 日初诊。

素患额窦炎多年，经常前额及眼部攻冲头部作痛，痛及后头部。脊背发凉多年，并有嗜睡，惊悸、多梦，视物不能清，等证。

用大薯蓣丸变为汤剂，处方：山药 30 克，党参 10 克，当归 10 克，川芎 10 克，菊花 10 克，桔梗 10 克，白芷 10 克，半夏 10 克，防风 10 克，生地 10 克，白芍 0 克，杏仁 10 克，桂枝 10 克，干姜 6 克，神曲 10 克，白术 10 克，柴胡 10 克，云苓 15 克，水煎服，日一剂。此方五剂复诊，诸证明显减轻，要求照方继服，又十剂，痼疾得愈。

按：大薯蓣丸为《金匮》治"虚劳诸不足，风气百疾，"之方。观其用药，不外补气补血，调和营卫，行气去风之品，用药21味，虽阵容庞大，但步伍分明，临床用于病程日久或年老体弱诸病，往往可收捷效。其所治，要在一个"虚"字和一个"风"字。虚指体质，虚则多病情错综复杂；风指致病之邪，包括内、外两类，病风则变化无常，无处不到，故其适应证颇多，古人所谓"风为百病之长"。忆多年前笔者曾用此方治愈一例顽固性旋转性头晕，惜该病历已佚。

（十六）四君子汤治中风后语音低微

本县南里村患者王某年过七旬，中风后遗语音低微，自感咽喉无力送出声音，言语断续不接，不能成句。因前此曾见数例该证，治疗效果不佳，乃再翻阅手头资料，仍未见专论此证者而甚感茫然。苦思之下忽有所悟：四君子汤证之诊断，望之面色萎黄，闻之声音微小，问之疲乏无力，切之脉见微弱，似恰与此证相符，不妨试用，遂处方：党参30克，白术15克，茯苓15克，甘草10克，陈皮10克，远志10克，水煎服，日一剂。三日后复诊，证已大减，继服五日，言语如常。自愧前此只着眼于中风所遗，而流俗于活血通络等法，对此主证属气虚的辨证竟然熟视无睹，何其瞢懂如是?! 之后每迁言语无力，声音低微者，多用四君子汤加减治疗，效果甚佳。

（十七）栀豉汤新解

《伤寒论》栀子豆豉汤为治膈上有热，心中懊侬，虚烦不得眠。其因多由汗、吐、下致损伤正气而热邪恶不除，或由劳复而成。盖阳气者烦劳则张，与膈中之热相助为虐，其证或心中懊侬反复颠倒，或失眠，约皆有关神志之疾。细窥此方，栀子清热除烦，是为除邪而设，豆豉本系属肾之谷物黑豆所制，寓有《素问》"五谷为养"，助肾水以除热之法，且栀赤豉黑，交济心肾之意本在其中。心藏神，肾藏志，交济心肾可却神志之疾。栀子苦寒可除三焦在里之热，豆豉轻扬能解在表之邪，方虽仅用二味，而补正祛邪，表里兼治，方简义奥不可轻视。

又栀豉所主，推而广之，不拘于上焦有热，病在下由于热者亦可用之。先师常用此方加生地、地榆治妇女血热经多；加杜仲炭治热痹腰腿痛（坐骨神经痛）；加薤白、枳壳或枳实治湿热泻痢均获捷效。

近治威县王姓老翁，年过八旬，因精神拂郁日久，渐致失眠，每日只入睡 2～3 小时，并有坐卧不宁，懊侬不安，心中悸烦，常外出游走而又必速回，腹满硬而食欲不振，乃致据食。察其表情忧郁而面赤，舌质红，苔白厚微黄，先用防己地黄汤和百合地黄加减调治二十余日，虽有小效终不能愈，后改用栀子厚朴汤加减数剂而愈。

《外台·卷四·酒疸方七首》引仲景《伤寒论》"酒疸者，心中懊侬，或热痛，栀子枳实豉大黄汤主之"药用栀子七枚，枳实五枚，香豉一升，大黄一两，右四味，切，以水六升，煮取二升，去滓。温服七合，日三服。（《肘后》、《千金》同，出第十四卷中。）先师曾传此四味药各等分，共为细面，治小儿外感兼食积发烧，笔者临床用之甚效。如1997年5月16日，外孙姜某7岁，其突发高热，体温达39度，经用西药抗菌、抗病毒、退热等法治疗三天后，热势退，但仍腹部灼热，手足心热，夜加重，并不能进食，吐唾、绕脐痛而拒按，次日体温又升至38.5度，用栀子10克，豆豉10克，枳实10克，大黄10克，葛根10克，煎汤分二次服，服下一次后两小时，诸证皆除，饥而能食，遂止后服。

（十八）试谈治痢验方一首

我地流传一首治痢验方，系木通、滑石、川芎、番泻叶、甘草各十克，水煎服。每闻有用此方而获效者，乃留心试用，经数年观察，该方确有简、廉、效之特点。然验方多有方无论，有待医者考之以理，则之以法，变通化载，始能以应万变之临床。谨遵仲景"勤求吉训，博采众方"之垂训，对该方试作初步研探，并公诸医界同仁。

经云"诸呕吞酸，暴注下迫，皆属于热。"后世又有无湿不成痢，无积不成痢之说。是痢疾多由湿热郁蒸，下注大肠，或挟积滞，致脏腑阻滞，气血凝积，伤脂动血而致。方中木通能上清心肺之火，下通小肠、膀胱，导热由小便而出，又能排脓止痛，当为方中主药。痢疾流行，多在暑日炎炎，大雨沛行之季，滑石淡渗利湿，清暑益气，可辅木通以除湿热；其质重性滑，可助番泻叶通降导滞。痢既为湿热遏阻于肠道，又多挟积滞，故其治法宜早用通下。经谓："不行不止。"近人先贤治痢，通因通用者不乏其例。故方中用番泻叶之质黏性滑者引药直入大肠，并攻逐积滞使之速下；

俾有形之湿邪、食积得除，则热邪无以附着而易解。至于方中之用川芎，细揣其义有三。经云："春伤于风，夏必飧泄。"痢疾之作，莫不始于泄，泄浅而痢深；泄轻而痢重。泻出中焦，痢出下焦，其源类同，治法当通。川芎辛散搜风，为治肝要药。风木平调则脾土不受其侮而健运如常，则湿邪无由以生。此亦为"风能胜湿"之义。观刘窗草痛泻要方中之用防风，许叔微鞠芎丸中之用川芎；钱仲阳人参败毒散中之用二话，均是治泄痢用风药之前例，此其一。经云："清气在下，则生飧泄。"又云："气之升降，天地之更用也。"盖无升则无降，无降则无升，自然之理也。川芎能助清阳而性上行，与番泻叶一升一降，相得益彰。清升浊降，泄痢自止，此其二。痢以脓血便及里急后重为主证，河间云："行血则便脓自愈，调气则后重自除。"川芎乃血中气药，性能开郁散瘀；郁气开则后重除，瘀血散则脓无由生。此其三。观此则川芎一物，施于痢疾，可获一箭三雕之功，堪称方中之良佐。方中之甘草，协木通可泻心火；协滑石善利暑湿。番泻叶得之则下不伤正；川芎得之则散而不走泄。此所以调和诸药，使邪去正复者。况甘草本味，又具泻火解毒，生肌止疼之效，与痢之火热疫毒，伤脂败血之证亦甚投合，可知甘草之用原不可少。

　　总观此方，药只五味，制法紧严，配伍整齐，为宣通滑降之剂。方有宣通湿热，通利二便，逐积行滞，升降气机，祛邪补正之功，为治痢之正方。仅列治痢常用数方与之比较，以见其间异同，使临床者便于谨守病机，择善而用。

　　治湿热下利，世人首推河间之芍药汤。其方系《辅行诀》小阴旦汤（减芍药一两，去生姜即《伤寒论》黄芩汤）加减而成。方中芩连苦以燥湿，寒以清热，芍药敛收肝火，乃治心肝有热之剂。此方中之木通、滑石宣散淡渗，乃治心肺之热为主；芍药汤中之当归与本方中之川芎虽同具和血调气止痛之功，而一为气中血药，一为血中气药，其途亦异。此两方清泻心火，调和气血则同，治肝治肺、偏血偏气有别。肝藏血，肺主气，芍药汤功偏血分，本方重在气分。张锡纯云："单白痢者病在气分"，"单赤痢者病在血分。"则本方似以治白痢为主者，芍药汤以治赤痢较多者。又，芍药汤中槟榔、大黄、木香、肉桂攻坚磨积，温中行气，此方中川芎、番泻叶散郁泻下，虽同治肠道积滞，实有温凉、轻重、缓急之别。

痢疾初起，毒邪内蓄者，医者每喜用仲景之大小承气汤以下之。二承气中大黄，气味俱厚，沉降善走，号称将军。大承气中又与润燥软坚之芒硝同用，荡涤坚积之力峻猛，协枳、朴之宽肠破气，可使邪从大便排出。此方木通轻虚甘淡，得滑石之淡渗利湿，可使邪自小便而去。番泻叶泻积通便虽不亚大黄，而全赖其质黏性滑，与大黄之专攻直下者，实为异曲同工。可见二承气证病势急，证情重，当有腹胀满硬之证，此方所治则病势稍缓，证情较轻，当见大便胶黏，小便不利，水走大肠之候。

《医学传心录》云："痢疾初时失下，反用兜涩之药，以致邪杂内蓄，血不行，腹疼难忍者，用桃仁承气汤。"查桃仁承气汤，为仲景治下焦热与血结之方，当见下血色暗，少腹胀疼而小便自利，及口干夜热等症。本方是治下焦湿热互结，凝积于大肠而膀胱不利之证。既云湿，则尚未成水，若水热互结于下焦，则是《伤寒论》五苓散所主之蓄水证。然湿之聚则为水，水与血又系同源，故本方证与桃仁承气汤、五苓散证实有裙带关系。且此二方皆可治泻痢，其中消息，仔细玩味，自可得其旨趣。

余用本方治痢，治验甚丰，惜无病历记载。忆本村曾有一张姓少年患痢七、八日，其证腹疼甚剧，下痢赤白相杂，日数十度，诸治不效，投此原方，一剂而效，当日又进一剂竟获痊愈。亦有初服此方，便次转增者，继服则愈。据个人使用该方的体会，试将其使用方法列后：

1. 使用指标

（1）痢疾初起，或泄将转痢，腹疼较剧，便脓或兼血，大便黏腻后重者。

（2）暑湿下痢，小便短少，心烦口渴身重者。

（3）下痢赤白，见有舌红苔白滑或微黄腻，脉数而有力或洪滑者。

（4）因痢疾初起时误用固涩酸敛，而致腑气不畅者，或虽下痢日久而体力未衰，仍见上述证候者。

2. 禁忌证

（1）年老体弱，妇女孕产之后慎用。

（2）虚寒下痢，畏寒肢冷，食少神疲，下痢稀薄，或虚坐努责，或滑脱不禁，脉象细弱者禁用。

3. 加减法

（1）恶寒发烧，头痛身楚，兼有表证者，加二花、葛根、荆芥、防风之类以解其表；并减番泻叶，或去之以防邪气下陷。

（2）赤痢为主者加地榆、丹皮、苦参、赤芍之类以凉血止痢。

（3）里急较重者或肛门灼热者，加芩、连、枝、柏之类以清其火，重加海桐皮亦佳。

（4）脘闷胀饱，嗳气酸腐者加焦山楂、焦陈曲、炒槟槟、炒卜子之类以消食导滞。

上述治痢验方一首，不知出自何处。然观方之精严，效之确切，必系高明所拟。余不知其制方原义而妄加议论，似有失唐突，然实则由于学习之热心而不能自已者。深望知其源流者谅之。若有对此方感兴趣之士，再验之临床，更发挥其理义，则余此抛砖之举幸甚。至于上述方义及用法，由于个人阅历有限，必是扣盘扪烛；谬误之处，更在所难免，实贻笑于大方；恳请诸同志不吝指教，余翘首以待。

按：此文初成于 1983 年 6 月 24 日，后曾在《河北中医》摘要发表。现将原全文刊出于此。

二 方药经验谈

三、诊余杂记

（一）略谈《千金》温脾汤

唐代孙思邈《千金要方》温脾汤方名，凡三出。一见卷十三·心脏·心腹痛第六，治腹痛脐下绞结，绕脐不止，由当归、干姜各三两，附子、人参、芒硝各二两，大黄五两，甘草二两组成。用法为：上七味㕮咀，以水七升煮取三升，分服，日再。再见卷十五·脾脏·冷痢第八，治积久冷热赤白痢者方，方药由大黄、桂心各二两，附子、干姜、人参各一两组成。用法为：上五味㕮咀，以水七升煮取二升半，分三服。三见于卷十八·大肠腑·咳嗽第六，治食饱而咳，由甘草四两，大枣二十枚组成。用法为：上二味㕮咀，以水五升煮取二升，分三服，温服之。若咽中痛，声鸣者加干姜二两。

卷十三为专论心脏者，温脾汤见于此卷，正是《辅行诀》和《伤寒论》心属火土，火土同治学术思想（详见拙著《辅行诀研究》）的传承。从其具体用药分析，论心专卷中之温脾汤与论脾专卷之温脾汤的药物组成，皆体现了《辅行诀》心脾两脏按味用药和治疗积滞的特点。心门温脾汤中姜、附两辛助脾体，人参一甘助脾用，乃泻脾之制，大黄、芒硝两咸乃心之用味，与姜、附同用符合"除滞"之法；方中当归，《本经》谓味甘，《别录》称味辛，乃兼脾体用之味者，且《别录》云"温中止痛"，主"客气虚冷，补五脏，生肌肉"，正与此方证相宜。脾门温脾汤中姜、桂、附三辛助脾体，人参一甘助脾用，仍属泻脾法，大黄一咸乃心之用味，与姜、桂、附三辛味同用，仍为"除滞"法。可见两方药变法未更。

还应指出，当归不但气温味甘辛符合温脾之法，其性亦与此证甚切。该品有谓大肠滑泻禁用者，以其性滑之故。笔者初习医时，曾治一孕妇腹疼，处方中有当归，一老医见之而善意的指出，此物性滑，孕妇当慎用，其曾治一孕妇腹疼，方中有归三钱，服药后即流产。此老医难免有一旦被蛇咬，十年怕井绳之嫌，但其谓当归性滑确是如此。此温脾汤证由寒邪积结，附着不去，正可借其滑利之性以助大黄之推荡，此所谓"滑能去着"之妙用，可收四两拨千斤之功。孙氏《千金翼方》中两温脾汤中有一方中有当归，亦当此意。若气虚滑脱之湿泻自当在禁用之例。

卷十五之温脾汤方药中，较卷十三方少芒硝、当归，而有参、桂、姜、附同用温脾去寒之力较强，大黄用量减少，又无当归之滑，故治积之力逊于前方。虽有"无积不成痢"之说，但仍应是脾实湿重之证。方中桂、姜、附三辛，合人参一甘，用量辛甘之比为 4：1，仍属《辅行诀》泻脾法度，《辅行诀》大泻脾汤中原有大黄，可视为泻脾类方。

卷十八温脾汤，治食饱而咳，咳为肺证，食关于脾，乃脾病及肺者，所用甘草、大枣皆为甘味，乃脾之用味，可谓之培土生金之方。二者均性温，虽不及前两方中姜、附、桂之热，方名亦以温脾称之，可知诸温脾命名之义，在于药性之寒热，与陶氏泻体补用有所不同。

《外台》引载孙氏晚年所作《千金翼方》、与孙氏同时人甄立言所作《古今录验》、及宋齐间僧人深师温脾汤数首，方药与主治较《千金要方》均有所异同，可知温脾汤之方名非孙氏首用，今将《外台》引载温脾汤录后以备对照。

卷十六·温脾汤，主脾气不足及不调，下痢方六首：（深师）又温脾汤：疗脾胃中冷结实，头痛壮热，但苦下痢，冷滞赤白如鱼脑方：人参一两半，干姜、附子（炮），各二两，大黄三两。右四味切，以水六升，煮取一升半，分为三服。忌猪肉、冷水。

又大温脾汤：疗脾胃中冷，不得食，又谷不消，鸣响胀满，时苦下痢方：黄芩、人参、芍药、附子（炮），各一两，甘草（炙）、干姜、大黄、厚朴（炙），各二两。右八味，切，以水八升，煮取二升八合，分为三服，亦可分为四服，得下佳，不下须臾复服甚良，忌猪肉、海藻、菘菜（并出第二十一卷中）。

《千金翼》温脾汤：主脾气不足，虚弱下痢，上入下出方。干姜、大黄各三两，人参、附子（炮）、甘草（炙），各二两。右五味，切，以水八升，煮取二升半，去滓，分为三服，忌海藻、菘菜、猪肉、冷水（深师、文仲同）。

又温脾汤：主脾气不足，水谷下痢，腹痛，食不消方。半夏四两（洗），干姜、赤石脂、白石脂、厚朴（炙）、桂心各三两，当归、芍药、附子（炮）、甘草（炙）、人参各二两。右十一味，切，以水九升，煮取三升，分为三服，忌海藻、菘菜、猪肉、冷水、羊肉、饧、生葱。

该卷还引载深师和《千金翼》温脾丸四首，主治与药味亦各有出入，可与汤方互参。温脾类方所忌之菘菜，即今之大白菜，其性冷，与主证不宜，故忌用。

（二）略谈夹气伤寒

夹气伤寒，据云出自明代江苏吴中（今之吴县）葛维成（又名存橘）所撰《伤寒补天石》一书中，该病名在敝地流行颇广。余初习医时常有人提及，时有患者问：我是否得了夹气伤寒？因传说所谓的"夹气伤寒"是危重病，往往使人至死而畏之如虎。余无缘得读葛氏之书，亦无前辈详为传教，对诸提问，真是无言以对。当时外感病的治疗已多付诸西医，夹气伤寒之病名仅有传承说法而已，究系何等症状，已无人确知，更无人探究。但顾名思义，似当指伤寒兼因气郁至病者。

1993年冬至次年春，余曾治两例女性患者，皆外感风寒而兼因气郁发病，症状均有心中烦热上冲，口干欲饮，心悸，不能食等如《伤寒论》厥阴病提纲诸证，治皆用乌梅丸改为汤剂而效。1997年5月又治高某妇，恼怒之后发烧腹泄，热上冲心，饥不欲食，大渴多饮多尿，亦与乌梅汤二剂而愈。此三例均似夹气伤寒，用厥阴病治法而愈，似可说明夹气伤寒与伤寒厥阴病有关。又此三例皆经西医检查，前两例除体温高外无明显异常发现，第三例心电图有心供血不足表现，无糖尿。

厥阴病为伤寒之危重阶段，其热厥往还，生死存亡，变幻莫测，甚而有认为为休克前期症状者。余认为此证未必都是凶危证，更不一定皆是死证，厥回则生，进则危笃难治。气郁多能伤肝，肝之经脉为厥阴，肝气伤则外邪易犯之，肝乃风木之经，风性善行数变而见厥阴诸证。若病情轻者，病邪未必入于阴，如香苏散证，则是邪在表未入于阴者，香附、苏叶之属即可治之。

章台杨庄村刘某，女，61岁。1994年3月11日初诊。

数日前曾感冒发烧数日，经村医输液治疗，热已退而遇家务琐事恼怒，之后自感胸腹灼热攻冲，不能饮食，食则呕哕，口中干苦，视其精神萎靡，失眠心悸，惶惶不可终日，舌质红少苔，四肢厥冷，脉弦而无力，断为厥阴伤寒，处乌梅汤加减：乌梅30克，黄连10克，黄芩15克，黄柏15克，栀子15克，当归15克，枳实15克，桂枝10克，干姜6克，甘草10克，童便一酒盅为引，水煎服。

1994年3月14日复诊，胸腹之热已除，可进食水，仍有脘闷感，处下方三剂而愈。栀子15克，枳实15克，乌梅15克，黄连10克，干姜10克，焦神曲15克，水煎服，日一剂。

（三）癫狂与骨病关系说

临床见三例颠狂病人，治愈后均又罹患骨病。

1. 张某，男，威县城里人，二十岁时患颠狂，西医诊为精神分裂症，经治年余痊愈，十余年后又患右膝关节结核，经治疗后好转，后遗膝关节强直，之后颠狂又复发一次。

2. 于某，男，威县曹楼村人，三十二岁患颠狂，西医诊为精神分裂症，经治数月而愈。愈后继发左肘关节结核，后用田成庆教授飞循丹加减治愈，后遗肘关节活动受限。

3. 马某，男，威县固献村人，常年在外地工作，三十余岁时患颠狂，西医诊为精神分裂症，治疗多年，病有好转，终未能愈，40余岁时又患脊椎结核，经治后遗左半身不遂。

　　上述三例病人，均为颠狂，西医诊为精神分裂症者，发病后又均发生骨关节结核。虽案例为数不多，似亦非偶然巧合，或是一种特殊的规律，但是余尚未见中西医书有关记载，亦是百思不得其解。

　　近偶翻阅《梅花易数》之八卦万物类象中，乾卦在身体为首、骨、肺，在疾病为头面之疾、肺疾、筋骨疾、上焦病，夏占不安。颠狂病在中医属神志病，在脏属心，位在上焦，又有病在"巅"，即头之意；西医属精神病，病在脑，皆与乾卦在身体为首，在疾病为头之说相合。骨结核在体为骨，在疾病为筋骨病，亦乾卦之类象。结合"脑为精明之府"，"心主神明"，"肾主骨，生髓"，"脑为髓海"，心和肾之经脉同称"少阴"而有足、手之分等学理，则颠狂与骨关节结核发病于一人之体，亦不足为奇了。

　　由此可以进一步推论该类病之治法，应当从心、从肾着手。用《辅行诀》用药法则规范之，则当取心之体味，即肾之用味苦味为主，以补肾泻心，助水抑火治颠狂，防骨病于未然，收一箭双雕之利。余以为可选苦参、生地、黄芩、朱砂（《辅行诀》中，朱砂为苦味药）之苦味药及雄黄（味辛）等颠狂、结核共同常用药为主，有待临床观察试用。

　　就此法防治疗颠狂继发骨结核，与《金匮》"见肝之病，当先实脾"治未病的法则有所异同。此法为本脏之病，继发所克脏之病的措施，彼为本脏之病继发其所克脏病。就《辅行诀》五行体用理念组方，则无论心病继发肾病，或肾病继发心病，可统一而用其味，只要是相克关系之脏即可。心实病泻心补肾以防传肾，肾虚病补肾泻心以防传心，治未病之机已寓于五脏体用相克之中，法至简而理甚妙，真乃巧工天成者。

（四）胃脘痈数例治疗记实

1. 初识胃脘痈

1978 年冬，堂嫂朱氏 60 岁，外感咳嗽、恶寒、发热，十余天不退，清河某院胸片示：肺门增大，右侧肺囊肿，用诸抗生素又十余天仍间断发烧，咳嗽稍减而脘部渐隆起，饮食不下而呕吐，心下拒按，笔者用大柴胡汤加减数剂亦不效，时值春节，余在家休假，遂亲自赴南镇村，请吾师张大昌先生前往诊治。1979 年 2 月 4 日下午，师至我村为堂嫂诊毕，云：此证是胃脘痈，不是常见病，余行病 30 年来，只治过 3 例，全都治愈，此是第 4 例，可用千金内托散治之。遂令余执笔书方：二花 10 克，公英 10 克，连翘 10 克，甲珠 6 克，皂刺 6 克，桔梗 6 克，薏米仁 10 克，赤芍 6 克，射干 4 克，甘草 4 克，立即煎药，于晚 12 点前分三次服下。

次晨师起床后再诊病人，腹部之隆起已见回缩，呕吐亦见少，嘱按方再服，日服一剂。堂嫂病有转机的消息传出，人皆惊奇，轰动乡邻，求师治病者络绎不绝，于是余侍立师旁，代师写方，师随时讲解诊治学术和经验，晚上则讲解《辅行诀》。记得 11 日是元宵节，晚上我们师徒饮酒菜中有鱼一盘，师问："你说《老子》治大国若烹小鲜是什么意思？"我答："是说治理国家要象烹制小鱼一样吧？"师又问："怎样烹制小鱼？"我答："大概是油炸或水煮吧？"师问："烹小鲜要注意什么？"我答："不要翻动小鱼，那样容易把鱼弄烂，注《老子》的书上是这么说的，治大国也不能轻易乱动章程，不能朝令夕改。"师说："还有一层意思，是书上没有的。当年我到一卖酥鱼的人家出诊，见其把大小不等的鱼入同一锅内，加水，慢火烹煮，小鱼慢慢地都浮在了上层，大鱼沉在了下层，不用搅动，熟后鱼的大小层次分明，有序而不烂，这应是'若烹小鲜'的又一层深义。大国则事情复杂，情况不一，要治理好，统治者不能一事一时都作具体处理，只要掌握好政策，一切矛盾都会慢慢的暴露出来，而得到合理的解决，使国家秩序安定。"师讲至此，话锋一转，说道："治疗危重大病，亦如治理大国，因为危重大病，多是病情复杂，气机紊乱，慢性重病尤其这样。医生乃人之司命，如同国家的统治者治理国家一样，一定要详细辨证，据证定法，依法选方，就方调药，方法既定，要密切观察，合适者不必频频改动，即所谓'效不更方'。如你嫂此病，用药一剂即效，虽每天观察病情，至今已经8天，我们基本没大动处方，而病情向愈。明天你春节假期已满，我也要回去，明早我开一处方，以后你多观察，有解决不了的再与我联系。"

2月12日：堂嫂已起床活动，可进饮食，未呕吐，脘部隆起已平，唯稍有前额头痛，师处方如下：当归10克，连翘10克，白芍6克，白芷4克，川芎4克，羌活4克，黄连4克，甘草4克，桔梗4克，皂刺4克，甲珠4克，党参3克，肉桂3克，水煎服，日一剂。

3月4日，病人已正常劳动，但自谓年轻时就有"食气根子"（食积腹痛）有时痛，就此情况请教老师如何处理，师云：可用五香丸服一月即可，处方为：五灵脂60克，炒香附60克，木香20克，二丑30克，醋糊为丸，每服5克，姜水送下，日二次。按此方共用二料，多年食积腹痛亦未再发作。

此例胃脘痛系笔者第一次见到该病，亲眼见到先师诊治该病的全部过程，若非师对此病有丰富的经验，学会治疗此病，不知要走多少弯路，也有可能终生不得其要。未请师治之前，多家医院和多个医生，均未诊断此是何病，疑为癌症者，亦不乏其人，当时我虽阅历不广，却有缘得名师传教，真一幸事。之后也遇到数例，列后以供参考。

2. 胃脘痛案五例

（1）本县徐固寨 70 岁老翁李某，2000 年 5 月 25 日初诊。恶寒发烧 10 余天，体温最高达 39.5 度，并有脘部隆起，压之疼痛，呕恶不能饮食，头晕，心悸。心脏 B 超示：心包少量积水，胸透示：肺门稍增大。舌苔白厚，脉弦滑，诊为胃脘痛，予：二花 15 克，连翘 15 克，公英 30 克，泽泻 15 克，炒葶苈子 15 克，枳实 10 克，白术 10 克，桂枝 10 克，白芷 10 克，皂刺 6 克，当归 15 克，川芎 10 克，肉桂 10 克，甲珠 6 克，甘草 10 克，大枣七枚，水煎服，日一剂。服上方两剂，热已退，胃之隆起亦减，继服 5 剂而愈。

（2）本县退休干部家属吴某，女，70 岁。2008 年 1 月 25 日初诊。

月余前，曾有鱼枣共食史，之后即饮食不下，上腹压疼，经用药好转，随之即患外感，同时又食鱼一次，但未与枣同食，渐见胃脘彭隆而起而痛，并有消化不良，呃逆，心下悸，脐上悸，上消化道造影示：胃窦炎。舌质红，苔白厚，诊为胃脘痛，予：苏叶 15 克，二花 15 克，公英 30 克，连翘 15 克，白芷 10 克，枳实 15 克，桔梗 10 克，皂刺 10 克，当归 10 克，甘草 10 克，鸡内金 10 克，川芎 10 克，附子 10 克，山楂核 10 克，水煎服，日一剂。

1 月 28 日复诊：服用上方一剂后次日，大便黏液状物甚多，其中挟有枣核大绿色硬物一块，食欲稍有增加，胃脘隆起平复，仍脘部不适，微痛，呃逆，舌苔变薄，予：苏叶15 克，丁香 6 克，苍术 15 克，半夏 15 克，陈皮 10 克，桔梗 10 克，白芷 10 克，枳实 15 克、公英 30 克，甘草 10 克，水煎服，日一剂。三剂后，诸证皆愈。

(3) 本县邱霍寨 66 岁男子邱某，2000 年 9 月 7 日初诊。

素患乙肝（小三阳），近月余感冒咳嗽，胃脘部隆起，抚其脘部有凉感，按压作痛，食少，胸透示：肺门增大，曾用抗生素等治疗，效不著，反而胃脘隆起渐加重，时有呕吐，舌质红，苔白厚，诊为胃脘痛，予：黄芪 30 克，党参10 克，当归 10 克，甲珠 10 克，桂枝 10 克，白芷 10 克，公英 30 克，二花 15 克，连翘 15 克，皂刺 10 克，炒王不留 10克，附子 6 克，肉桂 10 克，枳壳 15 克，甘草 10 克，水煎服，日一剂。

9 月 11 日复诊：服上方一剂后四小时，即感腹中宽松，腹部隆起已减，除腹稍胀，食较少外，余无它苦，予：苍术15 克，陈皮 15 克，厚朴 15 克，五灵脂 10 克，炒二丑 10克，香附 15 克，木香 10 克，炒陈曲 15 克，甘草 10 克，枳壳 15 克，水煎服，日一剂。5 剂而痊愈。

(4) 本县郭牛村 55 岁男子郭某，2003 年 8 月 23 日初诊。

体素多病，胃脘部隆起半年。时有呕吐，胃脘痞塞不适，食欲不振，大便溏，每日 2～3 次，舌体大、质淡、无苔，脉细弱而结。西医检查：胸透示：两肺门可见少量斑状阴影，心脏普遍增大，心腰部饱满，心脏搏动尚可；上消化道造影示：胃呈鱼钩型，蠕动尚可，黏膜稍增粗，紊乱，幽门开放，球部呈三角状，充盈未见著变；B超示：心包、胸膜腔、腹腔少量积液，瘀血性肝大，胆囊壁水肿；心电图示：不完全性右束枝传导阻滞。处方：当归15克，川芎10克，公英30克，二花15克，连翘15克，党参15克，枳实10克，甲珠10克，红花10克，桔梗10克，皂刺10克，肉桂10克，茯苓30克，白芷10克，甘草15克，水煎服，日一剂。

8月25日复诊：上方已服二剂，食欲增加，脘部痞塞感感轻，用上方去川芎、公英、桔梗、白芷，加黄芩、黄连、干姜、羌活、白芍、葶苈子、泽泻、炒二丑、炒薏米、苍术，水煎服，日一剂．十余日后，胃脘膨隆消失，胃部症状皆除。

（5）1976年4月，本县枣元乡张庄50岁男子刘某邀诊。自述四天前午餐食海带过多，下午遂感胃中不适，不能饮食，呕吐，胃部渐隆起，按之痛，叩之不胀，其人素知医，自治未效。昨在某医院消化道造影示：胃下垂，胸透示：右肺六型结核。查其舌正常，脉沉滑无力，诊为因食积所致之胃脘痛。海带固然难于消化，何以成如此重病？《辅行诀》云"甘咸除燥"，除燥是因于甘咸相得，可以润泽，润泽本为湿之功，而脾恶湿、裹血，咸走血，甘者能缓，则甘咸不利脾土，入于血而缓之，则血行不利，重则凝滞，故先师有甘咸凝血的体会。其治因燥出血之证，往往以甘咸并用而取效，即是盐与甘草同用，碱与糖同用，亦可立竿见影。脾血不行而胃不能和之，则亦病于壅塞，失其下行之常而隆起，发为胃脘之痛。书有鲢鱼反甘草，鲫鱼忌砂糖之记载，概与甘咸凝血有关？不可不虑。基于上述理念，遂问病人，饱食海带之时曾食甜物否？答曰：饭后曾饮浓糖水一碗，余断之曰："海带味咸，得糖之甘则有凝血致脾胃壅塞不行之弊，病由海带与糖同食无疑"。因思糖易吸收而海带难于消化，故治此病当以消磨海带之积当先，而海带与菠菜同煮则海带易烂，乃日常生活小常识，不妨兼取此事理而处方：枳壳30克，苍术15克，半夏20克，黄芩10克，干姜10克，菠菜一把，生姜10克，水煎服，日一剂。

当日晚服下上方一剂，患者立感胃中疏松，次晨胃脘之隆起已见平复，略可进食，继服三剂胃部症状皆除而停药。

该例虽胸透示有肺结核，但无该病潮热、盗汗、颧红等结核病的一般体征，而数月前曾小量吐血数次，亦无咳嗽吐痰症状，因而并不在意。此胃脘痛愈后，又有数次吐痰血，每次吐痰血之前，胸膈喉间窒闷，有一次吐出一指头大肉状物，当年8月初，又吐出鸡心状中空而光滑之物一块，并有与其他组织粘连之痕迹，吐出此物后，自感胸腹豁然无病。由慎重起见，乃令其外地检查，以排除肺恶变，后在北京某院诊为肺癌，终因治疗无效，于1976年农历12月26日去世。

3. 关于胃脘痛的思考

胃脘痛之名，出自《素问·病能论篇》，文曰："黄帝问曰：人病胃脘痛者，诊当何如？岐伯对曰：诊此者当候胃脉，其脉当沉细，沉细者气逆，逆者，人迎脉盛，甚盛则热。人迎者，胃脉也，逆而盛则热聚于胃口而不行，故胃脘为痛也。"《素问·腹中论篇》云："帝曰：伏梁何因而得之？岐伯曰：裹大脓血，居肠胃之外，不可治。治之每切按之致死。帝曰：何以然？岐伯曰：此下则因阴，必下脓血，上则迫胃脘，生鬲，侠胃脘内痈，此久病也，难治。居齐上为逆，居齐下为从，勿动亟夺。"

《病能篇》记载了胃脘痈的诊断方法，实际上也阐明了该病的病理。其诊断依据主要是"人迎脉盛"。人迎属足阳明胃经之穴，位于颈部结喉之旁，与现代所称的颈总动脉临近。它是足阳明、少阳之会，古人谓"人迎脉"当指颈总动脉，不然人迎脉的"盛"不好解释。经络的盛与沉细，是不可觉察到的，只有动脉才有盛与沉细可辨，古人把人迎附近的动脉视为胃脉，观察它的变化来确定胃的变化，是很有可能的。

足阳明胃乃多气多血之经，正常情况其脉不应沉细，受阴寒之邪后，以见沉细脉为顺。若阴寒格阳于上，则可见胃脉（人迎处之颈总动脉）搏动亢盛，此是逆证。被格据之阳，表现为热象，此热聚于胃口而不行，则会影响胃的功能紊乱，进而殃及其气血津液而出现种种变证，则为胃脘痈。

《腹中论篇》所述为伏梁，该病是肠胃之外有脓血的病证，病之位往下是前后二阴，故可有二阴出脓血，往上是胃、膈，故可使胃内生痈。笔者认为这段论述之"胃脘内痈"，是从胃肠之外有脓血的伏梁病继发之胃脘痈，换言之，此类胃脘痈是邻近器官有脓血而形成的。因此类胃脘痈为脐上部之病变，系逆证，病程长，难治。

胃脘痈既然称之为痈，则日久可以生成脓血，但不一定一开始即有脓血，在初始阶段对证治疗，全完全可以内消。其治疗原则应如痈疽。先师治疗此病，首推千金内托散，据师称此方不知起自何人，方由 11 味药组成，师与堂嫂诊治所用即由此方加减而成。因年代久远，师所书之千金内托散原方已佚，幸其与嫂诊治之笔记尚存，之后数例胃脘痈的治疗，除第 5 例之外，均是堂嫂所用方加减而成者。此方虽冠以千金之名，但《千金要方》、《千金翼方》均失载，当非是孙真人之方。查阅一些资料谓《寿世保元》有加味千金内托散，由十四味药组成；《陈氏小儿痘疹方论》与《东医宝鉴》之托里消毒散相同，出十一味药组成，《校注妇人良方》与此二书所载仅少陈皮一味。

朱丹溪云："内痈者，由饮食之毒，七情之火相郁而发，用射干汤主之，愚常以薏苡仁汤、牡丹皮汤、太乙苯膏选用之亦效。若吐脓血，饮食少思，助胃壮气为主，而佐以前法，不可专治其疮。"此说颇有参考价值。《杂病广要》、《圣济总录》等书对胃脘痈亦有论述，可参考。

本文所记 6 例病人，其中 5 例胸透示肺门增大，或有结核（肺癌）、炎性变，4 例有发热或感冒经过，似乎提示该病与肺病有关。《素问·咳论》云："五脏久咳，乃移于六腑。""脾咳不已则胃受之，胃咳之状，咳而呕，呕甚者长虫出。"又云："久咳不已则三焦受之，三焦咳状，咳而腹满，不欲饮食，此皆聚于胃，关于肺，使人多涕唾，而浮肿气逆也。"这应当与胃经脉之运行相关。胃之经脉，"从缺盆下乳内廉，下循腹里致气街中而合。"肺之邪可循胃经脉之运行，达于胃中而致病。有人提出"胃脘痈，疑似肺痈，而不止肺部痛，亦连少腹，吐脓血。"的说法，不无道理。

本文所记 6 例胃脘痈，均有不同程度的呕恶或呃逆的症状，3 例上消化道造影胃有胃窦炎、胃下垂、胃黏膜增粗等胃病的变化，其他未提示有胃影像学变化者，也不可轻易排除有轻度胃病，因此，笔者认为，平素患有胃病，也是易罹患胃脘痈的重要内在条件之一。至于胃脘痈的诊断，只要胃脘部有突发或慢性明显的隆起，伴有压痛、呕吐、呃逆、少食等一般胃病症状，即可诊为胃脘痛。至于"人迎脉盛"的现象，笔者体会尚不深刻，有待日后观察和验证。

（五）愈病奇闻三则

第一则：段某告余，有一男子，自幼患癫痫，40余岁时因有机磷中毒，抢救治愈后，癫痫愈而未复发。

第二则：余同村肖氏妇，自幼时患支气管哮喘甚剧，常年服用百喘朋类药维持，无季节性，30余岁时作绝育结扎手术，术后哮喘未再发作。

第三则：余同学王某之妻，40余岁时患腰椎间盘脱出，椎管狭窄，多方治疗效不佳，又作髓核抽吸术二次，均不久又复发。夏季某日下大雨，不慎自二层台阶上跌倒在地，自此腰腿未再疼痛。

此三例均似偶然现象，但其中又寓有必然。如第一例似是因有机磷中毒用了大量阿托品所至，第二例似是中医所说肾与喘的关系（西医谓子宫与脑垂体的关系），第三例则是跌倒时的姿势及摔的力度起到了恰当的牵引复位的作用，达到了使腰椎间盘复位的条件。

（六）一箭双雕案例三则

1. 治虚劳臂疼亦愈案

王某，男，48岁。2001年2月28日初诊。患者形体瘦弱，面色萎黄，舌质红，苔薄白，失眠心悸，上脘痛，食少呃逆，腹中空虚感，攻冲头部而眩晕，手足易汗而凉，少气乏力，动则气喘，脉弦细，诊为脾虚劳损病，用《辅行诀》建中补脾汤，因攻冲头部，仿仲景降冲加重桂，变通加减而用之。处方：

黄芪 30 克　桂枝 20 克　白芍 15 克　炒甘草 15 克　生麦芽 30 克　生姜（切）15 克　大枣掰十二枚　党参 15 克　茯苓 15 克　五味子 10 克　麦门冬 15 克，水煎服，日一剂。

3 月 8 日复诊：头部未攻冲，仍心悸失眠，脘痛手足汗出而凉，乏力少气口干等均好转，上方中去后三味，加炮附子 10 克，山药 15 克。龙骨、牡蛎各 30 克，桂枝改用 15 克，水煎服，日一剂。

4 月 27 日复诊：上方略有加减，每日一剂，面色已转红润，体质已有恢复，诸症已除，已上班工作。并惊喜的发现，原有多年之宿疾右上肢痛亦随之而愈。大概其臂痛亦是脾虚所至，即所谓脾主四肢，脾虚则不荣而肢痛，故有此一方愈两病之功。

2. 治腰痛阳痿亦愈案

本县魏家村魏某，男，40 岁。1993 年 3 月 11 日初诊。

自去年阴历 9 月始腰痛渐加重，并有左下肢疼痛无力，虽多方治疗无效。查其第三腰椎及第七胸椎有明显压痛，用五积散加减，处下方：

麻黄 10 克　白术 10 克　细辛 10 克　川芎 10 克　苍术 10 克　桔梗 10 克　附子 15 克　防风 10 克　羌活 10 克　独活 10 克　地龙 15 克　大蜈蚣二条　全虫 15 克　寻骨风 10 克　葛根 30 克　当归 30 克　白芍 30 克　甘草 10 克　制马前子粉 0.6 克，冲服　黄酒 100 毫升为引，水煎顿服日一剂。

3月16日复诊：已服药五剂，腰痛已基本痊愈，并云原有宿疾阳痿，亦随之而愈，嘱仍照方再服五剂而腰痛、阳痿皆痊愈。

此例治腰痛所用之方中有白芍、葛根、甘草、当归可解痉活血，麻黄、蜈蚣、地龙、马前子可祛风通络，而阳痿一证本有虚实两类，实证者由瘀血壅阻，脉络不通者为数不少。西医谓有血流不畅，或血管痉挛而海绵体充血不佳可至阳痿，可用扩张血管药，而方中芍药甘草同用，并有葛根亦有此作用，麻黄、马前子两药，西医研究认为有兴奋神经的作用，对阳痿症当有治疗作用。总之此例活血、祛风，通络的治疗法则，本适用于腰痛和阳痿两证，今两证同见于一人之身而有两病皆愈之效，此亦异病同治之理。

3. 治淋浊白带亦愈案

本县李店25岁妇刘某，1980年3月3日初诊。

一年来患者小便频数而痛，发作即口渴引饮，少腹满胀，反复发作，经常服西药抗菌素以缓解，并有白带增多，质稀薄如清涕，舌苔薄白而腻，脉沉滑，予《金匮》栝蒌瞿麦丸改用汤剂：

山药 20 克　茯苓 20 克　天花粉 30 克　炮附子 10 克瞿麦 15 克　用水 1500 毫升，煮取 600 毫升，温分 3 次服，日一剂。

共用 6 天，淋、带皆愈，并未复发。

按：淋带同为下焦之病，多与下焦气化不固，湿热或寒湿结聚而成，故兼发者不鲜。如此例证属下焦阳虚不能化水，结而生热，因有水结不得蒸腾，而渴饮仍渴；膀胱之水不得气化而难出，而小便不利，因有郁热而小便涩痛；郁冲任受害而为带下。方中山药固涩下焦，茯苓行水，附子温阳化气，花粉、瞿麦清郁热，利小便，故一方而愈两病，人谓"淋带同治"，乃见道之语。

（七）屡治屡复痰饮案一则

本县教育局干部宋某，男，29 岁。2008 年 7 月 21 日初诊。心悸、短气、攻冲头晕半年，证见舌体大、质暗淡，舌下静脉怒，苔白厚而腻，少腹时痛，大便三日一行，脉弦滑，断为痰饮挟血瘀内结之证，用苓桂术甘汤加减：

桂枝 30 克　茯苓 30 克　白术 15 克　炒甘草 15 克　陈皮 15 克　半夏 30 克　桃仁 15 克　大黄 10 克　水煎服，日一剂。

7 月 24 日复诊：上方三剂，头部攻冲减轻，但第三天证又反复，上方白术加至 30 克，再加丹皮 15 克，再服五剂。

7 月 28 日三诊：初服上方二剂时效果明显，但继服则证又反复如前，并有短气、胸前皮肤红，心率 110 次/每分钟，大便溏日二次，苔较前转微黄。改用治湿温法，用三仁汤加减：

炒杏仁 10 克　白蔻仁 10 克　炒薏苡仁 15 克　茯苓 15克　陈皮 10 克　苍术 15 克　半夏 15 克　茵陈 15 克　藿香 10 克　滑石 15 克　甘草 10 克　以水 2000 毫升，煎取 600毫升，分三次温服，日三次。

上方三服病愈而未再复发。

（八）鼻腔用药治中风昏迷

1988 年 10 月，余路过临村后葛寨，与该村张某相遇，张告余曰其父病已昏迷三日，请往视以决生死。其父当年 83 岁，患中风后遗轻度失语偏瘫已十余年，二周前傍晚突发昏迷，经西医诊为蛛网膜下腔出血，降颅压等法处理，曾一度好转，三天前昏迷加重，项强，发病后西药治疗未间断而症不减，当是再次出血，预后不良。勉强处方试用：火硝、皂角、南星各两份，冰片、薄荷冰、樟丹、雄黄各一份，麝香少许，研极细面，用葱汁和如糊状，涂鼻腔内。用后一小时，患者鼻孔流出水液甚多，揩之再涂，又流出水及黏液，半夜时病人已睁眼数次，清晨时已清醒，可咽水液，并能服下祛痰开窍之汤剂，其家属治疗信心不强而中断治疗，数日后去世。

此病虽未能治愈，但可证鼻腔用药对此类昏迷确是有效的，甚至效果不亚于西药甘露醇等药。余以为用此法治疗有如下优势：

1. 中风昏迷，现代医学谓与脑水肿，颅压增高有关，治疗则首选取静脉输入甘露醇，通过血液循环始能生效，而鼻腔与脑、眼、耳皆相通，从此给药与脑近位而效捷。皂角、南星、樟丹、葱汁、雄黄等药气可直接入脑以祛湿，有一定的靶向作用，使水湿之邪从捷径而出。

2. 冰片、薄荷、麝香、葱汁等辛香开窍药，药气入脑可兴奋脑神经，而使脑恢复"神明之府"的功用，从而使神志清醒。

3. 此方为散剂，易于保存，使用方便，便于掌握用量。

意义更加深广。

（九）古方治伏连传尸验案一则

1990 年秋某日，本县大高庙袁某夫妇，带其 20 岁长女来院门诊。其父云：六年前春某日下午，此女自己在田间割草，骤起狂风，惊恐之下急急奔跑回家，归家时已是汗出如洗，气喘吁吁，心神不定，当晚即发高烧，持续数日不退，以高热待查入邢台某院治疗，数日后烧退而出院。当时左腕上起一结节，未加注意，之后渐波及颈、腋、腹、四肢等全身多处结节，结节大者如豆，小者如米，经常有不明原因的发烧，形体渐消瘦，曾先后经几家省、市医院诊治，皆以结核治疗，但效果不佳。乃多方求医，寻求便方秘药，甚至求神问卜，焚香许愿，耗资无算，已至债台高筑，而病不见丝毫好转，体质则渐加不支。其母则云：有一卜者云，此女此病之克星在她出生地之东南方向，按此寻医，当有一善心之医，花钱不多即可治愈。因想贵院本在我村之东南，您之原籍亦在我村之东南，您当是我女儿之救星，请想尽一切办法与我女儿治疗。查患者虽枯瘦如柴，肌肤甲错，全身皮下结节如述，而眼神不颓，病虽顽重而或不至于不治，遂答应尽力而为。遂按骨蒸劳瘵治之约半月，亦无效。

正当束手无策之时，偶见《敦煌古医籍考释·195 页》载有治伏连传尸，骨蒸殗殜方，为之试用，处方：

皂角去皮子，令炙黄一个　柏子仁 30 克　苦参 30 克百部 30 克　干漆 60 克　共为面，饴糖为丸药如豆大。服药时煮羊肉鸡子大一块，先将一半熟肉咀嚼咽汁，次服下药丸10 克，之后再咀嚼所余之肉咽汁，日用两次，以泻下为效。

（《考释》此方后服法谓："疾轻者痢出黄青添（《考释》校注谓当是黏字之讹）水，重者出口口口口田父等。服药一月内不得食羊肉、油面、热物等大忌。其服法是用咀嚼之肉渣包药丸下。"）

三日后其母来院云，照量服药未泻，亦无痛苦及其他副作用，问可加量否？因我亦初次用此方，无经验可谈，答曰：可酌情渐加，以泻下为度，如有特殊情况，我们马上联系，千万谨慎行事。

又三日其母又来告曰，药量加大到每服一捧，日三次，方可泻下黄绿色黏质粪便，嘱其继用此量服。

其母再来告知：上方已用二月，共用干漆 1300 克，大便次数及色、质均已正常，全身结节已消大部分，虽仍有时发热，但未高烧，饮食亦佳，嘱停用上方，改用蜡矾丸加雄黄：明白矾 60 克，明雄黄 2 克，蜂蜡加香油适量加温溶化，和药，趁热作丸药黄豆大，每服 5 丸，服后嚼葱尖少许，日三次。

1991 年 3 月 19 日患者来诊，谓服上方已三月，刻下全身结节均已消除，亦无发热，已能下地劳动。观其形体精神，与病时判若两人，真有脱胎换骨之感。嘱其停药。至今身体健康，已成家婚育。

按：此病之因，为狂风中奔跑，惊恐大汗而风邪入内所至，既有外邪之侵入，又有体倦正气之虚，亦有情志之内伤过度，其病邪内陷之深，达于骨髓，发为骨蒸。并于津液聚于皮下而为结节，病程日久，成为虚劳，现代医学虽对结核有特效之药，而对此例却无可奈何。据《考释》云载此方之书"当是唐代早期写本，其撰年当在唐初以前"，是千年之前的书中已有治此病的特效方，足见我中医学术之博大精深，蕴有丰富的科学内涵，值得发掘和提高。

依西医观之，可能只能承认百部一味有抗结核的作用，苦参有退热的作用，而皂角、柏子仁、干漆、饴糖、羊肉均是冗品或不可理解，而笔者认为正是方中之柏子仁可安心神，饴糖、羊肉之补精气，即所谓五谷为养，五畜为益，才是对正虚的病因治法；正是皂角之开痰，干漆之破血，才是对结节的有效克星。特别是此方以攻下取效，恐亦非西医所有，而此顽症则非下不可催其坚，而干漆虽破瘀力甚峻猛，而其具补虚劳之性则不必畏之，此例用干漆达二斤有余，却病人体力日增，是最好的说明。

此例后期所用之蜡矾丸，古书中多有记载，为先师张大昌先生特别尊崇之方，在其最后定稿的《处方正范》中，被称为五帝方之一的蓐收丸，为肺金病之神方。加入雄黄之解毒（西医亦承认其抗结核的作用），用于此例尤宜，服后嚼食葱尖，乃取其辛散，防矾酸收过度生壅之意。

又此例初诊时其母谓由卜者指点而来，笔者认为，此等事不必论其是非，但是当病家走投无路的时候，可以给其一种精神寄托，使病人有所希望而振作精神，起到良好的调节气血活动的作用，这种作用有利于病体的恢复，往往是其他方法不能替代的。

（十）音调异常治验一例

1972 年 4 月，时笔者在本村任赤脚医生，某日下午，有一约 60 岁男子到我村求诊。此人一见面就说："您给我看看病吧！"我说："可以，请坐下，您哪里不舒服？"他反问："您听着呢？"我感此人有些蹊跷，问："您是哪里人？"他答："陈固村人，给队里喂牛的（生产队的饲养员）叫吴某某。"我说："听您说话口音象是永年县人，您在那里生活过吧?"他答："没有。我就是来看这个病的，不知怎回事，近一个月说话变成了这样腔调。"于是我注意他的说话，声音促粗浊长，与我们当地人说话声调大异，其人体形胖壮，面色红而不鲜，触其肌肤则灼热如炙，问其发热与否，则答不热，但下午背冷，今上午冷了一大阵……。经了解，该人10余年前曾患肺结核，经治痊愈。春节前患感冒，久久不愈，后在某医院诊为肺结核复发，用抗痨药至今已有二月，仍发热、盗汗、食欲不振，但其人体质素强壮，仍照常劳动，近一月来，说话声调有变，咳嗽吐痰不重，时带血丝，今上午背冷重，故来诊。查其舌质红，苔薄黄，体温达39.5度，脉则洪数，重按无力，予：

人参15克　石膏15克　知母30克　地骨皮30克　秦艽10克　醋炙鳖甲15克　柴胡10克　乌梅6克　山药15克　元参15克　沙参12克　五味子3克　麦冬10克　生地15克　桔梗10克　炒牛子10克　甘草10克　水煎服，日一剂。

上方一剂后，患者腹中漉漉作响，顿感全身舒适，自觉大有好转，声调亦有所复常，两剂后音调已恢复如常；又服两剂，发热、盗汗、血痰皆止，食欲大增，嘱继用抗痨西药（链霉素针剂及异烟肼片），中药仍用上方加减，共用两周，病已基本痊愈。

1973年6月初，其病又复发，咳吐脓性血痰，发热、余用抗痨西药及扶正排脓止血中药两剂而缓解。嘱继用西药抗痨。

该患者1977年病故，未经笔者治疗，死亡具体情况不详。

按：该例病人以音调异常为主诉来就诊，其实音调异常只是其肺结核之一症状，该例结核多次复发，当于其不能按疗程用抗痨药物，及调养不当有关。

诊治此例时，笔者涉猎未深，其设方用药，就今天看来，未免有些冗杂之嫌，但在治疗中，对消除音调异常、发热等主证方面的作用，尚属肯定。

《难经·四十难》云："肺主声"肺因热邪所扰，痰血居其空旷之地，肺失其清空，则发声重浊，热灼其体而失其清肃轻扬，则调转急促而粗长，其急促见其有火之象，粗长以为排热之资，重浊则系肺气不宣之状，此实与外感之声重、鼻塞同类，而位有深浅之别。在表者可用解表，在里者可用清里，里清则痰除血宁，声道畅通而调复常，故此例用白虎清里而有效。它如清虚热，祛痰补虚，止咳润肺等药，皆为抗痨常用之品。

（十一）外敷药治痰核流注三例

1. 本县枣元乡魏寨 16 岁少女刘某，1978 年 8 月，左侧颈部起一肿块，质硬，漫肿将与颏部平，皮色不变，有按结核治者，有按痈疽治者，已经月余而罔效。舌苔厚白，脉弦数，认为属少阳经痰核流注，先用小柴胡汤加牡蛎、夏枯草、浙贝母，数剂而效不著，改用外治法：阿胶 30 克，冰片 1 克，紫硇砂 3 克，羌活 6 克，川芎 4 克，白芷 4 克，赤芍 4 克，三棱 4 克，莪术 4 克，先将阿胶用白酒加温溶化，搅入余 8 味药所研之细面为膏，贴患处，一日见轻，四日全消。

2.1980 年左右，邻居李某之女 10 岁，右臀部漫肿而硬，皮色不变，边沿不清，西医用诸抗生素二周不效，查《医宗金鉴》当为对证之方，但苦于药材不全，为拟下方敷之，数日痊愈：三棱、莪术、白芷、川芎、赤芍、羌活，各等份，加冰片适量，为细面，白酒调敷，日换药二次。

3. 本县固献村 18 岁女李某，左侧颌下核状肿物伴高烧，西医诊为颌下腺炎，输液、抗生素治疗一周，病情仍未能控制，遂配合中药治疗，用：生杏仁、生桃仁、生葱尖各七个，核桃仁三个，冰片 1 克，加白酒适量，共捣如泥，贴敷患处，日换药两次，两日烧退肿消。三年之后，此患者又复发如前，自寻前方制药贴治，未用西药，三日而愈。

（十二）卫气不行至肿胀呃逆

本县马塘寨村王某，女，30 岁。1995 年 8 月 5 日初诊。患者形体肥胖，性情易烦躁，素失眠多梦，头晕惊悸胸闷肌肉瞤动，诸证时有出现，但每有情志不畅，则立见全身肿胀，按压胸胁四肢体表任何部位即作呃逆，呃逆出则肿胀退，其肿胀之来也快，其去也速，与柴胡桂枝加龙骨牡蛎汤加减调治二周，诸证均好转而唯肿胀呃逆不除，改用五苓散、十六味流气饮及五积散加减亦不效。

据其来去无常，由情志不畅至病，断为肺气郁结之病。按压体表即呃，呃出肿减，证当与肺卫之气运行不利有关。肺卫之气运行滞涩，逆而循分肉之间，《内经》谓之肤胀，"气有余便是水"，继而易生水饮之患，法当宣肺行水，8 月 25 日处下方三剂，肿胀呃逆均愈。一年后随访未复发。方系：

麻黄 10 克　炒杏仁 10 克　厚朴 10 克　炒白芥子 15 克　炒香附 15 克　干姜 10 克　苍术 15 克　防己 15 克　炒葶苈子 15 克　茯苓 15 克　水煎服，日一剂。

《辅行诀》救误大泻脾汤主治文云："救误用冷寒，其人阴气素实，卫气不通，至腹中滞胀，反寒不已者方"，其病机亦为"卫气不通"，本例证治可加深该条主治文之理解，义理相通，可互参。

（十三）活血化瘀用药刍议

活血化瘀为古今医者常用之法，当有一定的规律和准则，今揆度诸活血化瘀方药，结合个人体会，归纳数条以备试用。

1. 调治心肝乃活血化瘀之总谛

活血化瘀一法，以流通血脉，祛除瘀血为目的，瘀血驱除，血流始可畅通无阻，血流畅达活泼，为祛瘀活血之先决。活血即是扶正，祛瘀即是祛邪，二者相辅相成，互相促进，浑然一体。

《经》云："心主血脉"，"属火"。凡举血脉之病莫不关乎心。血贵流通，动乃不滞，火属阳而性动，是活血全赖乎心，不治心者非其治，活血必治心。

《经》云："肝主藏血"，"属木"，瘀血属离经之血，责在肝不能使之藏于经。木性条达，主疏散，瘀血得以疏散则去有出路，故驱瘀凭乎肝，不治肝者非其治，祛瘀必治肝。

《辅行诀》大补肝汤，衣抄木本主治"夙有跌仆，内有瘀血"，其方由小补肝加小补心大部分药物组成，深契此旨。

2. 相机取味为治瘀之纲领

瘀血之形成，皆为血流凝涩不行，不循常道，结而成块，且日久益坚燥干枯。据此则行血散结，软坚润燥，疏通气机，乃为治瘀之必须。五味是药物性能的中心，是药物性能的综合，可以味知气，以味知性。如明代缪希雍《药性指归》所说："……物有味，必有气，有气斯有性，自然之道也。"故明察病机以认证，随机应变而施药，别药味以取效，可为用药之纲领。

《辅行诀》五脏辨证用药，皆以五味而论，实即以味为纲。

（1）血凝则滞涩不行，多因于寒，药宜苦温。

《经》云："血气者，喜温而恶寒，寒则泣而不能流，温则消而去之。"又云："苦味入心。"凡举血流迟涩者，可取苦温之药入心以温血，血得温则行而不滞。莪术、乳香、鸡血藤、元胡、泽兰等，皆味苦或兼苦之活血祛瘀药。

经方温药活血，多取桂枝，桂温活血，但味非苦者。

（2）蓄血日久凝结愈坚，多呈燥态，药宜咸润。

血属液体，凝则水去而呈坚燥之象。《经》云："心欲软，急食咸以软之。"坚乃心之所恶，燥本火之性情。燥由心火过亢，亢则自伤而欲得肾水之本味上承以济之。软乃可容水，物能容水始润。凡瘀血日久成坚块而干燥者，当用咸润之品。五灵脂、瓦楞子、血竭、穿山甲、苏木、土元、水蛭等，皆味咸或兼咸之活血化瘀药。经方中以土元、水蛭最为常用。

《辅行诀》咸为心火之用味，亦系肾水之化味，水化之咸即能济火过用之燥，理本一贯，药无二至。

（3）瘀血内结，气必不宣，药宜辛散。

瘀血之成，可因气郁，瘀血既成，气愈堵塞，气郁与瘀血，如形随形，刻不相离。故瘀血之治，宣畅气机，每为要务。《经》云："肺主气。"又云："肝欲散，急食辛以散之。"气郁者由肝失疏散之用。而主气之肺，气化为辛，可制肝之失用。"将欲取之，必先与之"，唯一辛味即可当之。肝得肺之恩威，乃不横恣郁结；肺之气化得助，而一身之气有其主，则气血各有所归，郁、瘀因之而去。桂枝、川芎、乳香、没药、红花、郁金、姜黄、酒等，皆味辛或兼辛之活血化瘀药。此类药在经方中，以桂、酒最为多用。

（4）壅阻有余之血，当藏之于肝，药宜酸收。

《经》云："人卧则血归于肝"，日本丹波元坚《杂病广要》云："夫肝藏血而心主之，动则血运于诸经，静则血归于肝。"人卧则静，静则血流迟缓而壅阻有余，所余之血归藏于肝，若肝体藏血不力则为病瘀血。欲使此种瘀血得除，必用助肝体之酸收药。花蕊石、山楂、茜草、枳实、韭、醋等，皆味酸或兼酸之活血化瘀药。经方中除前二味外，均为常用药。

（5）治瘀当先滋化源，药宜甘缓。

《经》云："营气者，泌其津液，注之于脉，化以为血。"血为营气所化，营为血之所藏，血是营之体，营乃血之用。血若有瘀，其用必少，少者当补而充之。

《经》云："营气之道，内谷为宝。"又云："中焦受气取汁，变化而赤是谓血。"可知欲补营气者当健脾胃。脾胃为生化之源，故治瘀者当常存滋生化源之念，兼用甘缓以助中土之用，使瘀血祛而营血生。生地、茺蔚子、月季花、蒲黄、三七等，皆味甘或兼甘之活血化瘀药。《辅行诀》中将地黄例为苦味药，与蒲黄同为经方常用活血化瘀药。

3. 随证择药是治瘀之关键

(1) 辨瘀血之部位，选药直达

血周流全身，无处不至，何处有瘀，即现何证。审其瘀血所在，据药物所入脏腑和归经，及其升降浮沉、生成之地、采用之时的理论，取与病所相亲合的药物，以因势利导，方可谓有的放矢。

如瘀血在上，药宜轻清上行，川芎、凌霄花、红花等可选用；瘀血在下，宜重浊攻逐，可用大黄、芒硝、水蛭之类；瘀血在经络可与藤类、虫类药以疏通利导，如鸡血藤、穿山甲、地龙等。又如郁金可入心以除心窍之瘀；姜黄入脾以治肩臂之瘀；骨碎补入肾专主瘀血骨病。王清任五逐瘀汤皆随瘀血部位而用药，唐容川《血证论》所载各部位之瘀血药治亦甚详尽，兹不赘述。

(2) 辨虚实以调气血

《经》云："……气血以并，阴阳相倾，气乱于卫，血逆于经，一实一虚……气之所并为血虚，血之所并为气虚……有者为实，无者为虚，故气并则无血，血并则无气，今血与气相失，故为虚焉。"

瘀血所在之处，若气被拒之以外，则为气虚血瘀证，治之当用化瘀而不伤正，或兼能益气之药，如桃仁、五灵脂、蒲黄、鹿角、鹿茸、牛夕等。若血瘀而气亦随之而聚，则为血瘀气滞之实证，治之当用血中气药以活血行气，如川芎、元胡、姜黄、三棱、郁金、没药等。若气郁之处无血是血虚，由血虚不能充脉而瘀者，宜用祛瘀而生新或养血化瘀药，如丹参、红花、益母草、当归、白芍、生地、鸡血藤等。若气郁之处多血，即可成为气滞血瘀之实证，药宜气中血药以行气活血，如香附、峨术、乳香、降香、薤白等。

（3）辨兼挟证，瘀血痰水合治：

瘀血内存则阻碍气机，气不行则水不行，水不行则为饮为痰，故瘀血常与痰水相杂。血水同源，瘀血之化，亦变为水，血水相兼者，宜选活血利水两擅其长之药，如益母草、蒲黄、琥珀、泽兰、桂枝等，或加茯苓、泽泻之类于活血方中。若痰血相兼者，可用痰血两治之药，如牡蛎、蛤粉、芒硝等，或加半夏、南星之类于活血方中。

4. 配伍得当乃治瘀之巧

（1）气药与血药相伍

气为血之帅，血为气之母。行血药与理气药相伍，可增强活和血药力，如元胡配楝子，芍药配枳实等。血中气药与气中血药相伍，可相助为功，如乳香与没药相伍、三棱与峨术相伍等。补气与活血药相伍，可使瘀血除而正气复，如黄芪配桃仁、红花，党参配苏木等。

（2）咸辛相伍

血块坚积，非咸不软，非辛不散。《辅行诀》谓咸辛除滞，如桂枝配芒硝、大黄配桂枝、旋覆花配葱叶等。

（3）润逐相伍：

干血结于内，宜攻逐而下，然干血滞涩附着而难下，伍以滋润滑降则阻力减少，可收药半功倍之效，如大黄配桃仁或当归、甘遂配阿胶等。

（4）峻缓相伍

坚久顽积之血，非峻不克，然峻则伤正，易至积血未除而体先衰，久积之瘀，消之有待时日而宜缓图，可用峻烈之品伍以甘缓之药，如大黄配蜂蜜、干漆配大麦芽、甘遂配蜂蜜（丸剂）等，可与润逐相伍互参使用而重在于缓。

（5）寒温相伍

证有寒热之别，药有寒热之分，以寒凉治温热，以温热治寒凉，乃是常法。若欲用有专功这药而虑其寒热之性与病机不符者，可用相应之药调平其寒热之性。如坚久顽瘀，欲用大黄攻逐而证又为寒，可伍以干姜或肉桂之热以调平。桂枝与丹皮也为常用寒热互调对药。

结语：本节根据血所主、所藏的藏象学说，瘀血形成的机理和辨证施治理论，试图通过心、肝两脏对血流的输（动）、藏（静）作用，用五味及药物的其他性能及配伍法，说明治疗瘀血的用药规律和准则。

五味是古人论述药物性能的核心，药物的功能可从五味中推求，但一药可兼数味，一味可有多能，要理解"药中有方"，切不可按图索骥，缘木求鱼。

对瘀血的虚实问题，本文根据"有者为实，无者为虚"立论，与《内经》"邪气盛则实，精气夺则虚"的另一概念有所不同。彼正邪盛衰言病势，此从瘀血与气滞的因果、先后，及气血相对位置上的盛衰言病情。但体实者气血易壅滞而发实证，体虚者气血易脱离而多发虚证，用药当随其虚实所在而调之。

药物的配伍，是单味药使用的发展，是方剂的基础。配伍得当可使药物互相扬长避短，相辅相成。文中所列乃配伍形式的几种而非全部，不可认偏作全。

笔者认为，中医理论已历经二千年的实践考验，至今仍有其实用价值，用来指导瘀血类疾病的治疗有一定的临床意义。但由于笔者学力所限，所议难免有误，有待日后验证，并望诸同仁，不吝指教。

按：此文初成于 1983 年，曾经先师张大昌先生亲自审阅，此次收载，略有修改。

主要参考资料

1. 北京中医学院主编. 内经选读. 上海：上海科学技术出版社，1978

2. 成都中医学院主编. 常用中药学. 上海：上海人民卫生出版社，1973

3. 焦树德. 用药心得十讲. 北京：人民卫生出版社，1978

4. 陶弘景. 辅行诀五脏用药法要. 衣抄本

5. 丹波元坚. 杂病广要. 北京：人民卫生出版社，1958

6. 唐容川. 血证论. 上海：上海人民出版社，1977

7. 陕西省中医研究所. 医林改错评注. 1976

8. 梁颂名. 谈谈中药性味学说. 新中医，1982，（1）

9. 田德荫，陈见如. 浅述瘀血的病因和诊断. 新中医，1982，（3）

（十四）癌症见闻五则

第一则：余之忘年交刘某，上世纪 80 年代在邢台党校学习时，与某县农林局张某同一宿舍，张云其弟患肝癌，服杂骨胶而愈。并云方来自一已愈的肝癌患者，为一老医所传之方。其弟所用之杂骨胶，系按老医所指，为北京某厂所产者，但去京时该厂已停产，仅寻得所剩者数斤，服之大愈，后得知该胶纯系杂骨所熬，遂自制服之而愈。

《纲目》诸朽骨项下云："时珍曰：朽骨不分何骨，然亦当取知无毒之骨可也。"引陈藏器曰主治："骨蒸。东墙腐骨，磨醋，涂痕令灭。又涂疬疡风疮癣白烂者，东墙向阳也。"杂骨胶或与诸朽骨作用相近，所谓疬疡疮癣，皆顽疾，现代医学治之所用药，多有与抗癌类者，如环磷酰胺、白消宁等，杂骨治疬疡风疮癣，当亦可治癌，有待研究。

　　第二则：1994年，族叔56岁患肝癌晚期，下肢肿甚，左脚重，足趾痛，小便少，舌质红而干，服西药效不著，用白芍60克，甘草10克，煎服。下午7点服下，夜间排出尿约1500毫升，肿见消，舌质赤色减，次日晨又服一剂，尿量仍如前，肿已消，此《辅行诀》所谓酸甘除逆法。

　　白芍味酸为肝之体味，又为肺之用味，能收。在肝可敛阴以平衡肝之辛散，在肺可助收降之气以增"通调水道，下归膀胱"（《内经》语）之用。《本经》已有"利小便"之说，《别录》更有"通顺血脉……去水气，利膀胱大小肠"之论。配合甘草之缓，以防肝因疏散过急（甘为肝之化味）之自伤。

　　本例为水肿，用药所除者是水，似与"除逆"龃龉。其实，"逆"与此例所除并不矛盾。《说文解字》云"逆"（古无走之旁）："不顺也"。如前所析，收敛阴气以济肝辛散伤阴之用，收降肺气以"通调水道，下归膀胱"都是芍药味酸之功，敛阴时配以甘草，可缓肝急，降肺时伍甘草，可助水之下归膀胱（甘、淡相属，淡可渗利水湿），可谓肝阴之损和肺气不下所至之水，都属"逆"的范畴，即都是正常的机能"不顺"，而后者正是该例"逆"之所在。仲景云此方治营阴不足，当是着眼于前者，可称益阴。进而言之，肝阴被损则不能荣养筋脉，或肝阳易亢而生风，为痉挛，为急痛，此痉挛、急痛，亦皆属"逆"的范畴而可用该方治疗。故酸甘同用也可称除挛、除痉或除痛。

　　藏经洞本《辅行诀》，此"除逆"，二字缺佚，先师张大昌先生还曾先后改为"益阴"、"除挛"等，可见师补缺的思路和根据，余认为"除逆"所指较广，可包容其他，在《辅行诀整定稿》中选定为"除逆"。

第三则：本县贺钊乡西大城梁某，男，60岁，患直肠癌。数月来腹痛难忍，每仗杜冷丁止痛，后有人教服白丁香（量不详），便出一长约10公分，直径约3公分有刺之物而愈。

白丁香即雄雀屎，《纲目》云"苦，温，微毒"，引苏恭云："治癥瘕久痼冷病，和干姜服，大肥悦人。"引陈藏器云："痈苦不溃者，点涂即溃，急黄欲死者，汤化服之立苏，腹中疙癖、诸块、伏梁者，和干姜、桂心、艾叶为丸服之，能令消烂。"时珍曰："雀食诸谷，易致消化，故所治疝瘕积胀痃癖，及目翳弩肉，痈疽疮疖，咽噤齿龋诸证，皆取其能消烂之义也"。

癌症之病理变化，多属阴疽之类，即所谓久积冷病；其恶性肿瘤之称，亦与腹中痃癖、诸块、伏梁相关。白丁香可使癌组织溃破脱落而出，即有烂积之功，故治直肠癌有效。

第四则：威县医药公司付某之母，上世纪七十年代患直肠癌，子宫癌痛不可忍，每用杜冷丁注射以止痛，后先师张大昌先生教用一方贴之而疼痛立止。方系公牛角鳃（两公牛相抵而角落后所生之新角谓之牛角鳃）一个，火上炙焦，刮去一层再炙，再刮，直至完了，榆树白嫩皮一块，杨树叶（背面有毛者）七片，血余炭一撮，上四味均为面，再用黄米面（即黍子米面）加适量米醋中熬成糊，将上诸面加入调匀成膏，敷痛处即可。此乃清代陈杰《回生集》所载东平展子明接骨膏加血余炭，治癌痛竟如此有效，值得研究开发。

第五则：2010年4月23日，本县公安局薛某告余曰，其姨夫本县后马庄村人，现年81岁，素健康，自去年初夏微感乏力，食少，未在意，至春节前脘不适，时微有隐痛，今年1月28日在某医院胃镜检查，报告为胃小弯黏膜粗糙，充血肿胀，前壁可见一带蒂息肉，大小约 1.0 厘米，顶部充血，诊断为：胃窦黏膜病变，胃窦息肉。病理诊断：（胃窦前型）黏膜慢性炎，（胃窦小弯）低级别上皮内癌变。

自 2010 年 2 月 23 日，开始服某医中药汤剂处方，日一剂，方为：旋覆花 15 克，代赭石 20 克，半夏 15 克，陈皮 15 克，云苓 15 克，川连 6 克，苏叶 10 克，竹茹 10 克，白术 10 克，佛手 10 克，砂仁 6 克，内金 6 克，苏木 10 克，党参 15 克，服至今（4 月 23 日）。在开始服药第 7 天，突感腹疼难忍，某医为一次注射 3 支强痛定，之后痛止。又 3 天后先吐出软粉条状物若干，继之又吐出约 3×2 厘米大小白色光滑硬物相连者 2 枚。吐后饮食增加，亦无它苦，昨因食豆腐皮而感腹稍不适，微痛，后又自行缓解。2010 年 12 月，薛某告诉笔者，病人尚健在，且体重有增，毫无病苦。

（十五）治胀宜用炭药

临床每见顽固性腹胀者，用药难以奏效，忆上世纪 70 年代中，本县老干部魏某，腹胀已 30 年，诸治不效，后余改用一方，原药味已记忆不清，约为消食健脾之药，诸药多炒为炭再煎服，数剂后顽疾竟愈，享年 86 岁而胀未复发。自此，余治胀每喜用炭药，有效者甚多。

1994 年 4 月中旬，本院青年任某，少腹胀满已年余，形体消瘦，叩其少腹如鼓，时可见肠形，不能饮食，舌苔白厚，先与大黄附子泻心汤，两剂泻下四次，腹胀除而数日又作如前，改用：

苍术炭 30 克　枳壳炭 30 克　槟榔炭 15 克　干姜炭 15 克　肉蔻炭 10 克　木香炭 10 克，日一剂。

四日后腹胀全消，饮食复常，已数年未见复发。

余以为炭药治胀的原因有：1. 炭为火煅而成之品，无水气而能防腐。腹胀多因胃肠有炎性变化，黏膜水肿甚或糜烂，组织腐败，炭可吸收其水湿，防其腐烂，易于恢复胃肠功能。2. 炭可吸附恶味之气，每见做米饭因火过大而有焦苦味时，用木炭置饭中，则其焦苦味消除。腹胀多由胃肠功能不良，食物消化欠佳，而产生异常气体，炭可吸附之，减少异常气体以消胀。3. 炭物多为碱性，可荡涤污垢，旧时农家常用草木灰淋水（所淋之水甚滑）代碱浣衣可证。用炭药之碱性且滑者，可荡涤胃肠中因久病所积之秽物，以利彻底治愈。4. 以《辅行诀》五味理论核之，咸味与辛味同用，有除积滞之功，炭味咸，而治胀之药多为辛味药，如厚朴、陈皮、干姜、肉蔻等，辛药制为炭，此炭之性本寓有咸辛之性，故具除积滞之功，积滞除则胀满消。

（十六）略谈胁肋痛治法

余治胁肋痛，常分三步用药，初起多因情志不畅，气机郁阻，其痛多为阵发、走窜、胀痛，用泻肝舒肝理气法，方如《辅行诀》小泻肝汤，仲景四逆散类；继而因气机不畅而成痰水，所谓"气有余便是水"，此期也可由外感之热与痰水互结。轻则水热互结，如十枣汤之治悬饮，重则痰热互结，如三陷胸汤之治结胸。日久则及于血分，所谓"久痛入络"，"气为血之帅"，气郁致血瘀者，或由外伤直接损伤血络，治疗可用活血通络，如旋覆花汤治疗肝著。

《辅行诀》小泻肝汤为治肝实胁痛的基础方，方中芍药治血而善通，枳实治气而开痰，生姜治水而疏散，可谓已统上述三步。三药之用量，不妨随证调之。

　　它如金铃子散，楝子行气，元胡走血，为气血同治。一贯煎中生地、当归、杞果、沙参、麦冬为滋为补，楝子为泻，为滋中有泻之方。

（十七）虚实补泻治疗闭经

　　闭经一病可分虚实两端。虚为正虚，实为邪实，虚证责在肾、脾，实证责在心、肝。心主血脉，肾主水液，又为胞之所系，脾裹血，又为生化之源。故当如此而论。

　　因先天不足，肾气不盛而闭经者，多为少女天癸当至不至，或妇女未到绝经期而早竭者，法当随证补其阴阳。脾虚不足而闭经者，多为化源不足而血枯所致者，法当补其气血，益其生化之源。有虽体虚极但经水按时来潮者，是脾虽虚而未及于肾，脾虚经闭必是脾肾两虚者。肾虚闭经者，未必因兼脾虚。此闭经虚证之大略。

　　肝属木，主疏散，恶郁结，一旦发生拂郁，气郁不畅而血闭阻，不得疏散而经闭，法当理气活血。心属火，主血脉，血贵流通，一旦血因寒而凝滞，著于胞宫则为闭经，法当温而通之。气郁致闭经者，必有心血凝滞，血凝致闭经者，未必兼有气郁。此为闭经实证之大体。

（十八）漫谈百日咳治法

　　百日咳，古有顿咳、鹭鸶咳等称，多发于冬春，小儿易感，以阵发性剧咳，伴特殊的吸气吼声，病程长为特点，现常用治法有西药抗生素，及中药胆制剂等，但疗效并非十分可靠。余用温润祛风痰法，常能收到较好的疗效。温润常取白前、炒杏仁、当归、甘草，祛风常取天虫、蜈蚣、荆芥、防风等，祛痰常用葶苈子、巴豆霜、陈皮、桔梗等。血热者又常配生地、丹皮、青黛、贝母、知母之类；痉咳重者又常配朱砂、赭石、蛤粉；顽痰胶饮者，不妨用芫花、大戟之类。每随证择药而收捷效。

《内经》论咳以五脏类分，五脏各以其时受病，并谓"五脏之久咳，乃移于六腑"，其病机为"皆聚于胃，关于肺"，"五脏六腑皆令人咳"。百日咳发于冬，当为寒邪乘肾而咳，其证"腰背相引而痛，甚则咳涎"；发于春者当为风燥之邪乘肝而咳，其证则"两胁下痛，甚则不可以转，转则两胠（腋下）下满"。"肾咳不已则膀胱受之，其状咳而遗溺"；"肝咳不已则胆受之，为胆咳，其状呕胆汁"。上述肾肝咳之症状，常见于百日咳的某阶段。肾而膀胱咳者，余喜加入细辛、五味子，或桂枝、茯苓；肝而胆咳者，余常加入枳实、白芍，或栝蒌（或百合）、郁金。

百日咳之患者多为小儿，口服中药较为困难，余常将药液中加入冰糖或蜂蜜以调口感，二物均可润肺止咳，又常用此一种，配以鲜白萝卜汁或酸梨汁，频频咽下，亦效。

就百日咳发病的季节气候特点而论，当属寒燥，冬气寒易解，春气燥似难被人接收，因世人皆以秋气燥说理。今云春气燥，是根据易学"金木交互"之理（详说请参拙著《伤寒论阴阳图说》）而来，秋日地燥天湿，而地水下藏，阴雨霏霏；春日地湿天燥，因冰解气潮，多风少云。外感以天气为主，古称天行病，故云春气燥。百日咳既冬春发病，则其病邪比较适应冬春寒燥之气，变人体寒燥为温润，使病邪失去存在的条件，此系王道之举，是治疗该病之要务。

温为阳，故用药宜辛甘，即《经》"辛甘发散为阳"之意，如前所述之荆、防、与归、草同用之类；《辅行诀》以甘咸同用可除燥，如前所述之蜜、草与葶苈、蛤粉同用之类。总之余认为温润为百日咳之因治法，为主治法。至于风热痰饮，乃寒郁生热或因燥生热，温散滋润即解；风乃寒、燥之邪所兼挟，温之润之即无所附而去；痰饮则为寒不化水或津液因燥枯结而成，为标证，温之润之可除。故祛风清热除痰为对证所用，可谓之辅治。

（十九）浅谈虚实辨证治阳痿

阳痿一证，阴茎不能勃起或勃起而不坚之谓。肾主二阴，睾为外肾（词出明代李梴《医学入门》），为生精之所。肝主筋，阴茎为宗筋，属肝。阴茎之勃起要有肾精（阴）充实，肾气（阳）温煦的基础，通过肝疏散气血的作用来实现。肾之阴精阳气，肝之疏散气血，任何一个环节失常都可导致阳痿，故阳痿与肝肾两脏相关。

由于肾者为肾之阴阳精气不足，不能充盈阴器，为虚证，多由先天禀赋不足或嗜欲过度；由于肝者为疏散不力，至气血津液阻遏脉络，阴精阳气不能畅发，为实证，多由情志所伤，或痰湿瘀血。阴虚者可用六味地黄，有热者加知母、黄柏，重者可用左归丸；阳虚者可用金匮肾气，有寒者可加重附子、肉桂，阳虚甚者可用右归丸。由气郁而阳气被遏者，可用四逆散以舒肝畅阳，或加香附、远志；有寒而痰水不化者，可用苓桂术甘汤温而化之；因湿热下注者可用龙胆泻肝汤以清利用之；血瘀络阻者可用芍药甘草汤，或旋覆花汤加桃仁、红花，甚者加土元、水蛭。

今将余常用治疗该病的其他药物，罗列于下以便采用。

动物类：雄蚕蛾、僵蚕、蜻蜓、蜈蚣、鹿茸、鹿角胶、龟板胶、海螵蛸、雀卵、穿山甲。

食品类：韭菜、韭子、虾、胡桃肉、灰菜（当地俗名灰涤菜，属一种野菜）、白胡椒。

其他类：阳起石、硫黄、钟乳石、磁石、制马前子、黄芪、蛇床子、王不留。

又有蒲黄一味，性能活血利水，《金匮》有云："厥而皮水者，蒲灰散主之"，当是有利水活血而畅发阳气之效。叶天士云："通阳之法不在温，而在利小便"，先师张大昌先生在论渗剂时亦以"渗能兴阳"说法。阳痿实证多见痰水瘀血遏阻肾阳之证，蒲黄当为对证之品，待试。

（二十）自拟方四首

1. 慢性咽痛方

半夏 15 克，甘草 150 克，川贝母 50 克，枳实 50 克，桔梗 50 克，共为粉，每服 4 克，日三次，饭后白开水送下。

典型病例：

（1）15 岁少女肖某，咽痛 4 年，平素易感冒，有头痛、衄血史，屡愈屡发，并有便干，痰稠难出，夜间加重而口干，时吐酸水等证，查局部无充血，上腭水肿，舌苔厚腻微黄，服此方一料，咽痛即止，随访二年未复发。

（2）本县城内中学 40 岁女教员夏某，多年来讲课劳作过度则咽痛而音嘶哑，曾行扁桃体摘除术，仍不能愈，素有腹胀，烧心等证，用上方两料而愈，已有多年未复发。

2. 关节滑囊积水方

五倍子 30 克，枯矾 30 克，白胡椒 10 克，蜜陀僧 30 克，儿茶 30 克，血竭 10 克，樟脑 10 克，石菖蒲 30 克，共为细面，装瓶密封，用时取出醋或葱与蜜捣膏，或葱与糖捣膏调敷患处，日二次，局部有热、红者，加大黄佳。

典型病例：

（1）本县张营乡马庄 5 旬妇张某，2006 年 5 月诊，右膝关节外伤性滑囊积水二月余，曾先后三次抽液、抗菌治疗仍不能愈，仅用上方外敷五天即愈而未复发。

（2）本县芦头村 64 岁男子孙某，2004 年 1 月 23 初诊。退行性左膝关节炎，滑囊积水半年，曾在邯郸某院住院治疗三月不愈，舌红苔白有裂，脉细弦而滑，用上方外敷，兼内服汤剂，二十余日而愈。内服汤剂为：苍术 30 克，防己 15 克，黄柏 15 克，木通 10 克，炒薏米仁 30 克，车前子 15 克，石斛 30 克，川牛膝 30 克，黄芪 30 克，水煎服，日一剂。

（3）本县城内女退休职工孙某，55 岁，素患风湿性关节炎，右膝关节近月来肿胀增大，曾经关节腔抽水二次而旋发，予此方外敷一周而愈，后未再出现积液。

3. 百日咳方

百部、白前、炒杏仁、炒葶苈子、当归、天虫、甘草、防风各 10 克，水 1000 毫升煎取 300 毫升，加入适量冰糖或蜂蜜，装入瓶内，5 岁以下小儿每次 5～15 毫升，日 3～4 次，年龄较大者可酌情加量。

典型病例：

（1）本县蒋庄村 5 岁幼女蒋某，1998 年冬患百日咳，阵剧咳呕吐，已半月有余，用此方加陈皮 10 克，每服 10 毫升，日四次，一日见效，三日痊愈。

（2）本县常屯乡亭上村 3 岁男童阎某，2009 年春，患百日咳，20 余天咳而不止，并有睑肿、目赤、痰涎黏而难出，此方加蛤粉、青黛各 6 克，每服 6 毫升，日三次，三日咳止。

（3）本县城内 4 岁女李某，2001 年春患百日咳 10 余天，并有大便干燥，腹胀，食少，此方加大黄 6 克，卜子 10 克，每服 10 毫升，日四次，二日好转，五日咳止。

4．头痛方

怀牛膝 30 克，代赭石 30 克，桃仁 20 克，红花 5 克，水煎服。

典型病例：

（1）1970 年冬，笔者任本村赤脚医生，时因流感甚多而诊务繁忙，积火上炎，某日下午，突发后头部阵阵剧痛，先以为外感，用荆防麻细辛以散发，之后玉枕骨处疼痛加剧，仅靠西药镇静剂以维持，思此证当系气血随火炎于上之证，乃自拟此方服之，服后小便降下混浊赭色之物，一剂而愈。此后凡遇头痛定处，如椎如刺，或夜间加重者，即用此方，常收一服即效之功。

（2）1971 年春节，笔者之表兄吴某，28 岁，在京工作回家探亲，因连日劳累，兼有思虑过度而发剧烈头痛，其痛夜间加重，阵作跳痛，颞动脉搏动明显，烦躁失眠，脉象弦数有力，予上方一剂，便出赭色尿液，头痛顿止。

（3）1975 年本村老村干张某，年过八旬，有酗酒习惯，并喜食辛辣，头部剧烈阵痛数月，服西药镇静解痉药可稍有缓解，渐有食少，便干，夜痛难以入睡，入睡后有时因痛而醒，予上方加生地 30 克，一剂知，五剂愈。服后小便亦便出赭色尿液数次。

（二一）自汗说

自汗一词，《伤寒论》及《金匮》即已用之，其在《伤寒论》太阳篇中屡屡出现，盗汗一词，首见《金匮·水气病脉证并治》，其文曰："食已汗出，又身尝暮盗汗者，此营气也"，此处之"食已汗出"当是自汗，此自汗、盗汗见于一人之体。自汗意为未用发汗药而有汗出者，乃用发汗药所出之汗的对比词，奈何后世医家咎因阳虚，与盗汗相对而称，谓之"阳虚自汗，阴虚盗汗"。若果如此，《金匮》所例当是阴阳俱虚者，恐非"此营气也"四字所能了之。

有谓之昼日（寤时?）出汗为自汗，夜间（寐时?）为盗汗者。揣其意，盗汗当为偷出汗，即寐时出汗，自汗为醒寤时出汗，不必以昼夜分。若但以昼夜论自、盗，午睡出汗名之自汗还是名为盗汗? 余以为盗汗当为寐时出汗，觉醒即止，方才名符其实。它与自汗均为未服发汗药即出之汗，即盗汗为自汗的一种，有寐时即出的特点。

总之，自汗可以包括盗汗，自汗义广，是非药物所至的出汗。盗汗义狭，盗是寐时即出的自汗，学者当辨而识之。

（二二）追录患者保存处方五首

第一首：1995 年 5 月 13 日，退休老干部张某，男，74

岁，自去年 11 月因饮凉酒食凉菜、饭致腹泻，每晨起必泄，日 4～5 次。并云此系多年老病，曾诊为胃炎，结肠炎，服余中药处方百余剂，十余年之痼疾得愈，14 年来并未复发，因中药有效，故将所保存当时的处方带来，问余是否还可仍用该方治疗。余察证审方，曰可，遂照服 6 剂而痊愈。方如下：党参 15 克，焦白术 15 克，茯苓 15 克，鸡内金 10 克，木瓜 30 克，炒山药 15 克，干姜 10 克，白蔻 10 克，诃子 10 克，木香 10 克，炒香附 15 克，陈皮 12 克，水煎服，日一剂。

第二首：本院赵某之母，年逾知命，患乙肝、糖尿病多年，每有心情不畅则腹胀，余多次调方治疗，病人自感以柴平散加味之方效最好，遂将该方抄下，四年来，每次病发作时照方服之数剂即愈，至今已有十几年。余将该方录下：柴胡 15 克，黄芩 15 克，半夏 15 克，苍术 15 克，厚朴 15 克，陈皮 10 克，枳壳 15 克，大腹皮 20 克，佛手 10 克，香橼 10 克，水煎服，日一剂。1994 年 3 月 24 日记。

第三首：威县南街王某，女，12 岁，患甲状腺肿，其家长访得东街王姓某女曾患此病，用中药治愈，遂询问治疗情况。东街王某患病时 39 岁，服余所处之方 10 余服而愈，感方之灵验，已珍藏多年。南街王某家长将处方复印一份，持之问余可用此方否，方系 1991 年 6 月 30 日所处之方，辨证审方，尚属切合，嘱可照方减三分之一量服之，十剂后病亦除。原方系：柴胡 15 克，黄芩 15 克，丹皮 10 克，栀子 10 克，炒香附 15 克，青皮 10 克，元参 30 克，夏枯头 30 克，牡蛎 30 克，甘草 10 克，黄药子 15 克，水煎服，日一剂。

第四首：郭某，男，34 岁，威县城北郭庄村人。1995

年 1 月 12 日来诊。其症左前胸疱疹数月，疹如粟米，皮肤色红，极痒，搔之出黄水，来时持一处方，系余在 1992 年为其姐夫袁某治全身性牛皮癣并胸部泡疹所处之方，谓初服此方后周身搔痒加重，两昼夜未能安眠，共服 8 剂疱疹全消，之后周身牛皮癣亦渐愈，至今已有二年未复发。袁视此方如宝，珍藏至今，因见郭所患与其当年所患类同，将方交郭，前来询余可用否。余察证审方，尚属方证相投，为验证该方疗效之可重复性，仍书原方治之，方如下：荆芥 10 克，防风 10 克，蝉退 10 克，金银花 15 克，生地 30 克，黄芩 15 克，栀子 10 克，升麻 6 克，木通 10 克，石膏 20 克，白芍 15 克，白癣皮 30 克，当归 15 克，白蒺藜 30 克，川芎 10 克，水煎服，日一剂，并用二煎之水洗浴患处。用此方之始亦有搔痒加重，二天后渐减，共用六天而愈。

第五首：本县大葛寨王某，曾患五更泻数年而诸治不愈，其 43 岁时，笔者为用中药治之数剂而愈，数月后，因饮食不当复发一次，自服前方又愈，遂将原方写入笔记本以防遗失，孰料此后竟近二十年未复发，之后其亦渐将此事忘却。2004 年某日，偶翻阅其笔记，见到该方，乃将此方交付笔者，以广其用。该方为：附子 10 克，炮姜 10 克，大黄 6 克，甘草 10 克，党参 15 克，肉蔻（面煨）6 克，破故纸 15 克，艾叶 10 克，赤石脂 15 克为面，用水 2000 毫升煮诸药（赤石脂用一半）致 600 毫升，加入大米一把，煮成稀粥，搅入所余赤石脂粉，空腹顿服，日一剂。

按：此方乃《辅行诀》小泻脾汤以干姜易生姜以助附子祛其内寒，又加党参以补脾土之用，病泻者病在下焦，故加肉蔻、故纸、艾叶以温下焦，大黄、甘草和胃消滞，甘草量大于大黄则不泻而和胃除滞，赤石脂固涩止泻，粳米可使药留恋肠胃以维持药效。此乃温中下二焦，通涩同用，消滞而扶正之方，颇具温脾汤之意，久积有寒之积利，效果良好。

（二三）孙氏推拿放水法

大约 1978 年夏某日，先师张大昌先生带笔者到威县贾街推拿高手孙其昌先生家中，拜求其治小便不利和失眠方法。孙氏长于武术，当时正在绘其改进太极拳谱，在极简陋的居室（只一小土坑及一土坯垒成之"桌子"）中热情接待了我们师徒。当即详细地介绍了"放水"和治失眠的手法。最近笔者在翻阅资料时，偶见当时孙先生亲笔写给我们师徒的"放水"手法一纸，及笔者当时另纸所记数语，欣喜之余，急照样录下。

放水手法

一、用无名指点住水分穴，中指点兰门穴，两穴同时操作。先向下推二十次，再用泻的手法转三十次。

二、点住建里穴，下推二十次，泻三十次。

三、点气海，用调的手法，继之泻关元穴（推二十，泻三十）。

四、放带脉：左手中指拖（应是"托"字）住水分、兰门之间，拇指拢住带脉，右手拇指按二穴之间，中指拢住带脉穴，随呼气时两手向里收拢，左手拇指向上（稍偏里一点）猛挑，右手中指向下（向里）猛拉，连续作三次。

五、右手中指仍点原处不动，中指泻抹章门穴二十次，右手食、中、无（当是脱一"名"字）三指靠拢，斜向少腹方向连抹三次，左手亦是三指并拢，随右手之后，亦抹向少腹。（治渴时用左手点幽（疑脱一"门"字）穴，右手伸背后对准上手猛抖三次，至舌根觉凉为止。）

六、左手食、中、无（脱一"名"字）三指并拢，点住梁门穴，右手并拢伸向背后十一、十二肋骨之间，猛抖三次，两手抹向少腹（方法如五）。

笔者所记如下：

1. 兰门穴在水分穴上一寸，建里下一寸。

2. 手指以顺时针方向转为补，逆时针方向转为泻。

3. 先向下方用力一下，再向上方用力一下，再以顺时针方向转一周为调法。

4. 作完第五步，如利尿用，（如尿布路结石），可泻阴陵泉和三阴交，最后做第六步。

安眠穴：位于耳尖、外眦、发际所成等边三角发际处，此点接近于头维穴，在头维穴下方。治失眠可先作头部一般按摩后，在该点顺时向转三十下即可。

按：孙氏治小便不利、失眠二证誉满一方，曾在济南治愈一决定手术的泌尿系结石一例，余随师拜访之前，孙氏常为一患酒澼（每日必饮高度白酒至少一市斤）并患多种慢性病长年卧床妇女用此"放水法"，笔者亲见其效之捷，排尿量之大，远非用药所能及。得此法之后不久，余受友人之邀，为广宗丁庄某人诊治肝硬化腹水时，用此"放水法"亦效，然不及孙先生所治者。此固然由于笔者初用而操作不准，而另一因素亦不可忽视，即孙氏长于武术，练过气功，其指力甚强，为常人所不能及之故。笔者认为，行按摩术者，当先练指力，常练气功，必有助于提高疗效。

（二四）腹内有多年积食

1994 年 4 月 11 日，本县管王街村女患者许某，42 岁，形体瘦弱，以肠鸣不适，遇气恼或受寒加剧来诊，查体时因腹部有手术瘢痕而详问其由。患者云：自幼多病，常腹中雷鸣不适，曾按肠结核治疗，效果不著。25 岁时其母闻人云，囫囵吞食熟西瓜子可治，遂炒西瓜子尽量吞之，病未能好转。30 岁时，因不完全性肠梗阻在某院手术，术中在大小肠交界处，取出西瓜子半茶碗，瓜子色鲜如初，乃 5 年前所吞者，周围组织已糜烂。术后仍肠鸣，下腹常有隆起，曾作胃镜检查，有慢性胃炎云云。

又有族嫂刘某，年近花甲时患胰腺癌，余曾与下法治之，所下之物竟有三年前所食之黑枣皮若干，得下后，病痛缓解而可进食少许。

（二五）群体癔病一案记述

1999 年 10 月 25 日下午 3 点，有本县香花营村栾某，带其 14 岁女儿来诊云：其女在临村北郭庄读书，今上午约 10 点钟上课时间，突发全身痉挛，口中流涎，目瞪不闭，呼之不应，约 20 分钟汗出而解，问其发作时情况不能记忆。刻下仍有头痛、干呕，自觉"脑子不够使的"。并谓该女与其两个哥哥均在同校读书，4 天前上午 10 点钟其次子亦发病如其女，由其长子将其送往医院，但刚到医院病已停止，遂返校。刚回校，其长子也发病如其弟，发病后其长子亦曾云"脑子不够使的"。又其本人在 3 月前，曾因阵发痉挛、呕吐

在本县住院 8 天，后转邢台某院又住院 8 天而出院，诊断为
"心肌炎"发病前 4～5 天和出院后 4～5 天，曾有健忘症状。

　　该案一家四口类似症状的病，似乎可以诊断为群体性癔
病，其相隔 1 小时～3 月，或可称流行性癔病。发病最早的
栾某，或者亦非心肌炎，当时我问他情况时，他说已无任何
症状，可正常参加体力劳动，即便是心肌炎，其发病前后
4～5 天的症状亦有是心理压力太大之故。后追访其同村人，
云患者约死于 2006 年左右，死于何病，不可得而知，描述
所见其发病症状，颇似癫痫，但就当时医疗条件，如是癫
痫，是应该作出诊断的，余认为既在邢台某院没出此诊断，
更说明有是癔病性抽搐的可能，当然亦不能绝对排除脑病所
至，因其至死的确切病因不明。其三个孩子，或因父病而精
神刺激过大，产生恐惧心理，紧张情绪，或自我暗示，互相
影响而至病。

　　余为其女所开处方为：

　　柴胡 30 克　黄芩 15 克　半夏 15 克　党参 15 克　远志
10 克　菖蒲 10 克　川芎 10 克　生姜 15 克　大枣十二枚
用水 1400 毫升煎取 600 毫升，去渣重煎至 300 毫升，分 3
次温服，日一剂。

　　服方后无症状，一年后曾随访，4 人均未再发

（二六）痛击滥用激素风

　　上世纪滥用肾上腺皮质激素之风盛行，每见某乡医治疗
外感病，使用率几乎可达百分之百。知识贫乏者有此之误，
不必多怪，然受过正规西医教育的堂堂卫校毕业者，亦如此
例行，岂不令人费解？某医院一医生，竟获"氟霉松先生"

之绰号，谓其用药"轻不轻，氟霉松，氟霉松不轻更不轻"。如此"氟霉松先生"决非一人，而是有一批，有一大批，已形成了一支盛大的"激素先生"队伍，于是乎因屡次、大量、长期使用肾上腺皮质激素而受害者，已成为人群，余曾见因感冒发热的少年，在某院住院治疗，用之过量而成厥证者，亦见有因此缺钾而下肢痿软不能站立者，因长期服用而形成水牛肚子满月脸者更是屡见不鲜，因此造成内分泌紊乱，免疫功能失调者，更造成诸多不良影响，遗患无穷，此风不刹，危害莫大。

究其原因，在于当前某些医生急功近利，迎合知识贫乏的病人欲求速效的心理，超量使用肾上腺皮质激素快速解除发热等症状，炫耀自己医术高超，甚至为骗取钱财。当然有一些慢性病需要常用激素，而没有可以代替的药物的情况，则又当别论。

（二七）书写医案三忌

医案乃医疗工作之记实，对医疗经验的总结，对理论的提高及科学研究都有重要意义，它反映了医生的医学水平和学术特点，同时也反映了写作者的文字水平。

古今医家多有医案专著，为医学积累了诸多宝贵的资料，章太炎氏有云："中医之成绩，医案为贵"，诚然如是。但书写医案确有诸多应注意之处，否则将事与愿违，甚至遗患无穷，笔者认为其忌约有三端，简述如下。

一忌贪天之功，归为己有，夸张疗效：疾病之发生，乃人体正邪交争现象，其治疗过程即医者施使治疗措施，帮助病人驱除病邪，恢复正气的过程，人体都有自然抗邪、驱邪和修复病邪损伤的能力，故某些疾病可不治自愈，有自行缓解的可能。有些医者或不明此理，或有意贪天之功，归为己有，偶有治验，即仰首戴面，沾沾自喜，自夸自耀，过高评估治疗的作用，如现代医学所谓的一过性脑栓塞，脑血管痉挛等，不治尚有自愈者，岂可全归功于己？即便是一些慢性疾病，如脑梗塞亦有恢复期，应与它种治法对比才可确定所用治法是否具有先进性，才能对所用治法在病情发展中的作用，有一个准确的价值评定。

二忌掩过筛非，用词浮藻，造作全美：医案系医疗过程之记实，应忠实于原始记录，要如实反映治疗过程中的思维情况。在治疗过程中，医者对病情的分析判断不一定全部准确无误，用药不一定完全丝丝入扣，整理医案时对有失之处不可削删，不可刻意造作华丽之词以求全美，否则其文虽美则美矣，但已华而不实，学术价值大减，贻误读者。

三忌理事分离，学术不合，有悖逻辑：医案的内容是在脏象、经络、病机、治则、方药等基础理论指导下，运用医疗技术的实践过程；是对医疗技术经验的总结，对所发现规律的阐述和升华，可起到验证、提高、发展理论水平的作用。中医学之理，即是中医的理论，即是所谓的学；中医之事，即是运用中医理论进行防治疾病，所采用的措施即是技术，简称为术。学理与技术密切相关，互相符合，不可分离。但行医者不一定都是"学验俱丰"者，或有所偏而有所谓"学者型"和"实验型"之别。学者型之失往往出口泛泛，技术不一定精湛；实验型之失往往频谈经验，理论水平却有所不及。业师张大昌先生曾有"学术俱佳者鲜矣"之叹，可知学与术之间不相应者大有人在。偏谈理论的医案固然不好，只说经验的医案亦不为美。理想的医案应是论理正确，技术先进，资料翔实者。

　　我地流传一则笑话，颇令人反省：昔有一久泄病人，经多位名医治疗不效，后有一医令用家传验方陈荆条一味焙碳服之即瘥，真是"一个单方，气死名医"，患者询此方之妙理，医者答曰："吾所用之陈荆条，乃多年前所用荆笆拆下者，汝不见用此笆堵大马车箱，满箱干大粪尚不至外流，况你区区一肚子稀屎乎？"此医全然不从木炭渗湿、防腐、吸毒、固涩等处说理，却自已吹笛自已捏眼，貌似合拍实已离谱。若以此理核定此案，岂不令人齿寒？

附　篇

《辅行诀》甲乙丙本的书面考察

（第二稿）

赵怀舟

摘要：敦煌医书《辅行诀五脏用药法要》的原卷子毁于文革。中国中医研究院 1975 年整理出《辅行诀脏腑用药法要》油印本（简称"中研本"）一册，作为内部资料进行交流；1988 年江西科技出版社出版的《敦煌古医籍考释》及 1998 年江苏古籍出版社出版的《敦煌医药文献辑校》二书中也分别收录《辅行诀脏腑用药法要》一书（分别简称"考释本"、"辑校本"）。本文通过对中研本、《考释》本、《辑校》本等公开发表的《辅行诀脏腑用药法要》的原文、注文及相关说明性文字进行对比分析，对前人已经提及的《辅行诀脏腑用药法要》的甲、乙、丙三种原始传抄本的文献学特征做出了初步的、书面的考察。

关键词：辅行诀五脏用药法要；版本考察；中研本；考释本；辑校本

这是笔者同名文章的第二稿，必需撰写第二稿的原因是第一稿中有着重大的判断失误。

《辅行诀五脏用药法要》（或题名为《山中辅行诀脏腑用药法要》[1]）一书，系敦煌出土的重要的古代医书之一。

1988 年 10 月马继兴教授主编的《敦煌古医籍考释》一书的导言部分专列"关于《辅行诀脏腑用药法要》卷子的再发现过程"一节。对此书的来龙去脉，有较为详细的论说，其文如下："十九世纪末，河北威县中医张偓南氏家传医学，所藏医书甚丰。敦煌卷子出土后，闻风前往，曾在驻洞道士手中重金购得医学卷子一轴。书名《辅行诀脏腑用药法要》。卷子首尾基本完整，其前尚绘有三皇、四神及二十八宿之图。张氏视为珍宝。殁后传于其孙中医张大昌（为靖）氏。大昌先生多取此书所载方论治病，获有良效，并将此书教授弟子，且录有复本两种。1966 年'文革'期间卷子不幸被毁。仅抄本幸免。1974 年初，张氏用'赤脚医生'之名将抄本寄送中国中医研究院。初未引起重视。后此件转交我手。经我反复考察验证抄件中保留与引用的古俗讳字、药名、药量、人名、方名、书名、篇名以及病症名称、方剂配伍特征、文章结构与风格等多方面内容，确定绝非今人仿造赝品。其成书下限绝不晚于宋初以前，因而由我写出了对该卷子年代的初步鉴定材料。为了进一步征求有关文史专家的意见，1975 年我曾将此卷子释文及其有关情况，请教了社会科学院张政烺和李学勤两教授，经他们鉴定，在结论中也提到：'此书不是近代的伪作，但也不可能早到（南北朝）梁代的作品。作为一种古籍的传抄本，还是有保存的必要的。'与此同时，我院王雪苔同志也对此书寄予了很大重视，并专门就此事直接去威县张大昌先生处作了详细调查，并进一步获见保存于其弟子处的另一抄本。故本书此次的整理即特约请王雪苔院长据此两本互勘而厘定。"[2]

虽然该书的导言部分已经明确提到了《辅行诀五脏用药

法要》在 1988 年以前已经存在 2 个版本了，但却未明确给出"甲本"、"乙本"的提法。

1 甲、乙二本提法的出现

《敦煌古医籍考释》正文部分"医术类·辅行诀脏腑用药法要"一节的提要中出现了甲乙二本的提法。其文如下："此书历代未见著录。原为卷子本，藏于敦煌千佛洞。伯希和盗运敦煌文物时选中此卷，幸被一装车道士暗暗留下。民国初年售与河北省威县中医师张偓南先生。偓南先生传与嫡孙张大昌中医师，什《世》袭而藏。惜于 1966 年夏毁于'横扫一切'之浩劫。

今存两种抄本。甲本乃张大昌的弟子之间转抄者，保留原貌较多，但在转抄中偶有省略及按抄者理解妄加改动处；乙本乃张大昌追记而成，内容较全，但难免有误记之处。现以甲本为底本，并据乙本补入缺文。凡补入文字均在其下加重点符号'·'不另作注。

书名冠以'辅行诀'，意思是将医药作为辅助修道之手段。古代方技书、兵书、道书，常见书名带'诀'字。陶弘景撰有《黄庭集诀》、《药总诀》，即是其例。此书题为'梁华阳隐居陶弘景撰'，然观书中校注，知已经过后人整理。玄武汤皆未改为真武汤，不避宋讳，说明整理当在宋代以前。

此书重视五行学说，以五行格局经纬五脏用药，独具一格。书中保存古佚书《汤液经法》、《桐君药录》的某些内容，对于研究医学史和仲景学说价值颇大……"[3] 王雪苔先生"对《辅行诀脏腑用药法要》的调查与校勘考释"（下简称"调查校考"）一文中指出《考释》本中的"提要、校注和按语，反映了我（指王雪苔先生，下同）对本书的基本了解和基本看法，兹据我的原稿摘抄几段"，其中就原稿中摘抄的几段恰好包括上述引文，由此可知，甲乙二本的称谓实由王雪苔先生提出。

结合以上两段论说，我们可以了解到：所谓"经我（指马继兴先生）反复考察验证抄件中保留与引用的古俗讳字、药名、药量、人名、方名、书名、篇名以及病症名称、方剂配伍特征、文章结构与风格等多方面内容，确定绝非今人仿造赝品"并且衔名"赤脚医生"的本子是乙本。该本署名的"赤脚医生"即张大昌先生本人，所谓"张氏用'赤脚医生'之名将抄本寄送中国中医研究院"一语非常重要，它符合"乙本乃张大昌追记而成"之论。此本是 1974 年初河北威县张大昌氏寄送中国中医研究院者。

所谓"与此同时，我院王雪苔同志也对此书寄予了很大重视，并专门就此事直接去威县张大昌先生处作了详细调查，并进一步获见保存于其弟子处的另一抄本。"当是甲本，它符合"甲本乃张大昌的弟子之间转抄者"之论。马继兴先生说"与此同时"当指 1975 年前后，至早不得先于 1974 年初，至迟不得晚于 1975 年底。

2　对甲乙二本的书面考察

由上述引文可知 1975 年前后，王雪苔同志去威县调查进一步获见的甲本，并非张大昌先生亲自抄录，而是张大昌的弟子之间转抄者。其特征是"保留原貌较多，但在转抄中偶有省略及按抄者理解妄加改动处"。从"保留原貌较多"6字上，我们甚至可以推测：所谓"甲本"虽然获见时间稍晚，但其抄录时间却极有可能较"乙本"为早，或者竟是在原件未毁的 1966 年以前。

而 1974 年初，张大昌氏以"赤脚医生"之名寄送中国中医研究院的乙本，则是张大昌先生亲笔所书，也有学者认为乙本仅是录音材料而并未成文——由于原卷子已于 1966 年被毁，此本乃张大昌先生追记而成。其特征是"内容较全，但难免有误记之处"。

1998 年 10 月江苏古籍出版社出版的《敦煌医药文献辑校》一书，此书由马继兴、王淑民、陶广正、樊正伦等人辑校编撰而成。此书第二编"医术医方类古籍"的第一篇即《辅行诀脏腑用药法要佚书（张偓南氏旧藏）》。该篇附录一系马继兴氏所撰之"关于《辅行诀脏腑用药法要》的鉴定意见"时间是 1974 年 3 月，此文开宗明义第一句话便是"根据河北省威县署名'赤脚医生'的同志捐献其家藏钞录敦煌石室出土的原题'陶弘景'撰《辅行诀脏腑用药法要》（以下简称'钞本'）一书内容。鉴定其撰写成书及本钞录时的时代特征。"[4] 而同书题解中说："一九七四年大昌先生用'赤脚医生'名义将其钞本寄赠中医研究院（以下简称'甲本'），当时由马继兴研究员负责写有鉴定意见。又请中国社会科学院张政烺和李学勤两教授作了书面鉴定。"

从前文论述中已知：署名"赤脚医生"、并经马老鉴定的本子是乙本，而 1998 年马继兴先生在《敦煌医药文献辑校·辅行诀》题解中却把该本称作"甲本"，显然与 1988 年王雪苔先生在《敦煌古医籍考释·辅行诀》提要中的提法不一致。本文甲乙二本的指代以首先提出甲乙二本概念的《敦煌古医籍考释》为准。为什么会出现甲乙二本前后二书所指恰恰相反的情况，是难以解释的；但有一点可以肯定，那就是马继兴先生鉴定之时，仅看到了一个本子，彼时还不会提出甲乙二本的概念，因为在马继兴先生鉴定中还仅是将其称之为"钞本"。合理的推测是"甲本"的名称得于"乙本"出现以后；日后的研究证实"甲本"的实物亦得于"乙本"之后；唯"甲本"的抄写年代，当早于"乙本"的追记时间。

以上是对《辅行诀》甲乙两本定义特征和所指变异的文献温习，要想对甲乙两本有更深入的了解和把握，必须对其细节有所认识。

2.1 对甲本细节的间接描述

2.1.1 从中研本中考察甲本的细节特征

借助中国中医研究院上世纪七十年代中期整理而成的《辅行诀脏腑用药法要》之油印本（以下简称"中研本"），我们可以更为深入地了解一些"甲本"的特征。

中研本的书前说明如下："新近在河北省发现题为梁陶弘景撰的辅行诀脏腑用药法要一书。原件为出自敦煌石室的唐人卷子，久已散佚。今存两本传抄本，互有详略。经过对照校勘，初步整理为此册"。该"说明"后未署名、具时。但是我们有理由相信，其中所谓"今存两本传抄本"即甲乙二本。并且基于甲本接近原貌、乙本追记而成的基本特征。我们可以认为中研本在文字细节上会更多地体现甲本的特征。现将这些特征，举例如下：

2.1.1.1 中研本1页示：

全卷首行有"此处断裂残存天字上半"10字。

2.1.1.2 书中俗写或异体字：

书中"旋覆花"多作"旋夫花"、"去滓"多作"去粹"、"葶苈子"多作"葶力子"，"张机"作"张玑"、"卫汛"作

"卫氾"等。近查山西省图书馆馆藏光绪三十年甲辰（1904）于荫霖监修、潘守廉总纂之《新修南阳县志》卷十一"人物上"中有"张玑（一作机）字仲景，南阳涅阳人。灵帝时举孝廉，官至长沙太守。少学医于同郡张伯祖，尽得其传（南阳人物志）。"的记载。由此观之，中研本"张机"作"张玑"或非一时俗讹，但《辅行诀》的其他抄本中多不保留该种写法也是事实。

需要指出的是，书中"羸瘦"作"赢瘦"，虽亦与众不同。却并非甲本之特征。甲本、乙本"羸瘦"均作"弱瘦"。理由是小补肾汤"腰痛骨蒸羸瘦"中的"羸"字，《考释》本出注曰："②羸瘦：甲本、乙本'羸'皆讹作'弱'，今据张大昌回忆改。下同。"[7]值得留意的是，此处甲本、乙本相同，却与张大昌先生的回忆不一致。这一点似乎提示张大昌先生回忆内容之记录不等同于由"张大昌追记而成"的乙本。

2.1.1.3 书中多有"某药，一方作某药，当从。"之类的注文。

2.1.1.4 中研本 19 页示：

点眼以通肝气方中"当大痒□（此字残存上半为草头加人字）泪出则愈"。它本残缺处"□"作"螫"字。

2.1.1.5 中研本 20 页示：

全卷之末有"㊍石青木　石胆火　石硫黄土　矾石金　淄石水

㊋代赭石木　礜石火（以下残断）"2 行 29 字，诸本所无。

我们不排除甲本中有一些张大昌补入的发挥或批注性的文字。这些文字不是原卷子所固有，在抄本原件中当可从字体的异同中与正文加以区别。举例而言，"辨肾脏病证文并方"中"肾病者，必腹大胫肿，身重，嗜寝。虚则腰中痛，大腹小腹痛，尻阴股膝挛，胻足皆痛。"后《考释》本出注曰："①甲本此处有'清厥意不乐'五字，系张大昌据《素问·脏气法时论》补入，本书原文无此句，故删。"[10]

以上简要罗列的所谓细节，在整体形制风格上应当主要体现了甲本的特征。当然不排除尚有据张大昌先生回忆而改订，从而更加直接地体现了卷子本原貌的地方。至于甲本的整体文字特征，虽然可由中研本的字里行间有所体会，但不借助《考释》本则无法确定孰甲、孰乙。

2.1.2 从考释本中考察甲本的细节特征

事实上，正是在《敦煌古医籍考释·辅行诀》一书的"提要"中，首先提出了甲乙二本的概念。从校勘古籍的一般常识进行推论，考释本的整体形象也应当与甲本更加接近。然而从与上一节所讨论的细节上对比来看，除了书中多有"某药，一方作某药，当从。"之类的注文二者一致外，其余在中研本中容易识别的所谓"甲本特征"在《考释》本中已经看不到了。如果说中研本还有一种刻意追求文字特征直追卷子本的主观意愿的话，《考释》本则已将主要的精力放在文字内涵的正确科学上来了。换言之，《考释》本文字的增删取舍中似乎更多地包含、体现了校勘者在得见《辅行诀》两个版本十四、五年后对它的冷静思考。这从考释本中学术分量非常重大的按语、校注中可窥一斑。

当然，欲从《考释》本的按语、校注中考察甲本的细节特征，其难度与从中考察乙本的细节特征几乎是一致的。所以本节内容与"2.2.2从考释本中考察乙本的细节特征"一节相参看，才会略微全面一些。

2.1.2.1　甲本之开篇细节被完整保留

据《考释》本正文、校注及重点符号所示，我们可以理推得到甲本的如下特征：第一、行文基本与《考释》本相同；第二、《考释》本"邪气虽平"甲本原作"邪气难平"；第三、《考释》本"悉列于左"，甲本原作"悉列于下"；第四、《考释》本"识别无误焉"，甲本原作"识别焉"。校之于王雪苔先生"调查校考"一文所附"张海洲转抄本"，知其细节吻合无二。今将理论上由《考释》本推导的甲本行文列之如下：

隐居曰：凡学道辈，欲求永年，先须祛疾。或有夙痫，或患时恙，一依五脏补泻法例，服药数剂，必使脏气平和，乃可进修内视之道。不尔，五精不续，真一难守，不入真景也。服药祛疾，虽系微事，亦初学之要领也。诸凡杂病，服药汗吐下后，邪气难平，精气被夺，致令五脏虚疲，当即据证服补汤数剂以补之。不然，时日久旷，或变为损证，则生死转侧耳。谨将五脏虚实证候悉列于下，庶几识别焉。

再核对王雪苔先生文中所附甲本之图，可知《考释》本除将甲本中的二"症"字径改为"证"而未出注外，所保留的"甲本"文字非常完整、准确。甲本首页开篇之文图像见图1。

甲本的开篇细节在《考释》本中被完整、准确地加以保留，使我们有理由相信，《考释》本的其余篇章也能够很好地体现甲本的特征。乙本（张大昌追记本）开篇小序较为简捷，其文如下：

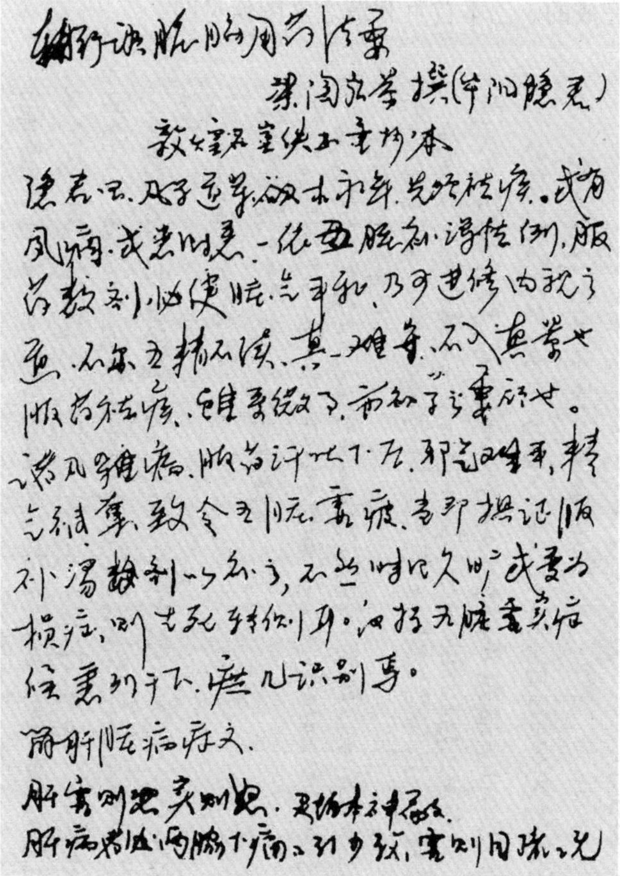

图1 张海洲转抄本（甲本）

隐居曰：凡学道辈，欲求永年，先须祛疾。或有夙疾，有或患时恙，一依五脏补泻法例，服药数剂，使脏气平和，乃可进修内视之道。不尔，五精不续，真一难存，元景不入耳。服药祛病，虽系微事，亦初学之要领也。谨将五脏腑虚实证候悉列于左，庶几识别无误焉。

以上实事，进一步证实《考释》本确是以"甲本为底本"完成的。乙本首页开篇之文图像见图2。

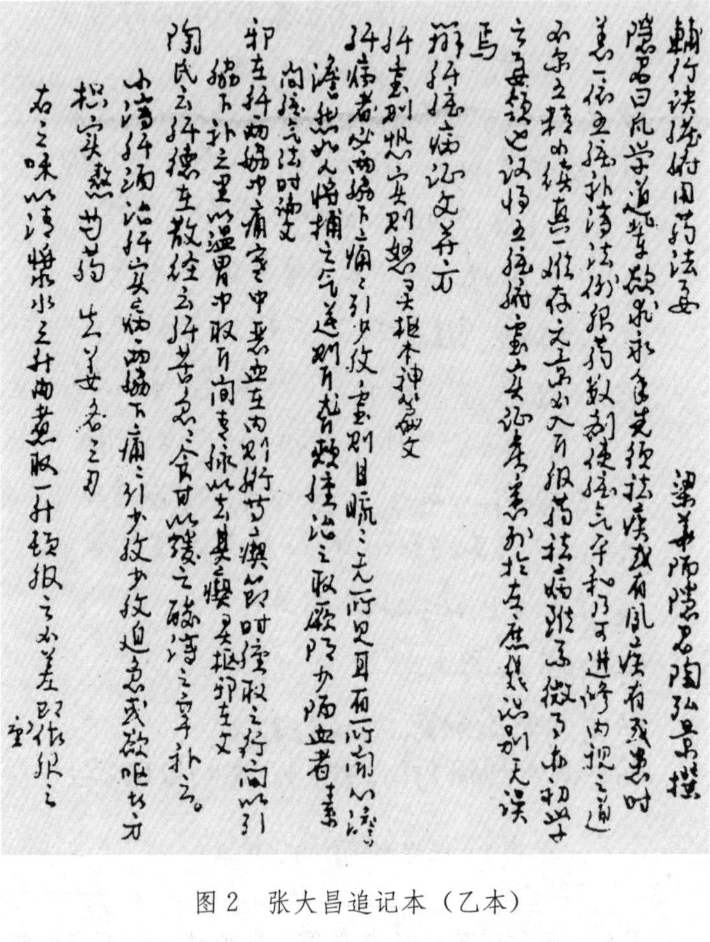

图2 张大昌追记本（乙本）

该图亦引自王雪苔先生"调查校考"一文之附图。

2.1.2.2 篇题之末均无"并方"二字

《考释》本中"辨五脏病证文并方"的篇题中凡"并方"二字，皆加了重点号（P116、118、121、123、124）。依

《考释》本"提要"所云："现以甲本为底本，并据乙本补入缺文。凡补入文字均在其下加重点符号'••'不另作注"，可以做出重点符号所示文字为甲本所缺的基本判断。上述篇题中"并方"2字下既然都加了重点符号，因此可以推知甲本篇题下均无"并方"2字，而是直书"辨肝脏病证文"等等，图1可见的"辨肝脏病症文"数字是一证焉。

2.1.2.3 脏德之前多无"陶云"二字

《考释》本除"陶云：肾德在坚。"的"陶云"下无重点符号而外，其余"陶云：肝德在散"、"陶云：心德在耎"、"陶云：脾德在缓"、"陶云：肺德在收"的"陶云"下均有重点符号。可以推知甲本除肾脏病而外，多处脏德行文前并不保留"陶云"二字。但它篇中甲本仍然保留了陶氏所言的信息，如"陶曰：又有泻方五首，以救诸病误治"、"陶云：经方有救诸劳损病方，亦有五首"、"陶隐居云：依《神农本经》及《桐君采药录》"、"陶隐居曰：此图乃《汤液经法》尽要之妙"。但在"陶云：经云：毒药攻邪，五菜为充，五果为助，五谷为养，五畜为益，尔乃大汤之设。"和"陶隐居云：中恶卒死者，皆脏气被壅，致令内外隔绝所致也。神仙有开五窍以救卒死中恶之方五首，录如左。"二处，凡涉陶处仍属阙如。

2.1.2.4 甲本煎服法中多不计药味数

在《考释》本中点数可得的方剂有51首，约略统计有40首方剂的煎服法中的"上方"、"上几味"、"上方几味"均有重点符号标志。这说明甲本中多数处方的煎服法中并无方药味数的说明。以上诸条似可印证《考释》本中"提要"对甲本"在转抄中偶有省略及按抄者理解妄加改动处"的判断不谬。

2.1.2.5　甲本保留了较多的注文信息

从《考释》本"大补肝汤"的按语、"启喉条"的校注中我们可以读到下述信息：据张大昌回忆，诸方在"代赭石"、"大枣"、"豉"等药下，常见朱笔小字注云："一方作××当从"，甲本则涂改以此；据张大昌回忆，本书原有正文与注文，注文又多有"当从"二字，故甲本抄写者往往以注文代正文。

以上文字，似乎是说甲本中保留"当从"之注文信息较多，试数《考释》本中出现"当从"17 处，只有 3 处移自乙本，没有加重点符号的有 14 处，占 82.4%。

一个非常有趣的现象，出现在《考释》本 10 年之后的《辑校》本中，《考释》本中出现的 17 处标有"当从"二字的注文内容，指"一方作××"或"一方无××"无一例外皆予以保留，但是张大昌先生回忆中强调的"当从"二字却未曾一见。

2.2　对乙本细节的间接描述

2.2.1　从"鉴定"中考察乙本的细节特征

在马老的"鉴定"一文中我们可以最为直接地了解乙本的情况，因为当时人们所见者仅是此本而已。对马老极为详尽细致的鉴定意见略作归整，我们便可以得到关于乙本特征的细节。

2.2.1.1　乙本保留了一些字的古俗写法：

如：夠—胸；癰—痛；耶—邪；灬—亦；毉—医；駃—快……

应当指出的是，乙本并非每次遇到上述列举之字，都用此种古俗写法。比如大补肺汤"脉虚而快者"中的"快"字，《考释》本出注曰："①脉快：'快'字甲本讹作'数'，乙本讹作'速'。据张大昌回忆，此字在卷子本皆作'馼'，系'快'字古体，下同。"[5]值得留意的是，中研本全书几乎每个"快"字都用了"馼"的写法，这进一步说明中研本是在采访张大昌先生，并得到其对原卷子本的细节描述之后整理成书的。十分可惜的是中研本书前的"说明"后未落时款，使得人们难以对此本的成书时间做一个更为准确的推定。

2.2.1.2 乙本保留了一些方药名的古称：

如薯蓣、白蔹汤、苦酒、酢、醇热酒、麻沸汤、大（小）玄武汤、大（小）大朱鸟（鸟字或书作雀）汤等。

2.2.1.3 乙本所引《灵枢》的篇目有《邪在篇》：

"鉴定"一文说："其中《邪在》篇之文，见今存本《灵枢·五邪篇》，而今本《灵枢》中无《邪在》篇目。说明本书撰者当时所见之《灵枢》传本与现存的史崧传本《灵枢》不同。"[6]校之上图，可知乙本"邪在肝"条下即注曰"灵枢邪在文"5字。此外，孙伯果抄本"邪在心"条下注曰"灵邪在篇"4字；刘世忠抄本"邪在脾"条下注曰"邪在篇文"4字；衣抄《张注辅行诀》本"邪在肺"下张注曰"引见灵枢邪在篇文"8字；刘抄《张注辅行诀》本"邪在肺"下张注曰"引见灵枢邪在心篇文"9字（其中"心"字后补）。

需要明确指出的是，在2007年6月10日至12日钱超尘先生与笔者亲自到河北省邢台市广宗镇考察之前，所见诸本中唯刘世忠抄本之"辨脾脏病证并治法"下"邪在脾则肌肉痛……"条下注曰"邪在篇文"4字。由于此前能与马继兴先生"鉴定"一文记载相合的文字仅出现过一次，笔者曾经以为这个笔误当缘于张大昌先生本人。但当笔者见到不止一个抄本、不仅在"邪在脾"条一个位置出现同样的笔误时，倾向于认为这个笔误或许缘于张大昌先生之前某人的批注。在较长一个时期阅读张大昌先生和其弟子传承下来了诸多抄本时，笔者略略能体会得到河北诸君于前人文献的忠实程度是比较高的。换言之，前人的文字哪怕是不明出处，甚至是明知有误，如果不妨碍医理大体，他们一般也会选择照录不改的作法。这样做虽然有时会给人以刻板不化的感觉，但是从保存文献原貌的角度来看，或许亦有可取之处。当然局部细节的相对稳定和诸本行文之间的明显变异似乎是一个暂时难以调和的矛盾，这正是钱超尘先生力主在《传承集》中保留众本原貌的初衷。

尚需指出的是，笔者在 2007 年 6 月 14 日面见王雪苔老先生之前甚至对于甲、乙两本的理解固执地抱有原则性的错误，甚至与张大昌诸弟子之间亦产生了极为尖锐的意见分歧。而结论完全错误的同名文章，先前曾在会议文集《医论集锦》和内部刊物《秦汉医学学刊》上分别发表，特此指出，庶免以讹传讹之误。

2.2.1.4　乙本"检用诸药之要者"句前有空格：

"鉴定"一文说："备山中预防灾疾之用耳"之下有"（现存四十六首）（下文脱佚不清者二行，文句不接）"[8]二句记在括号中的话。马继兴先生的案语中也说"上记括号中文字是何时何人所记不详"[9]。查中研本 13～14 页"今检录常情需用者六十首，备山中预防灾疾之用耳"与"检用诸药之要者，可默契经方之旨焉"之间有 38 个缺字空格。笔者暂时无法断定甲本是否同样有空格脱文，但《考释》本中我们已看不到空格脱文现象曾经存在的相关信息了。我的老师李茂如先生曾在《考释》本 129 页页眉处做过一个批注：

"按打字油印本，检用诸药之要者句前，有空格三十八无字，而马氏此本则无此空格，未知孰是。如．1990.8.3夜"

当然马继兴先生"鉴定"一文中提供的特点，也有个别字句不见于今传各本之中。比如今传公开发表的各本《辅行诀脏腑用药法要》中已无"邪在篇"或"五邪篇"的篇目名称；"鉴定"中"五**〆**匕"、"一**〆**匕"的写法，今本《辅行诀脏腑用药法要》均作"五钱匕"、"一钱匕"；"鉴定"一文中指出"小阳旦汤"条之服药法文中有"温饮白**酨**汤一器"之文。今本《辅行诀脏腑用药法要》的"小阳旦汤"中并无此文，而在"小阴旦汤"中的服药法中有"令病者啜白**酨**浆一器"；"鉴定"一文中指出"宁气补肺汤"条中有"但以白**酨**浆煮上药"。今本《辅行诀脏腑用药法要》"煮上药"作"共煮"；"鉴定"一文中指出原书有"醇热酒"一药。今本《辅行诀脏腑用药法要》未见"醇热酒"，在大朱鸟汤方服药法中有"醇苦酒"等。

2.2.2 从考释本中考察乙本的细节特征

2.2.2.1 考释本120页：

"大泻心汤，治心中怔忡不安，胸膺痞懑，口中苦，舌上生疮，面赤如新妆，或吐血、衄血、下血者方。

黄连 黄芩 芍药各三两 干姜炮 甘草炙 大黄各一两

上六味，以水五升，煮取二升，温分再服，日二。"凡73字，皆加有重点符号，似是甲本脱失此方，而乙本尚有。

2.2.2.2 考释本129页：

"四时八节之气。商有圣相伊尹，撰《汤液经法》三□，为方亦三百六十首。上品上药，为服食补益方者，百二十首；中品中药，为疗疾祛邪之方，亦百二十首；下品毒药，为杀虫辟邪痈疽等方，亦百二十首。凡共三百六十首也。实万代医家之规范，苍生护命之大宝也。今检录常情需用者六十首，备山中预防灾疾之用耳。"以上凡 121 字，除"法"字外的 120 字，皆加有重点符号。似是甲本脱失，而乙本尚有。但实际情况，要比表面现象略为复杂。马继兴先生在"伊尹"一词下出注曰："甲本作'尹伊'，据乙本改。"在"汤液经法"下出注曰："汉前书名，甲本漏抄，乙本作'汤液经'，今据本书他处所引之全称，补'法'字"。

由此可见，《考释》本中即便是加点处，也不可简单认为必是甲本所无，而乙本独有，只能做出此处选用乙本的结论。即便是无点处，也不可简单认为定是甲本行文，也有据张氏回忆或他处所引做出补充的情况。

2.2.2.3　考释本 130 页：

"味辛皆属木，桂为之主。椒为火，姜为土，细辛为金，□□为水。

味咸皆属火，旋覆花为之主。大黄为木，泽泻为土，厚朴为金，硝石为水。

味甘皆属土，人参为之主。甘草为木，大枣为火，麦冬为金，茯苓为水。

味酸皆属金，五味为之主。枳实为木，豉为火，芍药为土，薯蓣为水。

味苦皆属水，地黄为之主。黄芩为木，黄连为火，白术为土，竹叶为水。

此二十五味，为诸药之精，多疗五脏六腑内损诸病，学者当深契焉。"

之下，马继兴出注曰："以上列举之二十五味药，甲本有十一处抄录后又涂改为他药，即'大黄'改'牡丹'，'泽泻'改'大黄','厚朴'改'葶苈','硝石'改'茯苓','甘草'改'薯蓣','大枣'改'葛','麦冬'改'甘草','茯苓'改'泽泻','枳实'改'麦冬','豉'改'枳实','薯蓣'改'蒴肉'。此乃张氏疑原文有误,按己意改动者。乙本则否,今从甲本之原文及乙本。互文录"。此段注文明白无误地说明了甲、乙二本在诸药五味五行互含文处的局部特征。

2.2.2.4 考释本 137 页:

同样较为明显地指出甲乙二本不同特征的地方在《考释》本 137 页"启喉以通肺气"和"熨耳以通肾气"条,正文略繁不录。仅将马继兴先生注文录载于下。"启喉条",马继兴注曰:"甲本同乙本出入较大。据张大昌回忆,本书原有正文与注文,注文又多有'当从'二字,故甲本抄写者往往以注文代正文。今启喉条仍将甲本文字恢复为注文。熨耳条同此。"

2.2.3 乙本并非录音资料而是抄本资料

上文已言及"也有学者认为乙本仅是录音材料而并未成文",出现乙本乃录音资料的误解。是因为在出版于 1988 年《敦煌古医籍考释》一书中对乙本加以描述时使用了"追记"一词。印制于 1995 年元月的《经法述义·汤液经法拟补》中"十二神方"之末范志良先生按语中更用了"追忆"一词。其按语如下:"范按:《敦煌古医籍考释》'辅行诀脏腑用药法要'一文,系据业师张大昌先生的追忆和弟子们的两手抄本,互勘厘定而成,原文六神方中,小方有四味、五味之别,大方有七味、八味之差。此与陶氏小方四味,大方七味之格式不符,今经业师重新勘订于此。"[11]应当说"追忆"比"追记"更容易让人产生误解。

《经法述义·辅行诀脏腑用药法要隐显考》一文中提到关于此书流传的几个重要事件、时间：

"公元1918年，张偓南氏从敦煌某寺'王道士'处购得《法要》卷子本，并珍藏于河北省威县南镇村。

公元1965年，张偓南之嫡孙张大昌氏，将《法要》作稿寄送中国中医研究院存档。

公元1966年6月，《法要》原件焚毁于南镇村。

公元1974年春，张大昌氏再次将《法要》作稿寄送中国中医研究院。

公元1975年秋（按：据下文资料当作1974年秋，据王雪苔先生说是1975年11月），王雪苔氏首访张大昌，并将张氏背诵《法要》原文录音及其弟子抄本两件带回北京，以资校对。

公元1976年冬［按：据下文资料当作1975年冬（农历），据王雪苔先生说是1976年1月（公历）］，王雪苔二访张大昌，并整理出《法要》初校本，发行各省作为内部参考资料。

公元1988年，马继兴氏等编写《敦煌古医籍考释》，收载《法要》全文，公开发行。"[12]

《辅行诀脏腑用药法要隐显考》一文系衣之镖大夫执笔完成。但对于文中个别时间记录，衣之镖先生曾经指出："王淑民、王雪苔在1974年秋和1975年冬两次来威县访问张大昌先生是事实。我记得好像第二次来威县者系王淑民、陶广正……应查实后再定"。"1974年秋，该院（按：指中国中医研究院）正在筹建医史研究所的王雪苔携王淑民及威县文化馆张某（按：指张洪儒，已故。）一行三人，亲临威县南镇村，在业师家中咨访此书原由"。"据王雪苔教授讲，

74 年来威县是卫生部和文化部双重委托"。"1974 年秋王雪苔氏第一次来威县回京后，曾召开了有关《法要》问题的老专家座谈会，会上大多数人持肯定的态度"。（按：此段文字中提供的时间与王雪苔先生提供的时间略有差池，似当以当事人王雪苔先生提供的时间为准。）

据上述书面资料，王雪苔氏首访张大昌时的 1975 年秋，就已经做了录音。并且有资料显示，张大昌氏的确自幼便习诵此卷子本，可以对该书全文背诵。由于乙本系"追记本"或"追忆本"，并且第一次访寻张大昌先生时就"将张氏背诵《法要》原文录音"，这些文字记录都容易让人得出"乙本"好像是录音资料的结论。甚至张大昌先生的弟子们也持这样的观点。

笔者将证明"乙本"不是录音本而仍是抄本，如果《敦煌古医籍考释》一书"乙本乃张大昌追记而成"的记载不误，我们甚至有理由相信乙本不但是抄本，而且是张大昌先生亲笔所抄。

乙本并非录音的理由之一，虽然有资料显示"磁性录音带专业制造厂 TDK，在 1968 年就创造了世界上第一个 Hi－Fi 盒式磁带。"（见 1980 年日本放送协会 NHK 编集的《やさしい日本語（初级日语）》的封底广告），但录音机在中国大地的逐渐普及大约是上个世纪 80 年代以后的事情。文革尚未结束的 1975 年到 1976 年间就用录音机作为资料收集的手段虽然不能说完全没有可能，但起码是难以想象的。中国社会科学院新闻与传播研究所闵大洪先生所著的《传播科技纵横》一书第 11 章"当代多种媒介的互相竞争与融合"中明确提到："在中国，盒式录音机开始进入家庭是在 70 年代中。1979 年 1 月，广东省广播电视厅所属太平洋影音公司成立，同年 5 月开始生产。这是中国第一家使用现代化设备录制并出版盒式有声磁带的厂家。同年 8 月，中国唱片公司所属中国唱片厂引进盒式有声磁带快速复制设备，10 月 1 日，试生产的乐声牌盒式录音带投放市场……中国市场上形成了一股消费热。"[13]

在笔者与闵先生的网络交流中，他进一步指出："尽管是盒式录音带（30 分钟或 60 分钟），但 1979 年或 1980 年市场上首先推出的是手提式录音机，以及较大的盒式录音机，因形似一块砖，因此在北京俗称'砖头录音机'，我买的第一款盒式录音机即为日本松下的'砖头'。时间在 1980 年左右。这种录音机当然凑合作采访用，但后来便携式录音机出现并占据市场主流后，才真正成为普遍的语音采访工具。录音机在中国的普及在 20 世纪 80 年代以后。而且主要是日本的产品，当时最著名的空白录音带为 TDK 牌。太平洋及随后众多唱片公司推出的成品录音带，最主要的是歌曲、音乐，占据市场最大份额。"

理由之二，《敦煌古医籍考释》"小泻肺汤"下"葶苈子"一药马继兴先生的注文曰："葶苈子：甲、乙本'苈'皆作'力'字，据本草名改。下同。"[14] 显然，从录音资料中是无法区分同音的"苈"与"力"字的，也就无由做出如上判断，所以笔者不赞同乙本是录音本之说。虽然《经法述义·辅行诀脏腑用药法要隐显考》中 1975 年秋即对"张氏背诵《法要》原文录音"的记载还可以商榷，但笔者认为此时相关人员即已获见另一部"弟子抄本"或者准确一些说"进一步获见保存于其弟子处的另一抄本"——即"甲本"的可能性还是存在的。

顺便需要说明的是，由于甲乙二本的原件并未公开，所以到目前为止，要想了解甲乙二本的面貌最直接的办法还是仔细分析与阅读《敦煌古医籍考释》一书中所载的《辅行诀脏腑用药法要》（简称"考释本"）。因为只有《考释》本才大致区分了甲乙二本。所谓"现以甲本为底本，并据乙本补入缺文。凡补入文字均在其下加重点符号'·'不另作注"云云。由于《考释》本提供的信息远较中研本详实，我们有理由相信，1988 年《考释》本成文时，相关工作人员的确仔细参考了"甲本"和"乙本"的原件。

3 对丙本的书面考察

在本文文末，可以兼及丙本的间接描述。马继兴先生在《敦煌医药文献辑校》中"辅行诀脏腑用药法要佚书·题解"中说："继而马继兴又先后两次请王雪苔和王淑民、陶广正等同志去威县调查访问张大昌先生。特别在第二次访问时作了较细的调查记录和录音，在此过程中又获见了张氏传人的另外两种钞本（简称为乙本、丙本），为进一步校勘此书原文提供了重要参考。"[15]马老的这段话中略存一些语病，我们已知中研院曾三次派人至威县调查访问。马老所说的先后两次中的第二次实为 1991 年夏天的第三次。这一次得到了丙本，并作了录音。因为《辑校》本后附有 1991 年 8 月王淑民、陶广正二人所作的"采访张大昌先生追述原卷子发现经过及其特征的录音要点"[16]一文。

在王淑民、陶广正先生所作的"录音要点"中谈到一个细节，"张先生并按记忆画了一张三皇图"这是 1991 年 8 月的事；前此王雪苔先生的"调查校考"一文中也指出"临行前，我把中研本留给了张大昌医生，并且建议他将按照《辅行诀脏腑用药法要》的思路治病的医案整理出来，待机发表。他则凭着记忆，用铅笔勾勒出卷子本中的三皇四神二十八宿图草图，交给我带走。回到中医研究院后，我就请美工室照着草图摹绘出一副工笔图画，填补了《辅行诀脏腑用药法要》复原本的缺佚。"这是 1976 年 1 月的事。虽然中研院前后两次访贤寻书的举动相距 15 年之久，但每一次张大昌先生都是那么认真地提供《辅行诀》原卷子本的相关细节特征，这种精神是令人感动的。

由于中研本、《考释》本都是据甲乙二本校勘整理而成，唯独《辑校》本在此基础上又使用了丙本作为校勘之资。因此从《辑校》本与《考释》本乃至中研本之间的异同中，我们应当可以看出一些丙本的特点。

3.1 丙本较之甲乙二本多出 4 首方剂

《辑校》本与《考释》本和中研本相比最重大的区别在于在"外感天行病方"处多出小勾陈汤、大勾陈汤、小䗶蛇汤、大䗶蛇汤 4 首方剂来。这 4 首方剂的原文如下：

"小勾陈汤：治天行热病，脾气不足，饮食不化，腰痛，下痢方。

甘草三两　干姜　人参各二两　大枣六枚，去核

右四味，以水五升，煮取二升，温分再服。

大勾陈汤：治天行热病，脾气虚，邪热入里，腹中雷鸣切痛，呕吐下利不止者方。

甘草　人参各三两　半夏一升洗去滑　生姜（切）二两黄芩二两　黄连二两　大枣十二枚劈去核

右七味，以水一斗，煮取六升，温服二升，日三。

小䗶蛇汤：治天行热病，胃气素实，邪气不除，腹满而喘，汗出不止者方。

枳实三两　厚朴二两　甘草二两　芒硝二两

右四味，以水六升，煮取上三味至二升许，去滓，内芒硝，待焰已，顿服之。

大螣蛇汤：治天行热病，邪热不除，大腑阔结，腹中大满实，汗出而喘，时神昏不识人，宜此方，急下之方。

枳实三两　厚朴　甘草　大黄　葶苈熬黑，打如泥　生姜　芒硝后下

右七味，以水一斗二升，先煮上六味至四升，去滓内芒硝，待焰化已，温服二升。（生姜一作大枣。）"[17]

与此4方相应下文"陶云：阳旦者，升阳之方……"中也多出"补寒之方，以人参为主；泻通之方，以大黄为主"18字。且《考释》本中"此六方者，为六合之正精"，在《辑校》本中也变成了"此八方者，为六合、八正之正精。"以上新变化，应当是丙本中的特征之一。

然而有证据表明，此四方乃张大昌先生所拟补，不应计入正文之中。《经法述义·汤液经法拟补》[18]中小勾陈汤（P~75~）明确指明其出处为《千金要方》，但方名系张大昌拟定，而大勾陈汤（P~76~）、小螣蛇汤（P~62~）、大螣蛇汤（P~62~63~）均标明系"补方"。大螣蛇汤下并有按语说明："按，此方与《金匮》厚朴七物汤同。"

3.2　丙本中可能没有救诸劳损大汤

《考释》本中有救诸劳损大汤的内容，见"救诸劳损病方"之下"陶云：经云：毒药攻邪，五菜为充，五果为助，五谷为养，五畜为益，尔乃大汤之设。今所录者，皆小汤耳"之后，其文曰："若欲作大汤者，补肝汤内加羊肝，补心加鸡心，补脾加牛肉，补肺加犬肺，补肾加猪肾各一具，即成也。"[19]以上内容《考释》本皆加重点符号，提示此段文字甲本脱失而乙本尚有。而《辑校》本、中研本均无以上

39 字，似乎提示丙本中亦无此 39 字。

《辑校》本中存在着明显脱文的现象提示 1998 年《辑校》本成文时，相关工作人员有可能并未直接参考"甲本"和"乙本"的原件，而只是在中研本、《考释》本和丙本的基础上进行整理和加工的。

以上是对《辅行诀脏腑用药法要》甲、乙、丙本所做的间接描述和书面考察。所谓"间接描述"或"书面考察"，而不是"直接描述"或"实地考察"，都是因为未见全部实物之故。笔者认为由于《辅行诀五脏用药法要》一书的极端重要性，所以有必要影印出版以上三个原始传抄本，该举措将有利于对此书做出更为科学合理的解读，从而为临床使用书中方药打下更为坚实的基础。

需要指出的是马继兴先生近年也直接用"三种抄本"的说法来代替"甲乙丙本"的提法，二者含义相同。详见 2005 年 10 月中医古籍出版社出版的《出土亡佚古医籍研究》一书"当前世界各地收藏的中国出土卷子本古医药文献备考"一章之第六节"国内收藏的出土卷子本古医药文献"之"（三）张光（广）荣氏旧藏（敦煌医药文献）"，其文如下：

"张光荣（字偓南）为河北威县中医。1915 年（按，当作 1918 年）曾去敦煌千佛洞访求古籍，于驻洞道士手中重金购得卷子本医书一种，即《辅行诀脏腑用药法要》。张氏曾珍藏其书，并用之授子孙及弟子。1966 年'文革'期间，原卷子不幸被毁，仅存有三种抄本。1974 年张氏嫡孙张大昌将其抄本之一捐赠中医研究院。经本人先后两次派专人去威县张大昌家调查并校对了另外两种抄本，同时又由本人及史学家张政烺、李学勤二教授对此抄本文字作了书面鉴定意见。肯定了原卷虽亡，但卷子原文的真实性可以确立。兹将该卷子说明如下。

（无编号）——《辅行诀脏腑用药法要》（考）。1卷。卷子完整。书名见该卷首行。其下原记有撰人姓氏，即：'梁·华阳隐居陶弘景撰'。关于此书撰人问题据张、李二教授的意见当系陶弘景氏传人辑录陶说所撰，而冠以陶氏之名者。关于其撰年问题，本人及张、李二教授均认为此书绝非后世人伪撰，作为早期失传的古医籍之一，是具有重要学术价值的。惟此书原卷已佚，故其写本行数未详。其录文可见本人的《敦煌古医籍考释》及《敦煌文献分类辑校》二书，系据上述三种抄本参校者。"[20]

需要指出的是，本文完成于王雪苔先生《〈辅行诀脏腑用药法要〉校注考证》[21]一书出版之前。笔者在王雪苔先生书斋曾经见到过甲、乙二本的原件，但短暂的交流不可能过细审读，所以文中对甲、乙二本的特征描述多是推测之语。今天王雪苔先生的《〈辅行诀脏腑用药法要〉校注考证》一书"附篇"中已经完整地影印了"转抄本原件"即甲本、"张大昌序与追记本原稿"即乙本。读者欲探究其详，可参考这部由人民军医出版社出版的著作。

参考文献

[1] 衣之镖. 伤寒论阴阳图说. 香港：香港银河出版社，2000：72

[2] 马继兴. 敦煌古医籍考释. 南昌：江西科学技术出版社，1988：4

[3] 马继兴. 敦煌古医籍考释. 南昌：江西科学技术出版社，1988：115—116

[4] 马继兴，王淑民，陶广正，樊正伦. 敦煌医药文献辑校. 南京：江苏古籍出版社，1998：196

[5] 马继兴. 敦煌古医籍考释. 南昌：江西科学技术出版社，1988：124

[6] 马继兴，王淑民，陶广正，樊正伦. 敦煌医药文献辑校. 南京：江苏古

籍出版社，1998：200

[7] 马继兴. 敦煌古医籍考释. 南昌：江西科学技术出版社，1988：126

[8] 马继兴，王淑民，陶广正，樊正伦. 敦煌医药文献辑校. 南京：江苏古籍出版社，1998：200

[9] 马继兴，王淑民，陶广正，樊正伦. 敦煌医药文献辑校. 南京：江苏古籍出版社，1998：201

[10] 马继兴. 敦煌古医籍考释. 南昌：江西科学技术出版社，1988：125

[11] 张大昌. 经法述义. 河北：威县卫生局、威县中医学会编印，1995：46

[12] 张大昌. 经法述义. 河北：威县卫生局、威县中医学会编印，1995：295－296

[13] 闵大洪. 传播科技纵横. 北京：警官教育出版社，1998：220

[14] 马继兴. 敦煌古医籍考释. 南昌：江西科学技术出版社，1988：124

[15] 马继兴，王淑民，陶广正，樊正伦. 敦煌医药文献辑校. 南京：江苏古籍出版社，1998：169－170

[16] 马继兴，王淑民，陶广正，樊正伦. 敦煌医药文献辑校. 南京：江苏古籍出版社，1998：204－206

[17] 马继兴，王淑民，陶广正，樊正伦. 敦煌医药文献辑校. 南京：江苏古籍出版社，1998：192－193

[18] 张大昌. 经法述义. 河北：威县卫生局、威县中医学会编印，1995：40－79

[19] 马继兴. 敦煌古医籍考释. 南昌：江西科学技术出版社，1988：129

[20] 马继兴. 出土亡佚古医籍研究. 北京：中医古籍出版社，2005：90－91

[21] 王雪苔. 《辅行诀脏腑用药法要》校注考证. 北京：人民军医出版社，2008：111－160

《辅行诀》甲乙两本的再次考察

赵怀舟　指导：王雪苔

　　笔者曾于 2005 年 7、8 月间撰写了"《辅行诀》甲乙丙本书面考察"（下简称"书面考察"）一文的第一稿，讨论《辅行诀》早期传承钞本的相关问题，其文的部分结论中包含着非常严重的原则性的错误。这些错误的形成是笔者工作不细致所造成的，责任当由笔者一人承担。因此，再撰此文，在初步澄清事实的同时，诚恳地感谢发现、指出该文存在重大缺陷的张大昌诸弟子，和提供相关事实背景的王雪苔老前辈。

　　笔者之所以有机会亲自改正这样一个原则性的错误，在于多年来一直与河北张大昌诸弟子间保持着良好的学术切磋，并且河北诸君皆有燕赵豪杰之气，对待学术问题不扭捏作态，而是直言不讳；更在于有幸得到允许，于 2007 年 6 月 14 日专程赴京拜访了早先与《辅行诀》一书之发掘、整理、考校、出版息息相关的王雪苔老先生。笔者匆匆拜访王老的时间其时很不凑巧，从中医科学院得到张立剑女士的帮忙，到辗转找到王老家中已是当日正午了，我其实是打扰了王老及其夫人的休息时间。上楼的时候我心里还很是没底，但王老及其夫人和谒可亲的大家风范让我放松了许多，虽然此次会谈中诸多细节的一时呈现，让我为自己的无知和错误而汗颜。但王老始终以认真和鼓励的态度与我交流，他为我展示了抄本原件、往来信件、已成书籍、美工制图等几乎所有与《辅行诀》相关的历史文物种类。最为重要的是，这次会面中我得到了王老近期专为此次钱师领衔进行的《辅行诀》研究所作的"对《辅行诀脏腑用药法要》的调查与校勘考释"（下简称"调查校考"）一文。本文中的几乎所有关于《辅行诀》的事实部分皆源于该文。

2007年6月10日至12日我陪同钱超尘先生由北京赶往河北邢台广宗镇与张大昌诸弟子进行了历史性的会晤。在这次会晤过程中张大昌先生的弟子曾当面指出笔者前文有误。彼时虽然我也隐隐意识到对方坚称"弟子抄本是乙本"，而《辑校》本题解中同样指出乙本系"张氏传人"的抄本。这与《考释》本中"甲本乃张大昌的弟子之间转抄者，保留原貌较多……"在"弟子"2字上并无二致，然而在甲乙称谓上大相径庭。但在论辩当时，我还是接受不了对方的观点，理由是：甲、乙两本的概念由北京方面首先提出来，而《考释》本、《辑校》本均由当年的中国中医研究院一家单位领衔完成，不应出现同一部书的相同称谓指示传本互异的情况。而以后了解的到的事实恰恰证明我正是错在此处。

下面我将目前对于《辅行诀》甲、乙两本的认知，以"再次考察"的名义加以记载。虽然笔者有幸于王雪苔老先生书屋中得见所谓"乙本"的原件，并在其论文复印材料中见到"甲本"和"乙本"复印件各一页，但由于时间迫急，我与王老的交谈，虽已非常细致，但笔者未能逐字逐句地核对原件，所以仍免不了遗留许多未解之处，所以本篇篇名仍不敢叫做"实地考察"。

1 为《辅行诀》的甲、乙二本正名

在与王雪苔老先生的交谈中我非常明确地印证了如下事实：

1.1 因抄本性质而非抄写人员定名甲、乙

甲、乙二本之名为王雪苔先生 1988 年在《敦煌古医籍考释·辅行诀脏腑用药法要·提要》中首先提出的："今幸存两种抄本。甲本乃张大昌的弟子之间转抄者，保留原貌较多，但在转抄中偶有省略及按抄者理解妄加改动处；乙本乃张大昌追记而成，内容较全，但难免有误记之处。"

显而易见王老命名甲、乙二本的根据在于其抄本的性质：甲本是保留原貌更多的"转抄本"；乙本是难免有误记的"追记本"。王老如此命名之时，并非以抄本的抄成者的身份、地位作为划分依据的，因为在一般人看来，大约会自然而然地将老师的抄本推重作甲，而弟子之本次之为乙。但王雪苔先生的命名结果与通常的思路正相反，乙本出自张大昌先生亲笔，而甲本由其弟子抄成。这应当是王老深思熟虑后的结果，而不是草率的选择。

从 1988 年《考释》本"以甲本为底本，并据乙本补入缺文，凡补入文字均在其下加重点符号'··'，不另作注"的工作流程中，我们也可以看得出王雪苔先生对于张大昌弟子之间转抄本的重视程度。事实上，王雪苔先生从河北仅得到以上两个抄本。

根据古籍版本称谓约定俗成的规矩，应当尊重全面掌握相关资料的早期研究者的最初命名。一般情况下，在没有特殊的原因时，不应当任意改换同名版本所指对象，否则会造成学术研究中难以理清的混乱。

1.2　因抄本性质而非得见时间定名甲、乙

在与王老的交谈中，我非常惊异地得知，是乙本而非甲本先到王雪苔先生手中。1975 年 11 月王雪苔先生接到中医研究院科教部转呈的《辅行诀》抄本，这个抄本就是后来被定名为"乙本"的张大昌先生追记本。此抄本在转交王老之前已由马继兴先生细致审读过，马老正是在此本的基础上于 1974 年 3 月写出了非常细致的"鉴定意见"（详见《敦煌医药文献辑校》195 页～202 页）。

该本由张大昌先生亲笔抄出，用纸较为随意，其纸色泛白带黄，但纸质绵软有韧性。通篇钢笔抄成，字体介于行楷之间，秀丽工整，法度谨然。其长宽为：19.7cm×18.5cm，每页 15～17 行左右，每行若写满 26 字上下，每页约 300 余字，共 22 页（不含序文）。正文前有序文一篇，落款是："一九七三年冬威县赤脚医生自序"。

之所以称此本为"追记本"有张大昌先生的序言作证，其序言之末张大昌先生写道"这轴书我家已保存了三代，不幸在六二（"二"当作"六"）年遭到破坏。又幸而我的一个学生曾经我传讲过这书，把他的记录本借来重抄一下。可惜他这记录本，次序不整，文句欠详，此无奈何，只好凭着记忆来补了。好在证治条文，尽多《灵》、《素》原文，正好拈补所缺。这样凑集下去，稿凡十易，功竟一月，再再默忖，似觉大体不错。"

正文首页"邪在肝，两胁中痛，寒中，恶血在内，则胻善瘛，节时肿。取之行间以引胁下，补三里以温胃中，取耳间青脉以去其瘛。"下有"灵枢邪在文"5 字小注，此 5 字系张大昌先生所记；正文"今检录常情需用者六十首，备山中预防灾疾之用耳。"下有括号文字"（现存四十六首）（下

文脱佚不清者二行，文句不接)"。括号中文字系张大昌先生所记。此本正是马继兴先生 1974 年 3 月写作"关于《辅行诀脏腑用药法要》的鉴定意见"一篇所用之底本。马老鉴定中仅将其简称为"钞本"是准确的，但 1998 年《敦煌医药文献辑校·十四　辅行诀脏腑用药法要佚书·题解》中说"一九七四年大昌先生用'赤脚医生'名义将其钞本寄赠中医研究院（以下简称'甲本'），当时由马继兴研究员负责写有鉴定意见。"该"题解"是将曾经马老鉴定并署有"赤脚医生"序言落款的本子妄称"甲本"之始。而王雪苔先生心目中真正的"甲本"的出现是 1975 年 11 月第一次去威县（仅停留一日）之后的事情，并且所谓的"甲本"其实亦是张大昌先生的寄赠文本。在王雪苔先生匆忙赶往威县的半年前所谓的"甲本"已静静地躺在中医研究院"科教部大量文件和来信中"了。

　　由此可知，王雪苔先生对《辅行诀》甲、乙二本的命名，非但不是以抄写者的身份，甚至不是以其得见此二本的先后顺序来命名的。

1.3　甲本并非王子旭抄出，也非得自威县

　　从王雪苔先生"调查校考"一文中、从与张大昌先生众弟子的接触中，我们都可以知道：乙本张大昌先生自序中提到的"一个学生"系指广宗县陈庄村的王子旭先生。王子旭在"文革"以前曾经依照卷子本进行过抄录。大约 1972 年前后，大昌医生开始追记卷子本的内容，便把王子旭抄本拿来作参考。王子旭抄本次序不整，错讹颇多。正好南镇村有一位小学教员张海洲也想学中医，大昌医生就把王子旭抄本整理一番，借给张海洲照抄。

　　由于张海洲抄本比较整齐，张大昌医生已于王雪苔先生

首次来访的半年前（依情理推算当是 1975 年 4、5 月间）把它寄给了中医研究院。王雪苔先生回到中医研究院后，几经周折从科教部大量文件和来信中找到了张海洲抄本，还有一封张大昌于当年（1975 年）4 月写给中医研究院的短信。这个抄本是用 32 开的笔记本横写的，共 24 页，每页 17～18 行。内容比张大昌追记本简略，字迹尚清晰，偶有张大昌医生改动的痕迹。由于这个抄本是依照王子旭本转抄而来，所以王雪苔先生称之为"转抄本"，也就是 1988 年考释所用的"甲本"。

从以上这段"甲本"流传经历可知：第一、甲本到达中研院的时间比乙本要晚 1 年有余，而该本到达王雪苔先生手中（或者更准确一点说是王雪苔先生找到此本）的时间也要比乙本晚，当然不会晚太多。因为王雪苔先生在初睹《辅行诀》乙本、意识到它的重要文献价值以后，果断地请示了领导，以尽量快的反应速度赶到了威县。当然他最终从中医研究院"科教部大量文件和来信中"翻检出来的所谓"甲本"已非张大昌追记本序言中所指的王子旭抄本了，而是由王子旭抄本转抄而成的"张海洲抄本"。而真正由卷子本过录下来的王子旭抄本，却在王雪苔先生前往威县的 2 月前（约是 1975 年 9 月）被毁弃了。

1.4 乙本并非《辑校》所云张氏传人抄本

前已论及，《敦煌医药文献辑校》一书关于《辅行诀》的题解中已经武断地将王雪苔先生首先冠名"乙本"的张大昌追记本称作"甲本"了。而与此同时，由于"马继兴同志却从未见过转抄本"（即王雪苔先生定名的"甲本"），所以《辑校》对于其所谓"甲本"之外"乙本"的描述的可信度就下降了。

所以我们在该"题解"中只看到了一个较为笼统的描述："继而马继兴又先后两次请王雪苔和王淑民、陶广正等同志去威县调查访问张大昌先生。特别在第二次访问时作了较细的调查记录和录音，在此过程中又获见了张氏传人的另外两种钞本（简称为乙本、丙本），为进一步校勘此书原文提供了重要参考。"这种乙本是张氏传人抄本的表述非常易于误导读者，从而使人错误地推导出乙本就是王子旭抄本的结论，而这种理解显然与王雪苔先生的最初命名结果相反。

造成上述误解的根源在于先入为主地将 1974 年张大昌寄赠中医研究院的本子，即经马继兴先生鉴定的本子认定为甲本（笔者"书面考察"一文的原稿正是犯了这个错），那么此处只好将弟子抄本安排给乙本了。

2　中研本的形成过程及其历史地位

从时间上推断，中研本的形成过程是非常紧张的。当我们试着重温这一段 32 年前的往事的时候，会清晰地意识到，这其间王雪苔先生的个人努力发挥了多么重要的作用。王雪苔先生关于这段历史的记载如下："回到中医研究院后，我几经周折从科教部大量文件和来信中找到了张海洲抄本，还有一封张大昌于当年（1975 年）4 月写给中医研究院的短信。……继而我向院领导沙洪同志汇报了此行情况，沙洪同志要求我尽快地整理出一份资料，打印后发给一些老专家，然后开个座谈会。于是我就以本书的追记本和转抄本互勘，完成了第一个校本，这就是后来学术界所说的中研本。现在我还保留着这个校本的手稿以及院领导的批示签字，打印日期是 1975 年 12 月 16 日。科教部将这个打印本送给我院的一部分老专家后，于 1976 年 1 月 7 日在西苑医院召开了一次座谈会。出席座谈会的除了院领导沙洪同志，科教部的领导和我以外，有著名的老专家岳美中（1900～1982）、钱伯煊（1896～1986）、赵心波（1902～1979）、赵锡武（1902～1980）、耿鉴庭（1915～1999）、方药中（1921～1995）和西苑医院的领导人彭杰三同志。在会上，只有岳老怀疑本书是后人假托者，其他各位都从医史、文献、临床角度进行了论证，认为本书不像伪作，有进一步考察、追踪、研究的必要。我当时记录了各位老专家的发言要点，至今尚保存在手。"在文革尚未完全结束的年代里，在不到 1 个月的时间内就完成了这样一部意义非凡的敦煌佚书的编校、印刷的确是难能可贵的。当时"中研本"仅仅在院党委的同意下打印了 35 份，但就是这区区 35 份中研本，事实上成为《辅行诀》1500 年发展历程中的第一个印刷流通本，从此之后学术界才渐知此书。

应该同时指出的是，由于中研本的校印已是王雪苔先生首次拜访张大昌先生之后的事情，所以张、王二人首次会晤中言及本书的一些细部特征，乃至张、王二人在首次会晤之后及该本印成以前这 1 个月之内的书信往来也在很大程度上左右着中研本的面貌。比如：无论转抄本还是追记本中均无卷首"（此处断裂残存天字上半）"的标识，之所以可以补出这个特别的标记，源于王雪苔先生与张大昌先生第一次会面时谈论当年原卷形制时的语言交流；无论转抄本还是追记本中均无卷末"㊍石青木　石胆火　石硫黄土　矾石金　淄石水；㊋代赭石木　礜石火（以下残断）"之文，这个细节的补充、完善依赖于张大昌先生来函所提供的相关信息。

3　不应被遗忘的王雪苔甲乙混合本

　　就在王雪苔先生紧紧张张地完成中研本校、印的同时或稍后，他还完成了一个自制的"甲乙混合本"（谈话中王老也把它叫做"二合一本"），这个本子以 400 字稿纸（20×20＝400）横向对折、纵向抄写（呈半页 10 行，行 20 字的形制）。该本以转抄本（甲本）为主用蓝黑色笔写成；以追记本（乙本）为辅用红色笔写成。当中还有括号。又有铅笔标记和淡墨轻涂，真可谓朱墨灿然、赏心悦目。

　　我有幸在该本完成的 32 年之后，在王老家中亲眼看到这个极端精巧、细致本子。这个本子不但制作精良，而且还是经过王雪苔先生和张大昌先生逐字逐句核对过的本子，学术意义极大。我建议此本也要原样、原色地加以影印出版。该本中凡张大昌先生认为不对的字、词、句子和段落，王雪苔先生都先用铅笔划上删除号，后来又用淡墨轻涂了一遍。王雪苔先生对此本充满了自信，他说"今天看来，这个混合本虽然够不上定本，但是它却反映了张大昌医生当时的取舍倾向。"

　　我们不应遗忘王雪苔先生 1975 年底完成的这个"甲乙混合本"的重要作用，它其实已经具备了后来 1988 年《考释》本的雏形。并且《考释》本的校注中不止一次见到"据张氏回忆"、"据张大昌回忆"等提法，凡此等之处多皆出自张大昌先生与王雪苔先生就此"甲乙混合本"逐字逐句考核酌定的结果。

　　在与王老共同翻阅该手书甲乙混合本时，我还看见其间夹着的一张小心折叠的纸张，那张纸非常薄。从背面我可以约略看出这是一幅较为复杂的图示，但我未敢打开它。这张图虽然与《辅行诀》中正五边形的"五味体用补泻图"还不太一样，但我猜想它极有可能是王雪苔先生依《辅行诀》五脏大小补泻诸方五行用药格局所绘的相关图示。因为王雪苔先生不但在《考释》本中曾说过"此书重视五行学说，以五行格局经纬五脏用药，独具一格"，并且他还用此一格校改了"大泻脾汤"的组方，其文曰："按本书通例，凡五脏泻汤大方，皆由六味药组成。其中，有五味药诸方相同，即姜（生姜或干姜）、芍药、大黄、黄芩、甘草。只有一味药诸方各异，此一味药出自该脏泻汤小方。据此，大泻脾汤应由前列五味药加附子组成。方中不应有枳实，枳实是大小泻肝汤的代表药物。"尽管因其所参本泻肝汤是以枳实为君，而这种推论结果不够准确，但用本脏大泻方中，均无所克脏泻方之君药的规律，核定大泻方的药物组成，是很有见地的正确方法，我希望此图亦能出现在王老日后将要出版的相关书著中间。

对于《辅行诀》甲乙两本的再次考察，加深了我对《辅行诀》版本的认知程度，也将促使我对"书面考察"一文做出必要的修正。

结语：笔者在将要离开王雪苔老先生宅时，老人赠送了我一套由世界针灸学会联合会、中国针灸学会、中国民间中医医药研究开发协会、世界中医药学会联合会针刀医学专业委员会共同主办、编印的《王雪苔与中医针灸·八十年华诞祝寿文集》及其《续集》，并签名留念。由京归并后，我略略翻过该书，在其书卷首"王雪苔传略"中提到：（王雪苔）1925.12.21生于辽宁省义县，曾用名王政和，晚年自拟室名冬青斋，自号冬青斋主人，以从"雪苔"之名。

该书同篇"五、学术思想"之下（3）重视中医古籍的搜集、整理、研究与中医专题文献研究中提到"1975 年从'文革'浩劫中抢救原题陶弘景撰《辅行诀·脏腑用药法要》"一语，这恐怕是全套书中唯一一次提及《辅行诀》的地方。应当说《辅行诀》一书得以最终公诸世，王雪苔先生功莫大焉，仅以区区 28 字概括，确实令人难以想象。于此，我们也可以体会得到王老为学之谦虚谨慎和处事的不事张扬。

　　2007 年 7 月 16 日笔者在与王老的电话交谈中专门问询了王老此处为何在"辅行诀"3 字之后加一个点？王老作答曰：对于这个标点他是有过专门的考虑的，他认为辅助修道之法，当不仅仅局限于《脏腑用药法要》之一门；而《辅行诀》卷前有个类似"工"字的不完整的标志（所谓"此处断裂残存天字上半"），也许正是古人用《千字文》"天地玄黄"作为部帙分配标志的些许遗存。

附录三

《辅行诀五脏用药法要》整订稿

《辅行诀五脏用药法要》整订稿

凡例

卷首图

辨肝脏病证文并方 <small>(论证四条，方八首)</small>

①小泻肝汤；②小泻肝散汤；③大泻肝汤；④大泻肝散汤；⑤小补肝汤；⑥小补肝散汤；⑦大补肝汤；⑧大补肝散汤

辨心脏病证文并方 <small>(论证五条，方四首)</small>

⑨小泻心汤；⑩大泻心汤；⑪小补心汤；⑫大补心汤

又心包病方 <small>(论证一条，方八首)</small>

⑬小泻心(心包)汤；⑭小泻心(心包)散汤；⑮大泻心(心包)汤；⑯大泻心(心包)散汤；⑰小补心(心包)汤；⑱小补心(心包)散汤；⑲大补心(心包)汤；⑳大补心(心包)散汤

辨脾脏病证文并方 <small>(论证四条，方八首)</small>

㉑小泻脾汤；㉒小泻脾散汤；㉓大泻脾汤；㉔大泻脾散汤；㉕小补脾汤；㉖小补脾散汤；㉗大补脾汤；㉘大补脾散汤

辨肺脏病证文并方 <small>(论证四条，方八首)</small>

㉙小泻肺汤；㉚小泻肺散汤；㉛大泻肺汤；㉜大泻肺散汤；㉝小补肺汤；㉞小补肺散汤；㉟大补肺汤；㊱大补肺散汤

辨肾脏病证文并方 <small>(论证四条，方八首)</small>

㊲小泻肾汤；㊳小泻肾散汤；㊴大泻肾汤；㊵大泻肾散汤；

㊶小补肾汤；㊷小补肾散汤；㊸大补肾汤；㊹大补肾散汤

救诸病误治方（论证一首，方二十首）

㊺救误小泻肝汤；㊻救误小泻肝散汤；㊼救误大泻肝汤；㊽救误大泻肝散汤；㊾救误小泻心汤；㊿救误小泻心散汤；(51)救误大泻心汤；(52)救误大泻心散汤；(53)救误小泻脾汤；(54)救误小泻脾散汤；(55)救误大泻脾汤；(56)救误大泻脾散汤；(57)救误小泻肺汤；(58)救误小泻肺散汤；(59)救误大泻肺汤；(60)救误大泻肺散汤；(61)救误小泻肾汤；(62)救误小泻肾散汤；(63)救误大泻肾汤；(64)救误大泻肾散汤

救诸劳损病方（论证二首，方二十首）

(65)小养生补肝汤；(66)小养生补肝散汤；(67)小调神补心汤；(68)小调神补心散汤；(69)小建中补脾汤；(70)小建中补脾散汤；(71)小凝息补肺汤；(72)小凝息补肺散汤；(73)小固元补肾汤；(74)小固元补肾散汤；(75)大养生补肝汤；(76)大养生补肝散汤；(77)大调神补心汤；(78)大调神补心散汤；(79)大建中补脾汤；(80)大建中补脾散汤；(81)大凝息补肺汤；(82)大凝息补肺散汤；(83)大固元补肾汤；(84)大固元补肾散汤

检录伊尹《汤液经法》方（六十一首）

诸药五味五行互含文

心病诸药五行互含文

五味补泻体用图

外感天行病方（论二条，方十二首）

(85)小阳旦汤；(86)小阴旦汤；(87)大阳旦汤；(88)大阴旦汤；(89)小青龙汤；(90)大青龙汤；(91)小白虎汤；(92)大白虎汤；(93)小朱鸟汤；(94)大朱鸟汤；(95)小玄武汤；(96)大玄武汤

治中恶卒死方（论一条，方五首）

(97)点眼以通肝气；(98)着舌以通心气；(99)启咽以通脾气（附启咽方）；(100)吹鼻以通肺气；(101)灌耳以通肾气（附熨耳以通心气）

附：拟补心兼属土火金石补泻方四首
附：从火论心草木金石小补泻汤散四首

《辅行诀五脏用药法要》整订稿
凡　例

一、据考，《辅行诀五脏用药法要》，为藏经洞卷子本，原署名作者陶弘景，在公元 516～536 年之间，于茅山为学道弟子辅行所撰。现存已刊或未刊传抄本，及藏经洞卷子本，均已失原作面貌，故予以整订。

二、本次整订力求恢复陶氏原作面貌，符合当时文化背景和原作者学术思想特点。行文以中国中医研究院马继兴主编《敦煌古医籍考释》所载为蓝本，参考诸已刊或未刊传抄本整订。方药组成，以理校为主，辅以对校。残缺者，补充之；讹错者，修正之；可疑者，辨定之；不合通例者，律齐之；失序者，调整之；隐潜者，彰明之；衍冗者，删除之。

三、原卷首图已佚，据张大昌先生口传拟补。太阳时位为早春初升象，月亮时位为绌日昏象，二十八宿星为殷周春分时位，据王力《古代汉语》附天文图制。三皇原为图，改文字。

四、诸补泻方例之药物组成，悉以笔者据考所拟 5·8 表（草木/金石药五行互含属性表）为准，以原书各类补泻方规律所需整订之。

陶氏在所检录《汤液经法》方后，所增补的金石补泻方，用墨笔（排版时改用宋体）附于检录方相应方剂之后。

诸补泻方例药物，均按君、佐臣、监臣、佐使序排定。

五、外感天行二旦四神方，诸本较统一。学识所限，其组方规律尚不明悉，仍从原文。

六、诸小补泻方例用药五行互含规律：小补方以本脏用味之同为君；以用味中之生君者为佐臣；以体味中之受本脏属克制者为监臣（佐、监臣用量与君同）；以化味中与本脏属同者为佐使（用量为君三之一）。

小泻方以本脏体味中与本脏属相同者为君；以本脏体味中生君者为佐臣；以用味中之君生为监臣（佐、监臣之量与君同）。

七、五脏大补泻、救误大泻、救劳损补方，均据各篇后用药法则及用量法则而订。其中救劳损大小方中，菜、果、谷、畜类药的使用，诸传抄本无规律可循，乃据《素问·金匮真言论篇第四》、《素问·脏气法时论篇第二十二》、《灵枢·五味第五十六》、《灵枢·五音五味第六十五》诸篇相关内容，参阅其他文献，以陶氏学理为准则抉择而定，五果药的用量，据五行生成数理而定。

八、补泻心方乃据陶氏心兼属土火而论，所用药物的五行互含名位，有所变通者，是根据不同文献，或其功能、形、色、质的特点，或据其所秉特定的天地四时之气而定。由于该类方剂具兼属土火的特殊性，君臣佐使的用量比例也有所变通（详情请参考《从心属土火论心补泻方再重整的思路》一文）。

九、本凡例系整订全文之据。随研究的进展和深入，或有新的资料依据，将随时修改和完善。

卷首图

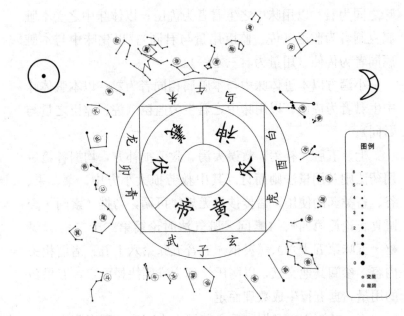

《辅行诀五脏用药法要》整订稿
序

梁·华阳隐居陶弘景　撰

河北省威县中医院衣之镖　整订

山西省中医药研究院赵怀舟　校字

　　隐居曰：凡学道辈，欲求永年，先须祛疾。或有夙痼，或患时恙，一依五脏补泻法例，服药数剂，必使脏气平和，乃可进修内视之道。不尔，五精不续，真一难守，不入真景也。服药祛疾，虽系微事，亦初学之要领也。诸凡杂病，服药汗吐下后，邪气虽平，精气被夺，致令五脏虚疲，当即据证服补汤数剂以补之。不然，时日久旷，或变为损证，则生死转侧耳。谨将五脏虚实证候悉列于左，庶几识别无误焉。

辨肝脏病证文并方

肝虚则恐，实则怒。

肝病者，必两胁下痛。痛引少腹，令人善怒。虚则目䀮䀮无所见，耳有所闻，心澹澹然如人将捕之。气逆则耳聋，颊肿。治之取厥阴、少阳血者。

邪在肝，则两胁中痛，中寒，恶血在内，则肪善瘈，节时肿。取之行间以引胁下，补三里以温胃中，取耳间青脉以去其瘈。

陶云：肝德在散，故经云：以辛补之，酸泻之。肝苦急，急食甘以缓之，适其性而衰之也。

小泻肝汤散：治肝实，两胁下痛，痛引少腹，迫急，干呕者方。

芍药　枳实熬　生姜切，各三两

右三味，以清浆水三升，煮取一升，顿服之。不瘥，即重作服之。

呕吐者，加半夏二两，洗；心中悸者，加甘草二两，炙；下利赤白者，加黄芩二两；咳者，加五味子二两；小便不利者，加茯苓二两。

硫黄　白矾　伏龙肝各三两

大泻肝汤散：治头痛，目赤，时多恚怒，胁下支满而痛，痛连少腹迫急无奈者方。

芍药　枳实_熬　生姜_{切，各三两}　甘草　黄芩　大黄_{各一两}

右六味，以水五升，煮取二升，温分再服。

硫黄　白矾　伏龙肝_{各三两}　石膏　代赭石　禹粮石_{各一两}

小补肝汤散：治心中恐疑，时多恶梦，气上冲心，越汗出，头目眩晕者方。

桂枝　干姜　五味子_{各三两}　薯蓣_{一两}

右四味，以水八升，煮取三升，温服一升，日三服。

自汗心悸者，倍桂枝为六两；腹中寒者，加干姜一两半；冲气盛时作呃者，加五味子一两半；少气乏力而目眩者，加薯蓣一两半；胁下坚急者，去薯蓣加牡蛎三两；咳逆者去薯蓣加橘皮三两，无力气怯者，仍用薯蓣；苦消渴者，加麦门冬三两。

琅玕　雄黄　曾青_{各三两}　云母_{一两}

大补肝汤散：治肝气虚，其人恐惧不安，气自少腹上冲咽，呃声不止，头目苦眩，不能坐起，汗出心悸，干呕不能食，脉弱而结者方。

桂枝　干姜　五味子　牡丹皮_{各三两}　薯蓣　旋覆花
竹叶_{各一两}

右七味，以水一斗，煮取四升，温服一升，日三夜一服。

琅玕　雄黄　曾青　凝水石_{各三两}　云母　硝石　白垩
土_{各一两}

辨心脏病证文并方

心虚则悲不已，实则笑不休。

心病者，必胸内痛，肋下支满，膺背肩胛间痛，两臂内痛；虚则胸腹胁下与腰相引而痛。取其经手少阴、太阳及舌下血者，其变刺郄中血者。

邪在心，则病心中痛，善悲，时眩仆，视有不足而调其输也。

经云：诸邪在心者，皆心胞代受，故证如是。

陶云：心德在奥。故经云：以咸补之，苦泻之；心苦缓，急食酸以收之。

小泻心汤：治心中卒急痛，肋下支满，气逆攻膺背肩胛间，不可饮食，食之反笃者方。

通草　淡豆豉　升麻各三两

右三味，以水三升，煮取一升，顿服。少顷，得吐瘥，不吐亦得。

大泻心汤：治暴得心腹痛，痛如刀刺，欲吐不吐，欲下不下，心中懊憹，胁背胸膺支满，迫急不可奈者方。

通草　淡豆豉　升麻　栀子　戎盐各三两　酢六升

右六味，先煮前五味，得三升许，去滓。内戎盐，稍煮待消已，取二升，服一升。当大吐，吐已必自泻下，即瘥。

小补心汤：治胸痹不得卧，心痛彻背，背痛彻心者方。

栝蒌一枚，捣　牡桂　干姜　薤白各三两

右四味，以水八升，煮取四升，温服一升，日再服。

大补心汤：治胸痹，心中痞满，气结在胸，时从胁下逆抢心，心痛无奈者方。

栝蒌一枚，捣　牡桂　干姜　白酨浆一斗　薤白　五味子
半夏洗去滑，各三两

右七味，煮取四升，每服二升，日再。

心胞气实者，受外邪之动也。则胸胁支满，心中澹澹大

动，面赤目黄，善笑不休。虚则血气少，善悲，久不已，发癫仆。

小泻心（心胞）汤散：治心气不定，胸腹支满，心中跳动不安者方。

黄连　黄芩　大黄各三两

右三味，以麻沸汤三升，渍一食顷，绞去滓，温服一升，日再。

目痛，口舌生疮者，加枳实二两；腹痛，下利脓血者，加干姜二两；气噫者，加生姜二两，切；汗出恶寒者，加附子一枚，炮；呕吐者，加半夏二两，洗去滑。

丹砂　代赭石　禹粮石各三两

大泻心（心胞）汤散：治心中怔忡不安，胸膺痞满，口中苦，舌上生疮，面赤如新妆，或吐血、衄血、下血者方。

黄连　黄芩　大黄各三两　枳实　生姜切　甘草各一两

右六味，以水五升，煮取二升，温分再服。

丹砂　代赭石　禹粮石各三两　白矾　伏龙肝　石膏各一两

小补心（心胞）汤散：治血气少，心中动悸，时悲泣，烦躁汗出，气噫，脉结者方。

牡丹皮　旋覆花　竹叶各三两　萸肉一两

右方四味，以水八升，煮取三升，温服一升，日三服。

怔忡不安，脉结者，倍牡丹皮为六两；咽中介介塞者，加旋覆花一两半；烦热汗出者，加竹叶一两半；心中窒痛者，加萸肉一两半；胸中支满者，去萸肉，加厚朴炙，三两；心中烦热者，去萸肉，加栀子打，三两；脉濡者，仍用萸肉；苦胸中冷而多唾者，加干姜三两。

凝水石　硝石　白垩土各三两　皂矾一两

大补心（心胞）汤散：治心中虚烦，懊憹不安，怔忡如车马惊，饮食无味，干呕气噎，时或多唾，其人脉结而微者方。

牡丹皮　旋覆花　竹叶　人参各三两　萸肉　甘草炙　干姜各一两

右方七味，以水一斗，煮取四升，温服一升，日三夜一服。

凝水石　硝石　白垩土　赤石脂各三两　皂矾　石英　雄黄各一两

辨脾脏病证文并方

脾实则四肢不用，五脏不安；虚则腹满，飧泻。

脾病者，必身重，苦饥，肉痛，足痿不收，胻善瘈，脚下痛；虚则腹满肠鸣，溏泻，食不化。取其经太阴、阳明、少阴血者。

邪在脾，则肌肉痛。阳气不足则寒中，肠鸣腹痛；阴气不足则善饥，皆调其三里。

陶云：脾德在缓。故经云：以甘补之，辛泻之。脾苦湿，急食苦以燥之。

小泻脾汤散：治脾气实，身重不胜，四肢挛急，而足冷者方。

附子一枚炮　生姜切　甘草各三两

右三味，以水三升，煮取一升，顿服。

腹中痛者，加芍药二两；咽痛者，加桔梗二两；呕吐者，加半夏二两；胁下偏痛，有寒积者，加大黄二两；食已如饥者，加黄芩二两。

阳起石　伏龙肝　石膏各三两

大泻脾汤散：治脾气不行，善饥，食而心下痞，欲利不得，或下利不止，足痿不收，肢冷脉微者方。

附子一枚，炮　生姜切　甘草各三两　黄芩　大黄　枳实熬，各一两

右六味，以水五升，煮取二升，温分再服。

阳起石　伏龙肝　石膏各三两　代赭石　禹粮石　白矾各一两

小补脾汤散：治腹中胀满，不能饮食，干呕，吐利，脉微而虚者方。

人参　甘草炙　干姜各三两　白术一两

右四味，以水八升，煮取三升，温服一升，日三服。

腹中痛者，倍人参为六两；气少者，加甘草一两半；腹中寒者，加干姜一两半；渴欲饮食水者，加术一两半；脐上筑筑动者，为肾气动，去术，加桂三两；吐多者，去术加生姜三两；下多者，仍用术；心中悸者，加茯苓三两。

赤石脂　石英　雄黄各三两　黄土一两

大补脾汤散：治腹胀大，饮食不化，时自吐利，其人枯瘦如柴，立不可动转，干渴，汗出，气急，脉微而时结者方。

人参　甘草炙　干姜　麦门冬各三两　白术　五味子　旋覆花各一两

右七味，以水一斗，煮取四升，温服一升，日三夜一服。

赤石脂　石英　雄黄　石绿各三两　黄土　曾青　硝石各一两

辨肺脏病证文并方

肺虚则鼻息不利；实则喘咳，凭胸仰息。

肺病者，必咳喘逆气，肩息背痛，汗出憎风。虚则胸中

痛，少气，不能报息，耳聋咽干。取其经太阴、足太阳、厥阴内血者。

邪在肺，则皮肤痛，发寒热，上气喘，汗出，咳动肩背。取之膺中外输，背第三椎旁，以手按之快然，乃刺之，取缺盆以越之。

陶云：肺德在收。故经云：以酸补之，咸泻之。肺苦气上逆，急食辛以散之，开腠理以通气也。

小泻肺汤散：治咳喘上气，胸中迫满，不可卧者方。

葶苈子_{熬黑，捣如泥}　大黄　枳实_{各三两}

右三味，以水三升，煮取二升，温分再服，喘定止后服。

胸中满者，加厚朴二两；喉中水鸡声者，加射干二两；食噎者，加生姜二两；喘而汗出者，加麻黄二两；矢气不转者，加甘草炙，二两。

芒硝　禹粮石　白矾_{各三两}

大泻肺汤散：治胸中有痰涎，喘不得卧，大小便闭，身面肿，迫满，欲得气利者方。

葶苈子_{熬黑，捣如泥}　大黄　枳实_{各三两}　生姜_切　甘草黄芩_{各一两}

右六味，以水五升，煮取二升，温分再服。

芒硝　禹粮石　白矾_{各三两}　伏龙肝　石膏　代赭石_{各一两}

小补肺汤散：治汗出口渴，少气不足息，胸中痛，脉虚者方。

麦门冬　五味子　旋覆花_{各三两}　细辛_{一两}

右四味，以水八升，煮取三升，温服一升，日三服。

口干燥渴者，倍麦门冬为六两；咳逆少气而汗出者，加五味子一两半；咳痰不出，脉结者，加施覆花一两半；胸中苦闷痛者，加细辛一两半；若胸中烦热者，去细辛，加海蛤粉三两；若烦渴者，去细辛，加粳米半升；涎多者，仍用细辛；咳逆作呕者，加乌梅三两。

石绿　曾青　硝石各三两　礜石一两

大补肺汤散：治烦热汗出，少气不足息，口干耳聋，脉虚而馺。

麦门冬　五味子　旋覆花　地黄各三两　细辛　竹叶甘草炙，各一两

右七味，以水一斗，煮取四升，温服一升，日三夜一服。

石绿　曾青　硝石　滑石各三两　礜石　白垩土　石英各一两

辨肾脏病证文并方

肾气虚则厥逆；实则腹满，面色正黑，泾溲不利。

肾病者，必腹大胫肿，身重嗜寝。虚则腰中痛，大腹小腹痛，尻阴股膝挛，胻足皆痛。取其经少阴、太阳血者。

邪在肾，则骨痛，阴痹。阴痹者，按之不得。腹胀腰痛，大便难，肩背项强痛，时眩仆。取之涌泉、昆仑，视有余血者，尽取之。

陶云：肾德在坚。故经云：以苦补之，甘泻之。肾苦燥，急食咸以润之，致津液生也。

小泻肾汤散：治小便赤少，少腹满，时足胫肿者方。

茯苓　甘草　黄芩各三两

右三味，以水三升，煮取一升，顿服。

大便硬者，加大黄二两；眩冒者，加泽泻二两；头痛者，加桂心二两；呕吐者，加半夏二两；目下肿如卧蚕者，加猪苓二两。

乳石　石膏　代赭石_{各三两}

大泻肾汤散：治小便赤少，时溺血，少腹迫满而痛，腰如折，不可转侧者方。

茯苓　甘草　黄芩_{各三两}　大黄　枳实　生姜_{切，各一两}

右方六味，以水五升，煮取二升，温分再服。

乳石　石膏　代赭石_{各三两}　禹粮石　白矾　伏龙肝_{各一两}

小补肾汤散：治虚劳失精，腰痛，骨蒸羸瘦，脉駃者方。

地黄　竹叶　甘草_{炙，各三两}　泽泻_{一两}

右四味，以水八升，煮取三升，温服一升，日三服。

苦遗精者，易生地黄为熟地黄，倍其量为六两；烦热气逆欲作风痉者，加竹叶一两半；小便短涩，茎中痛者，加甘草一两半；少腹膨胀者，加泽泻一两半；大便见血者，去泽泻，加伏龙肝如鸡子大；失溺不禁及失精者，去泽泻，加萸肉三两；小便不利者，仍用泽泻；足胫清冷者，加附子一枚，炮。

滑石　白垩土　石英_{各三两}　磁石_{一两}

大补肾汤散：治精气虚少，腰痛骨痿，不可行走，虚热冲逆，头晕目眩，小便不利，脉奕而駃者方。

地黄　竹叶　甘草_炙　桂枝_{各三两}　泽泻　干姜　五味子_{各一两}

右七味，以长流水一斗，煮取四升，温服一升，日三夜一服。

滑石　白垩土　石英　琅玕各三两　磁石　雄黄　曾青各
一两

此篇所列大泻汤散法，悉是小方加母脏泻方之佐、监
臣，及子脏泻方之监臣各一两；大补汤散法，悉是小方加下
方君臣者，上四味俱作三两，余三味俱作一两。所加均为益
以其生，即制其所克，助以母气者。如《难经》之义，"母
能令子虚"，"子能令母实"也。

又有泻方五首，以救诸病误治，致生变乱者也。

救误小泻肝汤散：治用吐法后。其人气血壅阻，腹痛烦
满，痈肿成脓者方。（据《金匮要略》文补）

芍药　枳实各三两

右方二味，以水五升，煮取二升，温分再服。

硫黄　白矾各三两

救误大泻肝汤散：救误用吐法。其人神气素虚，有痰澼
发动，呕吐不止，惊烦不宁者方。

芍药　枳实熬　牡丹皮　旋覆花　竹叶各三两

右方五味，以水七升，煮取三升，温分再服。

心中气阻哕逆者，易竹叶为竹茹三两；喘者，加杏仁
三两。

硫黄　白矾　凝水石　硝石　白垩土各三两

救误小泻心汤散：治用清下法后，邪气内陷，烦热痞
满，腹痛下利者方。（据《神农本草经集注》补）

黄连　黄芩各三两

右方二味，以水五升，煮取二升，温分再服。

丹砂　代赭石各三两

救误大泻心汤散：救误用清下。其人阳气素实，外邪乘

虚陷入，致心下痞满，食不下，利反不止，雷鸣腹痛者方。

黄连　黄芩　人参　甘草炙　干姜各三两

右方五味，以水七升，煮取三升。温分再服。

呕吐者，易干姜为生姜三两；下多腹痛者，加大枣十二枚，擘。

丹砂　代赭石　赤石脂　石英　雄黄各三两

救误小泻脾汤散：治用冷寒法，致生痰澼，饮食不化，胸满短气，呕沫头痛者方。（据《外台秘要》引《古今录验》补）

附子三枚，炮　生姜三两，切

右方二味，以水五升，煮取二升，温分再服。

阳起石　伏龙肝各三两

救误大泻脾汤散：救误用冷寒。其人阴气素实，卫气不通，致腹中滞胀，反寒不已者方。

附子炮　生姜　麦门冬　五味子　旋覆花各三两

右方五味，以水七升，煮取三升，温分再服。

痰吐不利者，易旋覆花为款冬花三两；言语善忘者，加桃仁三两。

阳起石　伏龙肝　石绿　曾青　硝石各三两

救误小泻肺汤散：治用火法后，邪气结阆气分，面目浮肿，黄疸，鼻塞上气者方。（据《神农本草经》、《外台秘要》引《千金方》补）

葶苈子熬黑，捣如泥　大黄各三两

右二味，以水五升，煮取二升，温分再服。

芒硝　禹粮石各三两

救误大泻肺汤散：救误用火法。其人血素燥，致令神识迷妄如痴，吐血衄血，胸中烦满，气结者方。

葶苈子熬黑，捣如泥　大黄　生地黄　竹叶　甘草炙，各三两右五味，以水七升，煮取三升，温分再服。

茎中痛者，易甘草为白茅根三两；少腹急者，加栗子仁十二枚。

芒硝　禹粮石　滑石　白垩土　石英_{各三两}

救误小泻肾汤散：治用汗法后，口渴，小便不利者方。

（据张大昌《处方正范》遗稿补）

茯苓　甘草_{各三两}

右二味，以水五升，煮取二升，温分再服。

乳石　石膏_{各三两}

救误大泻肾汤散：救误用汗法。其人阳气素虚，致令阴气逆升，心中悸动不安，冒，汗出不止者方。

茯苓　甘草　桂枝　干姜　五味子_{各三两}

右方五味，以水七升，煮取三升，温分再服。

腹中痛者，易五味子为芍药三两；奔豚者，加李仁三两。

乳石　石膏　琅玕　雄黄　曾青_{各三两}

此篇所列大泻汤散法，上二味是本君臣，即小方，下三味为其所生之补方，俱作三两。此所谓邪实则正虚之义，泻实则补之也。

陶云：经方有救诸劳损病方，亦有五首，然综观其要义，盖不外虚候方加减而已。录出以备修真之辅，拯人之危也。其方意深妙，非俗浅所识。缘诸损候，脏气互乘，虚实杂错，药味寒热并行，补泻相参，先圣遗奥，出人意表。汉晋以还，诸名医辈，张机、卫汜、华元化、吴普、皇甫玄晏、支法师、葛稚川、范将军等，皆当代名贤，咸师式此《汤液经法》，慇救疾苦，造福含灵。其间增减，虽各擅其异，似乱旧经，而其旨趣，仍方圆之于规矩也。

治疗劳损之方，乃起死之秘药，谨当择用之。

小养生补肝汤散：治肝虚，筋瘲，腹中坚澼，大便閟塞者方。

麦门冬三两　葶苈子六两，熬黑，捣如泥　干姜三两　葱叶十四茎，切　桃奴十四枚

右五味，先以水七升，煮取三升，去滓，倾入麻油一升，再上火，乘热急以桑枝五枚，各长尺许，不停手搅令相得，取汤四升许，温服一升，日三夜一服。

石绿三两　芒硝六两　雄黄三两

小调神补心汤散：治心虚，脉瘲，神识荒惚，烦躁不宁者方。

生地三两，切　茯苓六两　旋覆花三两　藿三两　栗仁十一枚，捣碎

右五味，以水六升，煮取三升，去滓，次内麦酒二升，煮取四升，温服一升，日三夜一服。

滑石三两　乳石六两　硝石三两

小建中补脾汤散：治脾虚，肉瘲，羸瘦如柴，腹拘急痛，四肢无力者方。

桂心三两　芍药六两　甘草三两，炙　生姜二两　大枣十五枚，去核

右五味，以水七升，煮取三升，去滓，内黄饴一升，更上火令烊已，温服一升，日三夜一服。

琅玕三两　硫黄六两　石英三两

小凝息补肺汤散：治肺虚，气瘲，烦热汗出，鼻中干燥，时咳血出者方。

牡丹皮三两　黄连六两　五味子三两　韭三两，切　李八枚，去核

右五味，以白蔹浆七升，煮取四升，温服一升，日三夜一服。

凝水石三两　丹砂六两　曾青三两

小固元补肾汤散：治肾虚，精亟，遗精失溺，气乏无力，不可动转，或时有下血者方。

人参三两　附子二大枚，炮　竹叶三两　薤白三两　苦杏七枚，去核擘

右五味，以井泉水四升，合苦酒三升，煮取四升，温服一升，日三夜一服。

赤石脂三两　阳起石六两　白垩土三两

此篇所列诸劳损补法所治，皆虚中夹实，所谓正虚则生邪实也。五行以土为本，制以所官之主，承以所生之同，其道备矣。所官之泻主作六两，补之主及所生之同，俱作三两。此皆建中意，如建中可治挛急，所缓肝急也。

陶云：经云：毒药攻邪，五菜为充，五果为助，五谷为养，五畜为益。尔乃大汤之设。今所录者，皆小汤耳。

若欲作大汤散者，补肝汤内加鸡肝，补心加豕心，补脾加牛脾，补肺加犬肺，补肾加羊肾各六两，即成也。

陶隐居云：依《神农本经》及《桐君采药录》，上中下三品之药，凡三百六十五味，以应周天之度，四时八节之气。商有圣相伊尹，撰《汤液经法》三卷，为方亦三百六十五首。上品上药，为服食补益方，百二十首；中品中药，为疗疾祛邪之方，亦百二十首；下品毒药，为杀虫辟邪痈疽等方，亦百二十五首。凡共三百六十五首也。实万代医家之规范，苍生护命之大宝也。今检录常情需用者六十一首，备山

附篇

354

中预防灾疾之用耳。

《汤液》药本五味。味同者功有殊，亦本《采录》形色。味、形者，禀天地之气化成，皆以五行为类，又各含五行也（上四十字，藏经洞卷子传抄本空缺，为笔者据文义所补）。检用诸药之要者，可默契经方之旨焉。经云：在天成象，在地成形。天有五气，化生五味，五味之变，不可胜数。今者约列二十五种，以明五行互含之迹，变化之用。如左：

味辛皆属木，桂　琅玕为之主。生姜　伏龙肝为火；附子　阳起石为土；细辛　礜石为金；干姜　雄黄为水。

味咸皆属火，丹皮　凝水石为之主。大黄　禹粮石为土；葶苈子　芒硝为金；泽泻　磁石为水；旋覆花　硝石为木。

味甘皆属土，人参　赤石脂为之主。甘草　石膏为金；茯苓　乳石为水；薯蓣　云母为木；甘草炙　石英为火。

味酸皆属金，麦门冬　石绿为之主。枳实　白矾为水；芍药　硫黄为木；萸肉　皂矾为火；五味子　曾青为土。

味苦皆属水，地黄　滑石为之主。黄芩　代赭石为木；黄连　丹砂为火；术　黄土为土；竹叶　白垩土为金。

此二十五味，为诸药之精，多疗五脏六腑内损诸病，学者当深契焉。

又有药十三种，宜明其五行互含之事，以备心病方之用。如左：

通草为木中土，又为木中水；淡豆豉为木中火，又为水中木；升麻为土中金，又为土中火；栀子为水中木，又为水中火；戎盐为火中土；酢为金中水；栝楼为土中土，牡桂为土中火；干姜为木中水；薤白为水中土，又为水中金；白蔹浆为金中金，又为金中火；五味子为金中土，又为火中木；半夏为火中木，又为火中火。

经云：主于补泻者为君，数量同于君而非主故为臣，从于佐监者为佐使。

陶隐居曰：此图①乃《汤液经法》尽要之妙，学者能谙于此，医道毕矣。

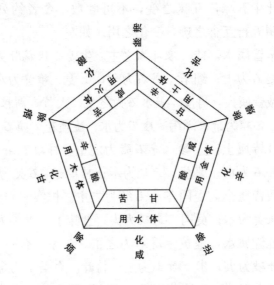

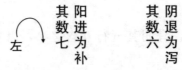

弘景曰：外感天行，经方之治，有二旦、四神大小等汤。昔南阳张机，依此诸方，撰为《伤寒论》一部，疗治明

---

① 此图：藏经洞本此图"除逆"之"逆"字脱佚不清，据张大昌先生《处方正范》遗稿补写。

悉，后学奉之。山林僻居，仓卒难防，外感之疾，日数传变，生死往往在三五日间，岂可疏忽！若能深明此数方者，则庶无蹈险之虞也。今亦录而识之。

小阳旦汤：治天行发热，自汗出而恶风，鼻鸣干呕者方。

桂枝三两　芍药三两　生姜二两，切　甘草二两，炙　大枣十二枚

右五味，以水七升，煮取三升，温服一升。服已，即啜热粥饭一器，以助药力。稍令汗出，不可大汗流漓，汗之则病不除也。若不汗出可随服之，取瘥止。日三服。若加饴一升，为正阳旦汤也。

小阴旦汤：治天行身热，汗出，头目痛，腹中痛，干呕，下利者方。

黄芩三两　芍药三两　生姜二两，切　甘草炙，二两　大枣十二枚

右五味，以水七升，煮取三升，温服一升，日三服。服汤已，如人行三四里时，令病者啜白截浆一器，以助药力。身热去，自愈也。

大阳旦汤：治凡病汗出不止，气息惙惙，身劳力怯，恶风凉，腹中拘急，不欲饮食，皆宜此方。若脉虚大者，为更切证也。

黄蓍五两　人参　桂枝　生姜各三两　甘草炙，二两　芍药六两　大枣十二枚　饴一升

右七味，以水一斗，煮取四升，去滓。内饴，更上火，令烊已。每服一升，日三夜一服。

大阴旦汤：治凡病头目眩晕，咽中干，喜干呕，食不下，心中烦满，胸胁支痛，往来寒热者方。

柴胡八两　人参　黄芩　生姜切,各三两　甘草二两,炙　芍药四两　大枣十二枚　半夏一升,洗

右八味,以水一斗二升,煮取六升,去滓,重上火,缓缓煎之,取得三升,温服一升,日三服。

小青龙汤：治天行发热,恶寒,汗不出而喘,身疼痛,脉紧者方。

麻黄三两　杏仁半升,熬,打　桂枝二两　甘草一两半,炙

右方四味,以水七升,先煮麻黄,减二升,掠去上沫,次内诸药,煮取三升,去滓,温服八合。必令汗出彻身,不然,恐邪不尽散也。

大青龙汤：治天行病,表不解,心下有水气,干呕,发热而喘咳不已者方。

麻黄去节　细辛　芍药　甘草炙　桂枝各三两　五味子半升　半夏半升　干姜三两

右八味,以水一斗,先煮麻黄,减二升,掠去上沫。内诸药,煮取三升,去滓,温服一升,日三服。

小白虎汤：治天行热病,大汗出不止,口舌干燥,饮水数升不已,脉洪大者方。

石膏如鸡子大,绵裹,打　知母六两　甘草二两,炙　粳米六合

右四味,先以水一斗,熬粳米,熟讫,去米,内诸药,煮取六升,温服二升,日三服。

大白虎汤：治天行热病,心中烦热,时自汗出,口舌干燥,渴欲饮水,时呷嗽不已,久不解者方。

石膏如鸡子大,一枚,打　麦门冬半升　甘草二两,炙　粳米六合　半夏半升　生姜二两,切　竹叶三大握

右方七味,以水一斗二升,先煮粳米,米熟讫,去米,内诸药,煮至六升,去滓,温服二升,日三服。

小朱鸟汤：治天行热病，心气不足，内生烦热，坐卧不安，时下利纯血，如鸡鸭肝者方。

鸡子黄二枚　阿胶三锭　黄连四两　黄芩　芍药各二两

右五味，以水六升，先煮连、芩、芍三物，取三升，去滓，内胶，更上火，令烊尽，取下待小冷，下鸡子黄，搅令相得。温服七合，日三服。

大朱鸟汤：治天行热病，重下，恶毒痢，痢下纯血，日数十行，羸瘦如柴，腹中绞急，痛如刀刺者方。

鸡子黄二枚　阿胶三锭　黄连四两　黄芩　芍药各二两　人参三两　干姜二两

右药七味，以水一斗，先煮连、芩、芍、参、姜，得四升讫，内醇苦酒二升，再煮至四升讫，去滓。次内胶于内，更上火，令烊，取下，待小冷，内鸡子黄，搅令相得，温服一升，日三夜一服。

小玄武汤：治天行病，肾气不足，内生虚寒，小便不利，腹中痛，四肢冷者方。

茯苓三两　芍药三两　术二两　干姜三两　附子一枚，炮，去皮

右五味，以水八升，煮取三升，去滓，温服七合，日三服。

大玄武汤：治肾气虚疲，少腹中冷，腰背沉重，四肢清冷，小便不利，大便鸭溏，日十余行，气惙力弱者方。

茯苓三两　术二两　附子一枚，炮　芍药二两　干姜二两　人参二两　甘草二两，炙

右七味，以水一斗，煮取四升，温服一升，日三夜一服。

弘景曰：阳旦者，升阳之方，以黄蓍为主；阴旦者，扶

阴之方，以柴胡为主；青龙者，宣发之方，以麻黄为主；白虎者，收重之方，以石膏为主；朱鸟者，清滋之方，以鸡子黄为主；玄武者，温渗之方，以附子为主。此六方者，为六合之正精，升降阴阳，交互金木，既济水火，乃神明之剂也。张机撰《伤寒论》，避道家之称，故其方皆非正名也，但以某药名之，以推主为识耳。

陶隐居云：中恶卒死者，皆脏气被壅，致令内外隔绝所致也。神仙有开五窍以救卒死中恶之方五首，录如左。

点眼以通肝气：治跌仆，臂腰挫闪，气血着滞，作痛一处，不可欠伸、动转者方。

矾石_{烧赤}，取冷，研为细粉。每用少许，以酢蘸，点目大眦，痛在左则点右眦，痛在右点左眦，当大痒，若泪大出则愈。

着舌以通心气：治中恶，急心痛，手足逆冷者，顷刻可杀人。看其人唇舌青紫，指甲青冷者是。

硝石_{五钱匕} 雄黄_{一钱匕}，共为极细末。启病者舌，着散一匕于舌下，少时即定。若有涎出，令病者随涎咽下，必愈。

启咽以通脾气：治过食难化之物，或异品有毒，宿积不消，毒势攻注，心腹痛如刀搅者方。

赤小豆 瓜蒂_{各等分}，共为散，每用咸豉_{半升}，以水二升，煮取一升，去滓。内散一匕，顿服，少顷当大吐，则差。

启咽方：救误食诸毒，及生冷硬物，宿积不消，心中痛疼者方。

赤小豆 瓜蒂各等分。为散讫，加盐豉少许，共捣为丸。以竹箸启齿，温水送入口中，得大吐即愈。

吹鼻以通肺气：治诸凡卒死，息闭不通者，皆可用此法活之。

皂角刮去皮絃，用净肉，火上炙燥，如杏核大一块　细辛根等分，共为极细末。每用苇管吹鼻中少许，得嚏则活也。

灌耳以通肾气：救饮水过，小便闭塞，涓滴不通者方。

烧汤一斗，入戎盐一升，葱白十五茎，莫令葱太热。勺汤指试不太热，即灌耳中。令病者侧卧，下以盆着汤，承耳下薰之，少时小便通，立愈。

熨耳以通心气：治梦魇不寤者方。

烧热汤二升，入戎盐七合，令烊化已，切葱白十五茎，内汤内。视汤再沸，即将葱取出，捣如泥，以麻布包之，熨病者两耳，令葱气入耳，病者即寤也。

右五方，乃神仙救急之道。若六畜病者，可倍用之。

附：拟补心兼属土火金石补泻方四首

小泻心散：铁落　石胆　石蜜各三两

大泻心散：铁落　石胆　石蜜　朴硝　戎盐　矾石各三两

小补心散：海蛤　理石　雄黄　姜石各三两

大补心散：海蛤　理石　雄黄　硇砂　姜石　曾青　卤碱各三两

附：从火论心草木金石小补泻汤散四首

小泻心汤散：

栀子　淡豆豉　戎盐（玄参）各三两

朴硝　石胆　戎盐各三两

小补心汤散：

半夏洗去滑　五味子捣碎　薤白各三两　白酨浆八升

卤碱　曾青　姜石　硇砂各三两

附录四

《辅行诀》藏经洞本复原校订稿

《辅行诀》藏经洞本复原校订稿

㉗大泻脾汤（救误用冷寒）；㉘大泻肺汤（救误用火法）；㉙大泻肾汤（救误用汗法）

救诸劳损病方（论证一首，方五首）

㉚养生补肝汤；㉛调神补心汤；㉜建中补脾汤；㉝宁息补肺汤；㉞固元补肾汤

救诸劳损大汤（论证一首，方五首）

㉟大养生补肝汤；㊱大调中补心汤；㊲大建中补脾汤；㊳大宁气补肺汤；㊴大固元补肾汤

检录伊尹《汤液经法》方（六十首·有缺失）

金石/草木药五味五行互含文

诸小/大泻散汤法

㊵小泻肝金石方；㊶小泻心金石方；㊷小泻脾金石方；㊸小泻肺金石方；㊹小泻肾金石方；㊺大泻肝金石方；㊻大泻心金石方；㊼大泻脾金石方；㊽大泻肺金石方；㊾大泻肾金石方

诸小/大补散汤法

㊿小补肝金石方；51小补心金石方；52小补脾金石方；53小补肺金石方；

54小补肾金石方；55大补肝金石方；56大补心金石方；57大补脾金石方；58大补肺金石方；59大补肾金石方

大泻诸散汤（论一首，方五首）

60大泻肝散汤；61大泻心散汤；62大泻脾散汤；63大泻肺散汤；64大泻肾散汤

治五劳诸方（论一首，方五首）

65治肝劳方；66治心劳方；67治脾劳方；68治肺劳方；69治肾劳方

五味补泻体用图

外感天行病方（论二条，方十二首）

⑦小阳旦汤；⑦小阴旦汤；⑦大阳旦汤；⑦大阴旦汤；⑦小青龙汤；⑦大青龙汤；⑦小白虎汤；⑦大白虎汤；⑦小朱鸟汤；⑦大朱鸟汤；⑧小玄武汤；⑧大玄武汤

治中恶卒死方（论一条，方五首）

⑧点眼以通肝气方；⑧吹鼻以通肺气方；⑧着舌以通心气方；⑧启喉以通肺气方；⑧熨耳以通肾气方

《辅行诀》藏经洞本复原校订稿
说　明

藏经洞卷子《辅行诀》是陶弘景原作在战乱中致残后，经过复原、初校、再校过程，所形成的抄写本。它已失陶氏原作面貌，是被封存前研究者所劳心血的结晶，尽管《辅行诀原文整订稿》已经完成，可以越过藏经洞本，直达陶氏原作，但是恢复藏经洞本原貌仍有资料价值和研究价值。

由于藏经洞卷子已毁没于文革，现存诸传抄本均是张大昌先生研究藏经洞本形成史的成果，保留了藏经洞本的全部内容，因此综合利用现存诸传抄本，以复原藏经洞本形象的方法是可行的。根据对诸传抄本《辅行诀》的评判，使它们在藏经洞卷子中有较为准确的定位，可校订出藏经洞卷子《辅行诀》的基本形象。

凡　例

一、卷首图可暂依《辅行诀五脏用药法要》原文整订稿。

二、本次校订，系据《〈辅行诀五脏用药法要〉藏经洞本形象素描·诸传抄本评判》，诸传抄本内容在藏经洞卷子中之定位情况所校订。

三、辨析删除诸传抄本中非藏经洞卷子中所有的按语；表格形式的内容，恢复为行文。

四、原卷子本当为竖排，今改横排行，故原"如左"均改为"如下"；方例煎服法中"右几味"均改为"上几味"。

五、诸篇序文、引文、结语、开窍救急五方、外感天行方，均由诸本对校，互补余缺，取精舍繁而订。

六、诸篇正文后"一方（或"一本"）作某某，当从"者，为再校系统内容，用括号、小字、宋体、加粗并紧跟相关文字的方式（如遇标点，则置其前）；"一方（或"一本"）为某某"者，或无"一方为"，亦无"一本为"标记之小字文，均为初校系统内容，用小字、楷体注文格式缀在相关文字的后边。其中"一方作"豉、大枣、代赭石、旋覆花者，为复原系统内容。

七、五脏大补方例及虚劳补方的主治文，均以张偓南《别集》本为主本，虚劳补方方药，以复原本内容为主，初、再校本方药标记同上。

八、诸小补泻方加减例，由诸本对校而订。仅刘世忠抄本有载者，暂从之（刘世忠抄本诸小补泻方例系张大昌先生整理者）。

九、随研究的进展和深入，或有新的资料依据，本校订稿将作相应的修改和完善。

《辅行诀》藏经洞本复原校订稿

衣之镖

卷首日月三皇四神二十八宿星图同《整订稿》，略。

辅行诀藏腑用药法要

梁·华阳隐居陶弘景撰

隐居曰：凡学道辈，欲求永年，先须祛疾。或有夙瘤，或患时恙，一依五脏补泻法则，服药数剂，必使脏气平和，乃可进修内视之道。不尔，五精不续，真一难守，不入真景也。服药祛疾，虽系微事，亦初学之要领也。诸凡杂病，服药汗、吐、下后，邪气虽平，精气被夺，至令五脏虚疲，当即服补汤数剂以补之。不然，时日久旷，或变损证，则生死转侧耳。谨将五脏虚实证候悉列于下，庶几识别焉。

辨肝脏病证文并方

肝虚则恐，实则怒。

肝病者，必两胁下痛，痛引少腹，令人善怒，虚则目䀮䀮无所见，耳无所闻，心澹澹然如人将捕之。气逆则耳聋，颊肿。治之取厥阴、少阳血者。

邪在肝，则两胁中痛，中寒，恶血在内，则胻善瘈，节时肿。取之行间以引胁下，补三里以温胃中，取耳间青脉以去其瘈。

陶云：肝德在散，故以辛补之，酸泻之。肝苦急，急食甘以缓之。缓其中以衰其势也。

小泻肝汤：治两胁下痛，痛引少腹迫急，时多怒者方。

枳实_熬　芍药　生姜_{各三两}

上三味，以水（一本作清浆水，当从）三升，煎服一升，顿服。

呕者加生姜二两；心中悸者加甘草二两；咳者加五味子二两；小便不利者加茯苓二两；下利赤白者，加黄芩二两，或加薤白一升。

大泻肝汤：治头痛目赤，时多恚怒，胁下支满而痛，痛连少腹急迫者方。

枳实_熬　芍药　生姜_{切，各三两}　甘草　黄芩　大黄_{各一两}

上六味，以水五升，煮取二升，温分再服。

小补肝汤：治忧疑不安，头目眩晕，时多恶梦，气上冲心，汗出，周身无力者方。

桂枝　干姜　五味子_{各三两}　薯蓣_{一两}（一方作大枣十二枚，去核，当从）

上四味，以水八升，煮取三升，温服一升，日三服。

心中悸者加桂枝一两半；冲气盛者加五味子一两半；头苦眩者加术一两半；干呕者去薯蓣加生姜一两半；中满者去薯蓣，心中如饥者，还用薯蓣；咳逆头痛者，加细辛一两半；四肢冷，小便难者，加附子一枚，炮。

大补肝汤：治肝气虚，其人恐惧不安，气自少腹上冲咽，呃声不止，头目苦眩，不能坐起，汗出心悸，干呕不能食，脉弱而结者方。治凤曾跌仆，内有瘀血，或缘久劳，精气衰少，倦殆无力，常自惊恐，眠恳不安，头目眩运，时多呕吐，此名痹厥者方。

桂枝　干姜　五味子_{各三两}　薯蓣（一方作大枣十二枚，去核，

当从） 旋覆花 牡丹皮（一方作代赭石，当从） 竹叶（一方为葶苈子，熬黑，捣如泥）各一两

上七味，以水一斗，煮取四升，温服一升，日三夜一服。

辨心脏病证文并方

心虚则悲不已，实则笑不休。

心病者，必胸内痛，胁下支满，膺背肩胛间痛，两臂内痛，虚则胸腹胁下与腰相引而痛。取其经手少阴、太阳及舌下血者，其变刺郄中血者。

邪在心，则病心中痛，善悲，时眩仆，视有余不足而调之。

经云：诸邪在心者，皆心胞代受，故证如是。

陶云：心德在耎。故经云：以咸补之，苦泻之；心苦缓，急食酸以收之，闭上焦以抑其气也。

小泻心汤：治心中卒急痛，胁下支满，气逆攻膺背肩胛间，不可饮食，食之反笃者方。

龙胆草 栀子打，各三两 戎盐如杏子大三枚，烧赤

上三味，以酢三升，煮取一升，顿服。少顷，得吐瘥，不得吐亦瘥。

大泻心汤：治暴得心腹痛，痛如刀刺，欲吐不吐，欲下不下，心中懊憹，胁背胸膺支满，迫急不可奈者方。

龙胆草 栀子打，各三两 戎盐如杏子大三枚，烧赤 苦参 升麻各一两 豉半升

上六味，以酢六升，先煮药五味，得三升，去滓。内戎盐，稍煮待消已，取二升，服一升。当大吐，吐已必自泻

下，即瘥。一方无苦参，有通草二两，当从。

小补心汤：治胸痹不得卧，心痛彻背，背痛彻心者方。

栝蒌一枚，捣　　薤白八两　　半夏半升，洗去滑

上三味，以白酒七升，煮取二升，温服一升，日再服。一方有桂心，无半夏，当从。

大补心汤：治胸痹不得卧，心中痞坚，气结在胸，时从胁下逆抢心，心痛无奈者方。

栝蒌一枚，捣　　薤白八两　　半夏半升，洗去滑　　枳实熬　　厚朴
生姜切，各二两　　桂枝一两

上七味，以白酨浆一斗，煮取四升，每服二升，日再。一方有杏仁半升，熬，无半夏，当从。

又：邪客心胞则胸胁支满，心中澹澹大动，若车马惊，面赤目黄，喜笑不休，或吐衄血，口舌生疮。虚则血气少，善悲，久不已，发癫仆。

小泻心汤：治心气不定，吐血、衄血，心中跳动不安者方。

黄连　　黄芩　　大黄各三两

上三味，以麻沸汤三升，渍一食顷，绞去滓，温服一升，日再。

气噫者加生姜二两；呕者加半夏二两；汗出恶寒者加附子一枚，炮；腹痛下利脓血者加干姜二两；目痛口苦生疮者加枳实二两。

大泻心汤：治心中怔忡不安，胸膺痞满，口中苦，舌上生疮，面赤如新妆，或吐血、衄血、下血者方。

黄连　　黄芩　　大黄各三两　　芍药　　干姜炮　　甘草各一两

上六味，以水七升，煮取二升，温分再服。

小补心汤：治血气虚少，心中动悸，时悲泣，烦躁汗

出，气噫，脉结者方。心虚，血气停滞，胸中烦满，时噫气出者方。

牡丹皮（一方作代赭石，烧赤，以酢淬三次，打，当从）　旋覆花
苦竹叶各二两　萸肉（一方作豉，当从）一两

上四味，以水八升，煮取三升，温服一升，日三服。

怔忡惊悸不安者，加牡丹皮（一方加代赭石一两半，烧赤，以酢淬三次，打，当从）一两半；烦热汗出者，去萸肉（一方去豉，当从），加苦竹叶一两半，身热者还用萸肉（一方还用豉，当从）；心中室痛者，加萸肉（一方加豉，当从）一两半；气苦少者加甘草一两半；心下痞满者去萸肉（一方去豉，当从），加人参一两半；胸中冷而多唾者加干姜一两半；咽中介介塞者，加旋覆花一两半。

大补心汤：治心中虚烦，懊憹不安，怔忡如车马惊，饮食无味，干呕，气噫，时或多唾涎，其人脉结而微者方。治心虚，气血疲滞，胸中烦满，时噫气出，舌上苔如灰醶，口中气如败卵，多悲泣，如中鬼神，凄然不安者方。

牡丹皮（一方作代赭石，烧赤，入酢中淬三次，打，当从）　旋覆花
苦竹叶各三两　萸肉（一方作豉，当从）　人参　甘草炙　干姜
（一方为茯苓）各一两

上七味，以水一斗，煮取四升，温服一升，日三夜一服。

辨脾脏病证文并方

脾实则腹满，飧泻；虚则四肢不用，五脏不安。

脾病者，必腹满肠鸣，溏泻，食不化。虚则身重，苦饥，肉痛，足痿不收，行善瘛，脚下痛。取其经太阴、阳明、少阴血者。

邪在脾，则肌肉痛。阳气不足，则寒中，肠鸣，腹痛；阴气不足则苦饥，皆调其三里。

陶云：脾德在缓。故经云：以甘补之，辛泻之。脾苦湿，急食苦以燥之。

小泻脾汤：治脾气实，下利清谷，里寒外热，腹冷，脉微者方。<small>治脾气实，身重不腾，四肢挛急而冷者方。</small>

附子<small>一枚，炮</small>　干姜　甘草<small>炙，各三两</small>

上三味，以水三升，煮取一升，顿服。

腹痛者加芍药二两；呕者加生姜二两；咽痛者加桔梗二两；食已如饥者加黄芩二两；胁下偏痛有寒积者，加大黄二两。

大泻脾汤：治腹中胀满，干呕不能食，欲利不得，或下利不止者方。<small>治脾气不行，善饥而不能食，食而不下，心下痞，胁下支满，四肢拘急者方。</small>

附子<small>一枚，炮</small>　干姜　甘草<small>各三两</small>　黄芩　大黄　芍药<small>各一两</small>

上六味，以水五升，煮取二升，温分再服。

小补脾汤：治饮食不化，时自吐利，吐利已，心中苦饥。或心下痞满，脉微，无力，身重，足痿，善转筋者方。<small>治心腹胀满，饮食不化，时作吐利，脉微者方。</small>

人参　甘草<small>炙</small>　干姜<small>各三两</small>　术<small>一两</small>

上四味，以水八升，煮取三升，温服一升，日三服。

脐上筑动者，去术，加桂四两；吐多者去术加生姜三两，下多者还用术；心中悸者，加茯苓一两半；渴欲饮水者，加术至四两半；腹中满者，去术加附子一枚，炮；腹中痛者，加人参一两半。

大补脾汤：治脾气大疲，饮食不化，呕吐下利，其人枯瘦如柴，立不可转动，口中苦干渴，汗出，气急，脉微而时结者方。治腹胀大，坚如鼓，腹上青筋出，四肢消瘦，大便如鸭矢，小便如檗汁，口干，气逆，时鼻衄血者方。

人参　甘草炙　干姜（一方为枳实，熬）各三两　术　麦门冬
五味子　旋覆花各一两（一方为牡丹皮）

上七味，以水一斗，煮取四升，温分四服，日三夜一服。

辨肺脏病证文并方

肺虚则鼻息不利；实则喘咳，凭胸仰息。

肺病者，必咳喘逆气。肩息，背痛，汗出憎风，虚则胸中痛，少气，不能报息，耳聋，咽干。取其经太阴、足太阳、厥阴内血者。

邪在肺，则皮肤痛，发寒热，上气喘，汗出，咳动肩背。取之膺中外输，背第三椎旁，以手按之快然，乃刺之。取缺盆以越之。

陶云：肺德在收。故经云：以酸补之，咸泻之。肺苦气上逆，急食辛以散之，开腠理以通气也。

小泻肺汤：治咳喘上气，胸中迫满，不可卧者方。

葶苈子熬黑，打如泥　大黄　芍药（一方为枳实）各三两

上三味，以水三升，煮取二升，温分再服，喘定止后服。

喉中水鸡声者加射干二两；胸中痞满者加厚朴二两；喘，汗出者加麻黄二两；食噎者加干姜二两；矢气不能者加甘草二两。

大泻肺汤：治胸中有痰涎，喘不得卧，大小便闭，身面

肿，迫满，欲得气利者方。治胸有积饮，咳而不利，喘不能息，鼻瘫不闻香臭，口舌干燥，心下痞而时腹中痛者方。

葶苈子熬黑，打如泥　大黄　芍药（一方为枳实）各三两　干姜
甘草　黄芩各一两

上六味，以水五升，煮取二升，温分再服。

小补肺汤：治汗出口渴，少气不足息，胸中痛，脉虚者方。

麦门冬　五味子　旋覆花（一方作丹皮，当从）各三两　细辛
一两

上四味，以水八升，煮取三升，温服一升，日三服。

胸中烦热者，去细辛，加海蛤一两半；苦闷痛者，加细辛一两半；咳痰不出，脉结者，倍旋覆花（一方为牡丹皮）为六两；苦眩冒者，去细辛，加泽泻一两半；咳而吐血者，加麦门冬一两半；苦烦渴者，去细辛，加粳米半升，涎多者还用细辛；呕逆者加半夏半升，洗去滑。

大补肺汤：治烦热汗出，少气不足息，口干，耳聋，脉虚而数者方。治肺劳喘咳不利，鼻瘫，胸中烦热，心下痞，时吐血出者，此为尸劳。

麦门冬　五味子　旋覆花（一方作丹皮，当从）各三两　细辛
地黄　苦竹叶　甘草（一方为人参，另有黄连）各一两

上七味，以水一斗，煮取四升，温分四服，日三夜一服。

辨肾脏病证文并方

肾气虚则厥逆，实则腹满，面色正黑，泾溲不利。
肾病者，必腹大胫肿，身重嗜寝。虚则腰中痛，大腹、

少腹痛，尻阴股膝挛，腨足皆痛。取其经少阴、太阳血者。

邪在肾，则骨痛，阴痹。阴痹者，按之不得。腹胀腰痛，大便难，肩、背、项强痛，时眩仆。取之涌泉、昆仑，视有余血者，尽取之。

陶云：肾德在坚。故经云：以苦补之，甘泻之。肾苦燥，急食咸以润之，至津液生也。

小泻肾汤：治小便赤少，少腹满，时足胫肿者方。

茯苓　甘草　黄芩各三两

上三味，以水三升，煮取一升，顿服。

目下肿如卧蚕者，加猪苓二两；眩冒者，加泽泻二两；呕者，加半夏二两；大便硬者，加大黄二两；小便不利者，加枳实二两。

大泻肾汤：治小便赤少，时溺血，少腹迫满而痛，腰痛如折，不可转侧者方。

茯苓　甘草　黄芩各三两　　大黄　芍药　干姜各一两

上六味，以水五升，煮取二升，温分再服。

小补肾汤：治精少骨蒸，腰痛，羸瘦，小便不利，脉快者方。治肾虚，小便遗失，或多余沥，或梦中交媾，遗精不禁，骨痿无力，四肢清冷者方。

地黄　苦竹叶　甘草（一方为茯苓）各三两　　泽泻一两

上四味，以水八升，煮取三升，日三服。

小便血者，去泽泻，加地榆一两半；大便血者，去泽泻，加伏龙肝如鸡子大；苦遗精者，易生地黄为熟地黄；小便冷，茎中痛者，倍泽泻为二两；少腹迫急者，去泽泻，加牡丹皮一两半；心烦者，加苦竹叶一两半；腹中热者，加栀子十四枚，打。

大补肾汤：治精血虚少，骨痿，腰痛，不可行走，虚热冲逆，头目眩，小便不利，脉软而快者方。治小便混浊，时有余沥，或失便不禁，腰痛不可转侧，两腿无力，不能行走，此为骨瘘。

地黄　苦竹叶　甘草（一方为茯苓）各三两　泽泻　桂枝
干姜　五味子（一方为麦门冬，另有附子炮）各一两

上七味，以长流水一斗，煮取四升，温分四服，日三夜一服。

陶曰：又有泻方五首，以救诸病误治，致变乱者也。

大泻肝汤：救误用吐法。其人神气素虚，有痰澼发动，呕吐不止，惊烦不宁者方。

枳实熬　芍药　牡丹皮（一方作代赭石，当从）　旋覆花　苦
竹叶各三两（一方有生姜当从）

上五味，以水七升，煮取三升，温分再服。

心中懊憹者，加豉一份，易苦竹叶为竹茹；言语善忘者加桃仁一份。

大泻心汤：救误用清下。其人阳气素实，外邪乘虚陷入，致心下痞满，食不下，利反不止，雷鸣腹痛者方。

黄连　黄芩　人参　甘草　干姜各三两（一方有大枣十二枚，当从；一方有半夏，当从）

上五味，以水七升，煮取三升。温分再服。

呕甚者加半夏一份，易干姜为生姜；下多者，腹痛者加大枣十二枚。

大泻脾汤：救误用冷寒。其人阴气素实，卫气不通，致腹中滞胀，反寒不已者方。救误服过冷药，其人卫阳不行，致腹中满胀，气从内逆，时咽中呛，唾寒不已。

附子炮　干姜　麦门冬　五味子　旋覆花各三两（一方有细辛二两，当从）

上五味，以水七升，煮取三升，温分再服。

如人行十里时，若痰吐不利者，易旋覆花为款冬花；喘者加杏仁一份。

大泻肺汤：救误用火法。其人血素燥，致令神识迷妄如

痴，胸中烦满，气短迫急，小便反数赤者方。救误用火法，其人
津液素少，血燥致生肺痿，胸中痞而气短者方。

  葶苈子_{熬黑，打如泥} 大黄 生地黄 苦竹叶 甘草_{各三两}

  上五味，以水七升，煮取三升，温分再服。

  少腹急者，加栗仁十二枚；茎中痛者，易甘草为白茅根一份。

  大泻肾汤：救误用汗法。其人阳气素虚，致令阴气逆
升，悸动不安，冒，汗出不止者方。救误用汗法，其人血气素虚，冲
气盛，致令其人心中悸动不安，汗出头眩，苦呕逆，不能饮食，或四肢逆冷，腹中
痛者方。

  茯苓 甘草 桂枝 生姜 五味子_{各三两}

  上五味，以水七升，煮取三升，温分再服。

  腹中痛者，易五味子为芍药，气冲如奔豚者，加李仁一份，一云加吴萸一份。

  陶云：经方有救诸劳损病方，亦有五首，然综观其要
义，盖不外虚候方加减而已。录出以备修真之辅，拯人之危
也。然其方意深妙，非俗浅所识。缘诸损候，藏气互乘，虚
实杂错，药味寒热并行，补泻相参，先圣遗奥，出人意表。
汉晋以还，诸名医辈，张机、卫汜、华元化、吴普、皇甫玄
晏、支法师、葛稚川、范将军等，皆当代名贤，咸师式此
《汤液经法》，愍救疾苦，造福含灵。其间增减，虽各擅其
异，或致新效，似乱旧经，而其旨趣，仍方圆之于规矩也。

  养生补肝汤：治肝虚，筋疲，腹中坚澼，大便阖塞者
方。治虚劳，腹中坚澼，便阖不行方。

  蜀椒_{汗，一升（一方为李五棵）} 桂心（一方为牡丹皮）三两 芍药
（一方为枳实）三两 芒硝半斤（一方为干姜三两） 韭三两，切

  上五味，以水五升，煮取三升，去滓，内硝于内，待消
已（一方作再上火，即得，当从），将麻油一升，搅入，乘热以桑枝
三枚（又方为榆枝五枚），各长尺许，不停搅令相得，取三升许，

温分三服，一日尽之。

调神补心汤：治心虚，脉亟，神志慌惚，烦悸不宁者方。治虚劳烦悸，疼痛彻背，慑慑气短，时吐衄血，心神迷妄者方。

生地切（一方作栀子十四枚，打，当从。又方作牡丹皮）　大黄（一方作旋覆花一升，当从。又方作人参切，当从）各三两　杏五枚，去核（一方作栗子，打去壳，十二枚）　薤白二升，切（一方作葱叶十四茎，当从）（一方有豉半斤，当从；又方作山茰肉，当从）

上五味，以清酒二升（一方作四升，当从），水七升（一方作六升，当从），煮取四升（一方作三升，当从），去滓，分温四服（一方作温分三服，当从），昼三夜一服（一方作日再，当从）。

建中补脾汤：治脾虚，肉亟，赢瘦如柴，腹中拘急痛（一方作腹中拘急，当从。又方为腹中挛急）四肢无力者方。

桂心（一方作桂枝，当从；又方为桂枝）　甘草炙，各二两（又方为各三两）　芍药六两　干姜二两（一方作生姜三两，切，当从。又方为生姜二两，切）　大枣十二枚，去核

上五味，以水七升，煮取三升（又方为二升），去滓。内黄饴（一方作饴，当从）一升（又方为二升），更上火令烊，取四升，温服一升，日三夜一服（一方作日尽之，当从）。

凝息补肺汤：治肺虚，气亟，烦热，汗出，鼻中干燥（一方作口舌渴燥，当从），时咳血出者方。治胸中烦热，汗出气乏，不能报息者方。

芍药（一方作麦门冬二升，当从）　苦竹叶各三两（一方作苦竹叶一把，当从）　旋覆花六两（一方作一两，当从）　葱白三茎，切（一方作芥子半升，当从）　桃仁三枚（一方作五味子一升，当从。又方为杏仁三枚）

上五味，以水七升（一方作白㪍浆五升，当从），和苦酒二升，共煮取四升（一方作煮得三升，当从），分四服（一方作温分三服，当从），

昼三夜一服（一方作日尽之，当从）。

固元补肾汤：治肾虚，精亟，遗精，失溺，气乏无力，不可动转，或时有下血（一方作唾血、咯血，当从）者方。腹中时痛，下利不止者方。

白术（一方作地黄，当从）三两　附子炮，二枚（一方作干姜二两，切，当从）　甘草炙，六两（一方作四两，当从）　栗仁十枚，打去皮（一方作王瓜根三两，切，当从）　葫三棵，切（一方作薤白四两，当从）

上五味，以清浆水二升（一方作苦酒一升，当从），水七升（一方作泉水五升，当从），煮取四升（一方作煮得三升，当从），去滓，分温服一升（一方作每服一升，当从），日三夜一服（一方作一日尽之，当从）。又方栗当是枣。

上五汤皆建中意，五行以土为本，制以所官之主，承以所生之同，其道备矣。

陶云：经云：毒药攻邪，五菜为充，五果为助，五谷为养，五畜为益，尔乃大汤之设。今所录者，皆小汤耳。若欲作大汤者，补肝加羊肝；补心加鸡心；补脾加牛肉；补肺加犬肺；补肾加猪肾各一具，即成也。

陶隐居云：依《神农本草经》及《桐君采药录》，上、中、下三品之药，凡三百六十五味，以应周天之度，四时八节之气。商有圣相伊尹，撰《汤液经法》三□，为方亦三百六十首。上品上药，为服食补益方者，百二十首；中品中药，为疗疾祛邪之方，亦百二十首；下品毒药，为杀虫辟邪，痈疽等方，亦百二十首。凡共三百六十首也。实万代医家之规范，苍生护命之大宝也。今检录常情需用者六十首，备山中预防灾疾用耳。

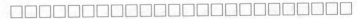

□□□□□□□□□□□□□□□□□□□检用诸药之要者，可默契经方之旨焉。经云：在天成象，在地成形。天有五气，化生五味，五味之变，不可胜数。今者约列疗五脏六腑内损诸病者，以明五行互含之迹，五味变化之用，学者当深契焉。

味辛皆属木，桂枝　瑯玕为之主；椒（一本作生姜，当从；又本为厚朴）　伏龙肝（又本为硇砂）为火；姜（一本作干姜，当从；又本为附子）　黄土（又本为阳起石）为土；细辛　砒石为金；□□（又本为姜）　阳起石（又本为黄土）为水。

味咸皆属火，旋覆花　磁石（又本为硝石）为之主；大黄（又本为牡丹皮）　凝水石为木；泽泻（又本为大黄）　禹粮石为土；厚朴（又本为葶苈子）　芒硝为金；葶苈子（又本为泽泻）　硝石（又本为磁石）为水。

味甘皆属土，人参　赤石脂为之主；甘草（又本为薯蓣）云母为木；大枣（又本为葛根）　石英为火；麦门冬（又本为甘草）石膏为金；茯苓　乳石为水。

味酸皆属金，五味子（又本为枳实）　白矾为之主；枳实（又本为麦门冬）　石绿为木；豉（又本为五味子）　石胆为火；芍药　硫黄为土；薯蓣（又本为萸肉）　皂矾为水。

味苦皆属水，地黄　滑石为之主；黄芩　代赭石为木；黄连　丹砂为火；术　雄黄为土；苦竹叶　白垩土为金。

桂心（又本为橘皮）　硇砂（又本为伏龙肝）为木；栝蒌　矾石为火；薤白　姜石为土；山萸肉（又本为豉）　曾青为金；龙胆草　卤碱为水。

诸小泻散汤法：

肝：硫磺、白矾、雄黄各三两。

心：丹砂、代赭石、禹粮石各三两。

脾：阳起石、雄黄、石膏各三两。

肺：芒硝、禹粮石、白矾各三两。

肾：乳石、石膏、代赭石各三两。

诸大泻散汤法：

肝：硫磺、白矾、凝水石各三两，硝石、白垩土各一两。

心：丹砂、代赭石、赤石脂各三两，石膏、雄黄各一两。

脾：阳起石、黄土、石绿各三两，胆矾、硝石各一两。

肺：芒硝、禹粮石、滑石各三两，白垩土、石膏各一两。

肾：乳石、石膏、瑯玕各三两，伏龙肝、胆矾各一两。

此篇所列大泻散汤法，上三味（又本为上二味）是本君臣，下二味（又本为下三味）是其所生之补方。此所谓邪实则正虚之义，泻实则补之也。

诸小补散汤法：

肝：瑯玕、雄黄、石胆各三两，石英一两。

心：凝水石、硝石、白垩土各三两，皂矾一两。

脾：云母、石英、雄黄各三两，黄土一两。

肺：石绿、胆矾、硝石各三两，砒石一两。

肾：滑石、白垩土、石英各三两，磁石一两。

诸大补散汤法：

肝：瑯玕、雄黄、石胆各三两，石英、芒硝、滑石、凝水石、硝石各二两。

心：凝水石、硝石、白垩土各三两，皂矾、赤石脂、滑石、云母、石英各二两。

脾：云母、石英、雄黄各三两，黄土、硫黄、凝水石、石绿、胆矾各二两。

肺：石绿、胆矾、硝石各三两，砒石、丹砂、云母、滑石、白垩土各二两。

肾：滑石、白垩土、石英各三两，磁石、阳起石、石绿、瑯玕、伏龙肝各二两。

此篇所列大补散汤法，即小补散汤法加益其所生、制其所克、助以母气者。

有（又本为又）大泻诸散汤法，悉是加下方臣使者，如《难经》之义，母能令子虚，子能令母实。

肝：硫黄、白矾、雄黄各三两，石膏、代赭石、禹粮石各一两。

心：丹砂、代赭石、禹粮石各三两，白矾、雄黄、石膏各一两。

脾：阳起石、雄黄、石膏各三两，代赭石、禹粮石、白矾各一两。

肺：芒硝、禹粮石、白矾各三两，雄黄、石膏、代赭石各一两。

肾：乳石、石膏、代赭石各三两，禹粮石、白矾、雄黄各一两。

有（又本为又）治五劳五方：

肝劳：雄黄、白矾、丹砂各三两，羊肉六两。

心劳：禹粮石、滑石、石英各三两，鸡肉（又本为马肉）

六两。

脾劳：石膏、瑯玕、硫黄各三两，牛肉六两。

肺劳：硫黄、白垩土、代赭石各三两，狗肉六两。

肾劳：阳起石、雄黄、石膏各三两，猪肉六两。

五劳诸方，皆虚中加实，所（又本为可）谓正虚则生邪实也。又本尚有：如建中可治挛急，所缓肝急也。

经云：主于补泻者为君，数量同于君而非主，故为臣，从于佐监者为佐使。

陶隐居曰：此图《汤液经法》尽要之妙，学者能谙于此，医道毕矣。

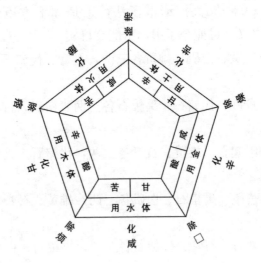

弘景曰：外感天行，经方之治，有二旦、六神大小等汤。昔南阳张机，依此诸方，撰为《伤寒论》一部，疗治明悉，后学咸尊奉之。山林辟居，仓卒难防，外感之疾，日数传变，生死往往在三五日间，岂可疏而不识也（一本作岂可疏忽，当从）！若能深明此数方者，则庶无蹈险之虞也今亦录其要者如下。

小阳旦汤：治天行发热，自汗出（汗自出）而恶风，鼻鸣、干呕者方。

桂枝三两　芍药三两　甘草炙（又方无炙字，有切字），二两　生姜二两（又方为三两），切　大枣十二枚

上五味，以水七升，煮取三升，温服一升。服已，即啜热粥饭一器，以助药力。稍令汗出，不可大汗淋漓，汗出则病不除也，日三服，取瘥止。若加饴一升，为正阳旦汤也。

小阴旦汤：治天行身热，汗出，头目痛，腹中痛，干呕，下利者方。

黄芩三两　芍药三两　生姜二两，切　甘草炙（又本无炙字）二两　大枣十二枚

上五味，以水七升，煮取三升，温服一升，日三服。服汤已，如人行三四里时（又本为少时），令病者啜白酨浆一器，以助药力。身热去，自愈也。

大阳旦汤：治凡病汗出（自汗出）不止，气息惙惙，身劳力怯，恶风凉，腹中拘急，不欲饮食，皆宜此方。若脉虚大者，为更切证也。

黄芪五两　人参　桂枝　生姜各三两　甘草炙，二两　芍药六两　大枣十二枚　饴一升

上七味，以水一斗，煮取四升，去滓。内饴，更上火，令烊已。每服一升，日三夜一服。

大阴旦汤：治凡病头目眩晕（又本无晕字），咽中干，每喜干呕（又本无每喜二字），食不下，心中烦满，胸胁支满（又本为痛），往来寒热者方。

柴胡八两　人参　黄芩　生姜各三两　甘草炙，二两　芍药四两　大枣十二枚　半夏一升，洗（又方为清夏一升）

上八味，以水（又本为以浆水）一斗二升，煮取六升，去滓。重上火，缓缓煎之，取三升，温服一升，日三服。

小青龙汤：治天行发热，恶寒，汗不出而喘，身（又本为周身）疼痛，脉紧者方。

麻黄去节，三两　杏仁熬，半升　桂枝二两　甘草炙，一两半

上四味，以水七升，先煮麻黄，减二升，掠上沫，内诸药，煮取三升，去滓，温服八合。必令汗出彻身，不然，恐邪不尽散也。

大青龙汤：治天行表不解，心下有水气，干呕，发热而喘咳不已者方。

麻黄去节　细辛　芍药　甘草炙　桂枝各三两　五味子半升　半夏半升　干姜三两（又方无干姜）

上八味，以水一斗，先煮麻黄，减二升，掠去上沫。内诸药，煮取三升，温服一升，日三服。

小白虎汤：治天行热病，大汗出不止，口舌干燥，饮水数升不已，脉洪大者方。

石膏如鸡子大，绵裹　知母六两　甘草炙，二两　粳米六合

上四味，先以水一斗，煮粳米，熟讫去米。内诸药，煮取六升，温服二升，日三服。

大白虎汤：治天行热病，心中烦热，时自汗出，口舌干，渴欲饮水，时呷嗽不已，久不解者方。

石膏如鸡子大　麦门冬半升　甘草炙，二两　粳米六合　半夏

半升　生姜二两，切　竹叶三大握

上七味，以水一斗二升，先煮粳，熟讫去米。内诸药，煮至六升，去滓，温服二升，日三服。

小朱鸟汤：治天行热病，心气不足，内生烦热，坐卧不安，时下利纯血，如鸡鸭肝者方。

鸡子黄二枚　阿胶三锭　黄连四两　黄芩　芍药各二两

上五味，以水（又本为浆水）六升，先煮连、芩与芍药，取三升，去滓。内胶，更上火，令烊尽。取下待小冷，下鸡子黄，搅令相得。温服七合，日三服。

大朱鸟汤：治天行热病，重下（一本无热病重下），恶毒痢，痢（一本无痢）下纯血，日数十行，羸瘦如柴，心中不安，腹中绞急（一本无绞急），痛如刀刺者方。

鸡子黄二枚　阿胶三锭　黄连四两　黄芩　芍药各二两　人参二两　干姜二两

右七味，以水一斗，先煮连、芩、姜等四物，得四升讫，内醇苦酒二升，再煮至四升（一本为五升，无后讫去滓）讫去滓。次内胶于内，更上火，令烊。取下，待小冷，内鸡子黄，搅令相得即成。每服一升，日三夜一服。（一方为次内胶及鸡子黄，服如上法。）

小玄武汤：治天行病，肾气不足，内生虚寒，小便不利，腹中痛，四肢冷者方。

茯苓三两　芍药三两　术二两　干姜三两　附子一枚，炮，去皮

上五味，以水八升，煮取三升，去滓，温服七合，日三服。

大玄武汤：治肾气虚疲，少腹中冷，腰背沉重，四肢清，其后有：小便不利，大便鸭溏，日十余行，气惙力弱者方。

茯苓三两　芍药三两　术二两　干姜三两　附子一枚，炮，去皮

人参二两　甘草二两，炙

上七味，以水一斗，煮取四升，温服一升，日三夜一服。

弘景曰：阳旦者，升阳之方，以黄芪为主；阴旦者，扶阴之方，柴胡为主；青龙者，宣发之方，麻黄为主；白虎者，收重之方，石膏为主；朱鸟者，清滋之方，鸡子黄为主；玄武者，温渗之方，附子为主。此六方者，为六合之正精，升降阴阳，交互金木，既济水火，乃神明之剂也。张机撰《伤寒论》，避道家之称，故其方皆非正名也，但以某药名之，以推主为识耳。

陶隐居云：中恶卒死者，皆脏气被壅，致令内外隔绝所致也。

神仙有开五窍以救卒死中恶之方五首，录如下。

点眼以通肝气：治跌仆，癥腰挫闪，气血着滞，作痛一处，不可欠伸动转方。治跌仆癥腰，气滞作疼，不可伸欠者。

矾石烧赤，取凉冷，研为细粉。每用少许，以酢蘸，点目大眦，疼在左则点右眦，疼在右则点左眦，当大痒，螫泪大出则愈。

吹鼻以通肺气：治诸凡卒死，息闭不通者，皆可用此方活之。

皂角刮去皮绞，用净肉，火上炙燥，如杏核大一块，细辛根各等分。共为极细末。每用苇管吹鼻中少许，得嚏则活也。

着舌以通心气：治中恶，急心痛，手足厥冷者，顷刻可杀人。看其人唇舌青紫者，及指甲青冷者是。

硝石五钱匕　　雄黄一钱匕

上二味，共为极细末。启病者舌，着散一匕于舌下，少时即定。若有涎出，令病者随涎咽下，必愈。

启喉以通肺气：治过食难化之物，或异品有毒，宿积不消，毒势攻注，心腹痛如刀搅。救误食诸毒，及生冷硬物，宿积不消，心中疼痛方。

赤小豆　　瓜蒂各等分，为散讫，加盐豉少许，共捣为丸。以竹箸启病者齿，温水送入喉中，得大吐即愈。

熨耳以通肾气：治梦魇不寤。

烧热汤二升，入戎盐七合，令烊化已，切葱白十五茎，内汤内。视汤再沸，即将葱取出，捣如泥，以麻布包之，熨病者两耳，令葱气入耳，病者即寤也。灌耳方：救饮水过，小便闭，涓滴不通方：烧热汤一斗，入戎盐一升，葱白十五茎，莫令葱太熟。匀汤指试不太热，即灌耳中。令病者侧卧，下侧以一盆着汤，承耳薰之，少时小便通，立愈。

上五方，救误急之道。若六畜病者，可倍用之。

《辅行诀》传抄本主治异文分类研究

赵怀舟

摘要：《辅行诀脏腑用药法要》一书传抄本的传承特点可以用"一源三歧"四字加以概括。《辅行诀》诸传抄本虽然均始于"敦煌卷子本"同样的源头，但其间异文叠出、取舍迥然。笔者从主治异文现象的对比与总结出发，分析并归纳出它们的形成原因和内容特点。在此基础上按时间先后将《辅行诀》的诸传抄本分类命名为 1965 年传抄本系列、1970 年传抄本系列和 1975 年传抄本系列，并对各传抄本系列的影响和意义略作探讨。

关键词：《辅行诀脏腑用药法要》 分类研究 主治异文考辨 1965 年传抄本系列 1970 年传抄本系列 1975 年传抄本系列

在参与北京中医药大学钱超尘教授领衔完成的《〈辅行诀脏腑用药法要〉传承集》一书的编撰整理过程中，笔者有幸得见保存在河北威县张大昌先生诸弟子手中的《辅行诀脏腑用药法要》（以下简称《辅行诀》）抄本若干。

这些抄本若依大体抄录时间排列，依次为 1964 年（甲辰年）张大昌抄本（简称甲辰本）、1965 年范志良抄本（简称范抄本）、1972 年以前的范志良抄本（简称范别抄本）、1976 年衣之镖抄本（简称衣抄本）、1979 年刘世忠抄本（简称刘抄本，刘世忠本人并非张大昌弟子）、王云亭抄本（简称王抄本，据信此抄本抄录时间在刘抄本之后）以及 1980 年张大昌先生重新抄录的张偓南别抄本（简称张氏别抄本）等。

此外尚知有 1975 年的刘德兴抄本曾经存在，但此次重新整理时未能检得。好在衣抄本较好地保存了刘德兴抄本的主要特征。

由于《辅行诀》原卷子已毁，而现在通行的《辅行诀》诸印刷流通本皆直接或间接地源于张大昌及其弟子们保存的诸传抄本，为了使文章内容在一定程度上显得简单、明快，笔者此处主要讨论诸传抄本的行文特点，文中兼及它们与诸印刷本的大致对应关系，而不对诸印刷本作专门论说。

1 《辅行诀》诸传抄本的抄录时间及文献特征简述

为了对《辅行诀》诸传抄本有一个直观的了解，有必要首先对它们的抄录时间及文献特征等做一简要概述。

（1）甲辰本

是 1964 年之后，王子旭据其父所藏张大昌先生亲笔书写本誊抄的《辅行诀》全文（竖写），该本封面左侧为《辅行诀脏腑用药法要》书名，右上角有"甲辰年"三字。甲辰年指 1964 年，此本包含金石诸方，书法与张大昌先生笔迹接近。该本为张大昌先生亲笔抄本的过录本，具体过录时间不详。

（2）范抄本

指 1965 年范志良大夫据张大昌先生抄写本抄录的《辅行诀》全文（竖写）。该抄本最末一行有范志良大夫所写"一九六五年二月初六夜抄完"12 字。该抄本还有另纸横抄"启喉方（注文）"和"熨耳以通肾气（原文）"两方。

由于笔者得见 1965 年的"范抄本"早于 1964 年"甲辰本"，而"范抄本"与"甲辰本"行文接近。故此，后文中将与"范抄本"、"甲辰本"行文相类似的诸传抄本统称为

"1965 年传抄本系列"。

（3）范别抄本

指 1972 年前范志良大夫据无名氏抄本再抄录的《辅行诀》全文（竖写）。其所据的无名氏抄本亦是由张大昌先生提供，无名氏抄本抄在 16 开格子本背面。张大昌先生曾提及这个本子保留了"先祖别抄本内文五大补泻汤等"内容。且与范志良大夫言："此本与你原抄本有别，如：大补脾汤治'气臌'效果很好。你将这两本抄完，东西就全了。"云云。范别抄本后横行抄录有"三十六脉"随师学习笔记，末行有"七二年本由此本抄录"9 字。

由于范别抄本是 1972 年以前从张大昌先生提供的无名氏抄本抄出的，而无名氏抄本的确切抄出年代失考。为了方便记忆，后文中暂将与"范别抄本"行文相类似的诸传抄本统称为"1970 年传抄本系列"。

（4）衣抄本

指 1976 年 5 月 30 日衣之镖大夫抄录的《辅行诀》全文。衣抄本中有 13 个方剂主治文下有"原本治"、"又"、"另补文"、"补文"、"更文"、"补更文"等字样。这些文字与"范抄本"、"甲辰本"、与马继兴教授整理的《敦煌古医籍考释》[1]、《敦煌医药文献辑校》[2] 大异，而与范别抄本略同。衣抄本据张大昌弟子刘德兴本抄录，刘德兴抄本暂未见。衣抄本在外感天行病诸方之后有大小勾陈汤、大小螣蛇汤四方，方前明确写有"补陶弘景治天行热病二旦六神之方，新增大小四方"，说明此四方系张大昌"新增"之方，非敦煌原卷子所固有。

据信刘德兴抄本是以 1975 年张大昌先生提供的最后一个抄本抄出。由于 1975 年张大昌抄本及刘德兴抄本皆未见，故此，后文中暂将与"衣抄本"正文行文相类似的诸传抄本统称为"1975 年传抄本系列"。

（5）刘抄本

指 1979 年 9 月 13 日刘世忠抄本（其首页有"岁次己未申月"、"脏腑用药法要"、"公元一九七九年九月十三日"3 行毛笔字）。据衣之镖大夫介绍："刘世忠，广宗郴町公社医院医生，从某病人手中得《法要》传抄本。该人非张大昌先生弟子。因王云亭师弟善书法，故请云亭为其抄录一通。后刘又将此本送与云亭。该人现早调离郴町，具体地址不详。该书最后两页补泻汤加减例，原在张大昌先生所作《脉略述》全文之后。"该本在 1979 年 12 月 30 日与其他资料一并装订成《医要抄》一册，以供自我研习。

此抄本不全，属残抄本。从所存前 34 方的主治文来看，刘抄本与范别抄本较为接近，而某些条文行文简洁是其特点。刘抄本阙检录伊尹《汤液经法》方、诸药五味五行互含文、外感天行病方、治中恶卒死方等内容，但有金石诸方药。抄本末附"小汤加减例"。刘抄本所附"小补泻汤加减例"极为整齐有序（除极少数衍夺之条外）小补汤加减例皆 7 条，小泻汤加减例皆 5 条，当是经张大昌先生加工处理而成者。

（6）王抄本

指王云亭抄本，系王云亭先生竖行钢笔抄就。据衣之镖大夫介绍："此本为广宗北郴町村师弟王云亭据师写本所抄录，据云此本抄录时间在刘世忠抄本之后。"此书封皮在《辅行诀脏腑用药法要》之书名右上角有"笔墨千秋"闲章一枚；下有"王云亭印"一枚。此抄本是在"中研本"基础上抄成的。此本既反映了"中研本"的若干特点（比如书前有"说明"；书中不含金石诸方等内容），又体现了张大昌先生增补修正的内容。比如：该抄本在药石七味五行互含（残）之后，录有"张师补"的大小勾陈汤、大小螣蛇汤四方。此四方之后还转录有张大昌先生的一句话："此本是中央医学院校定者，为余诵出。文多错谬，读而细察可也。"（其中"中央医学院"系"中医研究院"之误。）该抄本之末另纸附文抄有"五大补汤"之文，其行文类似范别抄本。

应当特别指出的是，1998年马继兴等主编的《敦煌医药文献辑校》[2]、1999年王淑民编著的《敦煌石窟秘藏医方》[3]二书中收录的《辅行诀》版本（可简称《辑校》本和《秘藏》本）与王云亭抄本形制雷同，皆是在1965年系列传抄本的基础上新增大小勾陈汤、大小螣蛇汤四方而已。

（7）张氏别抄本

指张大昌先生1980年6月重新抄录其祖张偓南先生医方之本，故称别抄本。封题"陶弘景先生五脏法要别集"，毛笔竖行抄就。但其内容仅有五大补汤、疗五劳方和丸药方二首。其中"建中甘草丸"和"大香豉丸"恐非《辅行诀》原卷子所固有。张氏别抄本中五大补汤的主治行文与范别抄本相近、而疗五劳方的药味组成又别成一格是其特点。单从主治行文角度不好对"张氏别抄本"进行归类，因为其中前5方（五大补汤）之主治行文类似1970年传抄本系列，而后5方（疗五劳方）之主治行文又类似1965年传抄本系列。并且因其全部内容仅此十方而已，又不好与1975年传抄本系列相互类比而从属其间。

需要指出的是这部侥幸逃脱文革损失的"张氏别抄本"虽然再次抄成的时间是较为晚近的1980年，但这本《别集》由来已久。前已提及范别抄本中保留了"先祖别抄本"的部分内容，而衣抄本大补肝汤中牡丹皮、旋覆花两味在1976

年 6 月或稍后即由张大昌先生亲笔改为川军和附子，正与当年还未被重新发现的"张氏别抄本"第一方方药组成相同。这些事实足以证明，在张大昌先生的记忆中"张氏别抄本"还是有一席之地的。

2 《辅行诀》主治异文分类研究的必要性和可行性

对诸传抄本异文的讨论无法绕过河北威县中医院衣之镖大夫 2005 年 9 月首次发表于《医论集锦》一书中的"《辅行诀脏腑用药法要》传抄本内容差异原因探析"[4]一文。该文详尽地讨论了诸传抄本"有无金石药部分的差异"、"草木药补泻方主治文和方药组成的差异"（此下分别讨论了 1、更补类文并方抄写的时代背景；2、更补类文并方的作者问题；3、关于张氏别抄本内容的问题）、"关于传抄本中表格的问题"并且着重对"诸传抄本表 4 内容差异的根本原因"第一次给出了较为科学、全面的解释。可以说衣氏此文，对于诸传抄本中的主要差异现象均进行了概括、总结与分析，并得出了令人信服的考辨结果。尤其是 5·8 表的成功制作，更是提供了一把解决《辅行诀》方药组成核心医理问题的金钥匙。

要正面回答关于《辅行诀》"主治异文"研究的必要性和可行性，首先必须明确，正如衣氏所述《辅行诀》诸传抄本存在异文的方面是多种多样的。相对于数目巨大的"金石方药"（总凡 30 方，共约 900 字）和数量较多的"表格"（总凡七至八张表格）甚至是大小勾陈汤、大小螣蛇汤四方的有无来说，"主治异文"的存在显得不那么突出。相对于异常复杂难解且规律性极强的组方用药制度（即衣文所说的草木金石五味五行互含属性对应表、简称"表 4"）来说，主治文的异同又显得相对简单。也许是基于以上两个原因，衣文的确提到了主治异文的存在，他说："草木药补泻方主治文和药物组成的差异……情况盘根错节，试究其因，甚有迷离惝恍之感"[4]，却没有将主要精力放在对主治异文详尽的对比研究上来，而主要是从与之相应诸方的方药组成上来分析其产生的学术背景和历史背景。"主治异文"的确存而又非前人讨论的重点所在，为本文的展开提供了一定的研究空间。这是对《辅行诀》主治异文进行分类研究的必要性所在。

而之所以可以对《辅行诀》诸传抄本主治文进行分类研究，是基于这样一个事实，即诸传抄本有同样一个祖本，这个祖本就是在 1966 年文革时已遭剪毁的敦煌藏经洞卷子本《辅行诀》。1918 年河北威县张广荣（字偓南，1867～1919）购得此敦煌藏经洞卷子，越明年张广荣逝世；此卷子次传其子张阿翢（字耸云，1887～1936）；三传其孙张大昌（字唯静，1926～1995）。由此观之《辅行诀》原卷子在张氏祖孙三代人中完好保存总凡 48 年，以后的诸多抄本正是源于这样一个根。正是因为有同样一个根本的存在，才使得分类研究成为可能。

一言以蔽之，差异性的存在提供了分类研究的必要性；同源性的存在提供了分类研究的可行性。

3 《辅行诀》主治异文的 65、70 及 75 年系列概览

为了便于讨论，笔者将《辅行诀》诸传抄本之间方剂主治文的差异分作三个层次。即 I 漏衍倒误，无意致别；II 关键词句，义理有别；III 行文迥异，明显区别。其中第一个层次（漏衍倒误，无意致别），是指古籍抄本中常见的误钞、

漏钞、衍文、倒置等无意致讹，或者仅仅是一人、一时的传抄习惯所致的异文。若从医理角度讲，我们可以认为Ⅰ类差异，即没有差异。在本文所对比的《辅行诀》诸传抄本前34方的主治行文中，有8条行文属于此类，它们是第1、2、5、6、7、8、17、26等条，其中第7方小补心汤条文1965年与1970年传抄本系列的主要抄本之间主治行文几乎无一字之异。虽然此8条主治行文在两种系列传抄本中几乎没有任何区别。但是为了称说方便，若是晚出抄本（特指1975年系列传抄本）中有此8条，暂将其视为具有1970年传抄本系列文之特征来处理；其中第二个层次（关键词句，义理有别），是指异文虽然也仅仅体现在一些专有名词或一两个短句的有无和/或位置的变化上，但明显与医理相涉（小而言之仅是某方主治范围或证候的选择变化，大而言之则是某种医学理论或概念的或隐或现）。这种异文最易忽视，因为某些时候这种"异文"与"原本"在表面上观察差别不大，但究其实则属于文理相近而医理有别的情形；其中第三个层次（行文迥异，明显区别），是整句风格的不同，无论从表面的文理和深层的医理上都与原本有较大差别。这种异文是最容易辨别的。衣抄本中的13处有明显标志的"更补类文"无一例外均属此类。当然《辅行诀》诸抄本的行文之间，这三种层次的差别是穿插互现的。这种现象的存在，似乎提示不同类型的"异文"（批改、小注）在原卷子的书写空间上也是参差互现的。

笔者拟以大致的抄录时间为标志将现传《辅行诀》诸抄本分别称作1965年、1970年和1975年三个传抄本系列。但在本节主要讨论1965年与1970年系列，对于1975年传抄本系列仅是顺带提及。不详论1975年传抄本系列，是基于这样两个事实：一、笔者并未得见 1975 年张大昌先生抄录的《辅行诀》抄本，只是通过辗转反映其形制特点的衣抄本进行初步讨论，不大可能十分细致与周到；二、就现有资料分析，1975 年系列传抄本在主治文层面的特点不是有更新的异文出现，而是不同章节的不同选择。有些章节与 1965 年传抄本系列雷同，有些部分与 1970 年传抄本系列近似。换言之，在主治文层面，我们可以将 1975 年系列传抄本进行必要的分解，以便于对比研究、分类解说。

因为《辅行诀》诸传抄本种类繁多，所以具体异文的搜集是较为困难的，据笔者粗略考察，"主治异文"主要集中在《辅行诀》的五脏补泻诸方、救诸病误治方及救诸劳损病方中。而金石药诸方、外感天行病方及治中恶卒死方中基本上不存在明显的主治异文。换言之，主要的主治异文出现在《辅行诀》的前 34 首方剂之中，为了讨论方便，笔者将各本主治异文依次列表附于文末，供大家作为继续发掘、研究之参照。

现分别对上述三类传抄本系列的形成、特点及影响、流传做一简要分析：

（1）1965 年传抄本系列概览

甲辰本、范抄本和王抄本的正文部分属于该系列。该系列抄出最早，影响深远。由于多数公开出版物的行文以该传抄本系列为主，所以其具体行文为广大读者所熟知，此不多言。其间值得申言考辨的是王抄本，王抄本的正文部分是由（1975 年？）"中研本"抄出的，而"中研本"又是在所谓的甲、乙二本基础上加以整合校订成功的（具体考证另详它文），同样 1988 年的《考释》本也是在甲、乙二本的基础上重新整合校订成功的。因此，只要略作引申则可知：所谓甲本、乙本、中研本、《考释》本从主治行文特点上考量，皆可归于1965年传抄本系列。

虽然马继兴在《辑校》本《辅行诀脏腑用药法要佚书［张偓南旧藏］·题解》中提到了甲本、乙本之外的另一个传抄本丙本，所谓"在此过程中又获见了张氏传人的另外两种钞本（简称为乙本、丙本）。"[2]，但是通览《辑校》本全书之内容，实即在"中研"本的基础上新增了大小勾陈汤、大小螣蛇汤四方而已。因此，笔者认为1991年8月王淑民、陶广正二先生采访张大昌先生时得见的所谓"丙本"，也许正是王抄本的底本，所谓"师写本"——即另纸抄录有张大昌新增大小勾陈汤、大小螣蛇汤四方的"中研"本（如果这种推测属实，则"丙本"是否还可以单独称作一种严格意义上的"抄本"还是可以继续讨论的），当然这册中研院油印本中包含有张大昌先生未知程度若何的修订与加工是必然的。

（2）1970年传抄本系列概览

范别抄本、衣抄本的补文、王抄本的附文以及行文简洁的刘抄本均属于该系列。其特点是大量主治异文的引入，其中"草木五大补汤"多引"张氏别抄本"的内容；而"救诸劳损病方"主治文更趋简洁，而与"张氏别抄本"及1965年传抄本略不同（"张氏别抄本"在"救诸劳损五方"中与1965年传抄本系列的主要不同点在方药组成上，而不在主治行文上）。

此外从主治行文角度分析，《经法述义》[5]一书中所收载的《辅行诀》文本（简称为《述义》本）亦属于1970年传抄本系列。虽然《述义》本在订正成文的过程中不但参考了"范别抄本"，而且参考了刘德兴抄本、衣抄本、王抄本乃至《考释》本，但其主体行文却更加类似范别抄本，因此有理由将该本亦归属于 1970 年系列。

我们已知敦煌藏经洞《辅行诀》原卷子本中许多小字注文存焉，从张大昌先生二番献书皆以 1965 年传抄本系列为主的做法来看，我们有理由认为 1965 年传抄本系列主要反映了原卷子本的正文部分，而 1970 年传抄本系列则更多地反映了原卷子本的小字注文部分。当然由于原卷子的毁亡已久，难免存在由于不同的时代及个人因素所形成的选择上的差异。

（3）1975 年传抄本系列概览

1975 年刘德兴抄本（未见）及 1976 年衣抄本的正文部分属于该系列。其特点是在主治文的选择上体现了更多的灵活性：在做过对比的前 34 首方剂的主治条文中有 15 条采用了 1965 年传抄本系列的条文（他们是第 4、11、12、13、14、15、16、19、20、23、24、25、27、28、29 等条）；有 19 条采用了 1970 年传抄本系列的条文（他们是第 1、2、3、5、6、7、8、9、10、17、18、21、22、26、30、31、32、33、34 等条）。这是将前已论及的第 1、2、5、6、7、8、17、26 等 8 条与 1965 年传抄本系列条文无别的条文视为 1970 年传抄本系列文的统计结果，若除去这 8 条则衣抄本中采用 1970 年传抄本系列主治文的条数将下降为 11 条。从 1975 年传抄本系列中开始出现张大昌先生新增的大小勾陈汤、大小腾蛇汤四方。

若将这种版本交织、条文互现的情形与张大昌先生新增四方于其间的做法合而观之，可以得出如下的结论：即张大昌先生为了最大限度地追求医之道统心法，而在 1965 年和 1970 年两个传抄本系列的条文之间徘徊抉择、苦苦求索的同时，还基于自己数十年的思索与实践进行了踵饰增华、补方全法的努力。需要强调的是在原始的手稿本中，张大昌先生所增的案语或是小字，或在书眉，或有明确标志，是可以与原文区别的；张大昌新增的大小勾陈汤、大小螣蛇汤四方在原始底本中也有明确的"补方"标志，在相关材料中张大昌先生甚至直接说明其方从何处补辑而来。因此，从现有资料判断，我们不否认《辅行诀》诸传抄本中可能存在着张大昌或其先人的部分见解或修正之处，但《辅行诀》原卷子本的大体框架结构和主旨行文，张大昌先生是很注意原样维护的。绝不能因为有"主治异文"和大小勾陈汤、大小螣蛇汤四方的存在而轻易否定全书之真实可靠性。笔者倾向于认为1965年和1970年传抄本系列行文的初始状态，在敦煌藏经洞原卷子本中已有所体现，并且极有可能正是通过正文与小注两种形式加以表达的。当然这一点需要请见过原卷子的专家学者加以解说与修正。

需要指出的是衣抄本中不但存在着一套完整的正文系统，而且其中凡是采用1965年传抄本系列条文（1、2、5、6、7、8、17、26等8条除外）的主治文之下，还存在着由"原本治"、"又"、"补文"、"另补文"、"更文"、"补更文"的字样引导的"补文系统"（衣之镖先生称之为"更补类文"）。其中"原本治"引导的是第4条；"又"引导的是第11条；"补文"引导的是第14、16、20条；"另补文"引导的是第12、13、19条；"更文"引导的是第23、24条；"补更文"引导的是第27、28、29等条。此外，第15条虽无"更补类文"标志却有补文；第25条采用了1965年传抄本系列的主治行文，却未以"更补类文"的形式指出与其相应的1970年传抄本系列的主治行文。以上两处的小小脱失，当是1975年刘德兴先生对比诸本抄校订稿之时的偶然疏漏。

因此，衣抄本中有明确标志的"更补类文"凡 13 条；若加上脱失明确标志的第 15 条，则"更补类文"有 14 条之实数；若补全遗漏的第 25 条之"更补类文"，衣抄本"补文系统"当有 15 条"更补类文"。"更补类文"反映的是 1970 年传抄本系统的主治行文特征。

小　结

从上述 34 张表格所示的 34 条主治异文的分类对比中，我们可以约略看出《辅行诀》主治异文所呈现的一些规律性，那就是：不同传抄本系列之间主治文的行文一般来说是有区别的，而同一传抄系列之间主治文的行文却是相同或相近的。正是这一规律性的存在，不但使我们有可能通过《辅行诀》的早期抄录时间来命名不同的传抄本系列，而且可以进一步设想，如果今后得见其他传抄本，我们也可以根据其内容特点，来大体推定其（底本之）抄录时间。

另外，从三类主治文差异的分布情况的横向比较中，我们也可以体会出《辅行诀》原卷子的一些基本特征。前已两次提及的 I 类（漏衍倒误，无意致别）条文第 1、2、5、6、7、8、17、26 等 8 条各本差别不大，换言之这 8 条条文的稳定性较强。而从其中连号的 5、6、7、8 中，我们可以进一步得出《辅行诀》中"辨心脏病证文并方"的条文稳定性最强的结论。同理：

《辅行诀》中差异最大的 III 类（行文迥异，明显区别）条文第 3、4、11、12、13、14、15、16、19、20、23、24、25、27、28、29 等，共 16 条。从其中连号的 13、14、15、16 中，我们可以进一步得出《辅行诀》中"辨脾脏病证文并方"的条文稳定性最差（其间批注最为密集）的结论。结合版本特征我们可以进一步印证：第 4、12、16、20、24 等五大补汤的条文皆在此类，这为五大补汤被单独拔出列入《别集》（"张氏别抄本"）找到一些异文密集的统计学证据。此外，除了第 26 条救误用清下的泻心汤各本行文基本雷同以外，"救诸病误治方"的第 25、27、28、29 等条行文迥别也是一个值得留意的现象。

《辅行诀》中的 Ⅱ 类（关键词句，义理有别）条文，第 9、10、18、21、22、30、31、32、33、34 等，共 10 条。从其中连号的 30、31、32、33、34 中，我们也可体会出"疗诸劳损病方"出现在"张氏别抄本"中的部分原因。

这种基于主治异文分析的条文分类横向对比，让我们对《辅行诀》的藏经洞原卷子本的形制特点（主要指小注的集中趋势和出现位置）有了更加形象的了解。同时对"张氏别抄本"的形成原因和存在理由有了初步的认识。当然《辅行诀》主治异文分类研究更为直接的作用或意义，当是让我们在总结出《辅行诀》诸传抄本基本特点的基础上，能够更加深刻地理解《辅行诀》诸排印本的基本特点。从而有助于我们从更加宏观的角度上把握此书的基本结构。现将《辅行诀》诸本特点再次总结梳理如下：

以上三种在张大昌及其弟子间传抄的《辅行诀》系列文件（张氏别抄本除外）的共同特点是：

第一，包含金石方药的内容（约 900 字）；

第二，除甲辰本而外，多数抄本中有后人加工提炼的相关方药之表格（少则二三张，多则六七张）；

第三，据行文内容可以把诸传抄本分为 1965 年、1970 年和 1975 年传抄本系列三大类（而这种分法又似乎与"张氏别抄本"的存在有着不解之缘）；

第四，1975 年以后的传抄本中开始出现张大昌先生新增的大小勾陈汤、大小螣蛇汤四方。

而公开发行的《辅行诀》诸本（《述义》本除外），如：中研本、《考释》本、《辑校》本、《秘藏》本等，也具备一些共同的特点：

第一，无金石方药的内容；

第二，无后人加工提炼的相关方药之表格；

第三，主体行文均是 1965 年传抄本系列（简言之，主体行文中未引入"张氏别抄本"的主治与方药内容）；

第四，早期的本子（如中研本、《考释》本）无张大昌新增大小勾陈汤、大小螣蛇汤四方，稍后的本子（如《辑校》本、《秘藏》本）增补了大小勾陈汤、大小螣蛇汤四方。

而由钱超尘教授领衔完成的此次《辅行诀》研究，虽亦以 1965 年传抄本系列文本为主，却完整地附录了包括"张氏别抄本"在内的几乎全部传抄本内容，从文献搜采的角度来看这是一个重大的突破。而"张氏别抄本"是 1980 年前后衣之镖先生在张大昌先生家窗台上的故纸堆里发现的《五大补汤别集》，它本是其先师张大昌先生早年据张偓南先生抄本写的，为防止再次遗散由张大昌先生于同年 6 月再次抄出，命衣之镖先生密存者。"张氏别抄本"的存在对于理解 1970 年传抄本系列有大量异文涌现的事实有很大的启迪作用。我们无法想象多数异文的突然呈现皆是无源之水，无本之木。衣文言："（张氏别抄本内容）属更补类文并方，在原卷中当是亦以小字注形式出现。"[4]，笔者个人对这一推测表示赞同，并且进一步猜测正是由于对小字注文选择取舍的不同，才出现了该本前 5 方"五大补汤"主治行文与 1970 年传抄本系列雷同，而后 5 方"疗五劳方"主治行文与 1965

年传抄本系列近似的参差互见的现象。但这种参差互现当与1975年传抄本系列为了追求医理的融通而出现的在更大范围的版本特征交织互现有所不同。

在此，笔者对于衣之镖先生不吝献出这部举足轻重的"张氏别抄本"，表示衷心的感谢！

最后需要强调的是：主治异文与方药组成是《辅行诀》一书中的两个相互有机联系的重要方面，不应人为割裂之，只是为了研究、称说的方便笔者与前引衣文才互有详略。衣文中曾经说过："以5·8表与诸本表4对照可见范抄本、范别抄本、衣抄本中，草木与金石药对应情况及五行互含位次均无误者，依次为9、14、13个药对，可证范抄本虽抄写时间较早，但误处最多，范别抄本和衣抄本抄写时间较晚，却接近陶氏原作处较多，这应是藏经洞本中别本的作者研究《法要》的功效。"[4]衣文中以方药组成为核心研究对象所提及的"范抄本、范别抄本、衣抄本"三本，恰是1965年、1970年、1975年系列抄本的典型代表。这也是本文类分《辅行诀》诸传抄本的文献依据之一。

参考文献

[1] 马继兴. 敦煌古医籍考释. 南昌：江西科学技术出版社，1988：116～137

[2] 马继兴，王淑民，陶广正，樊正伦. 敦煌医药文献辑校. 南京：江苏古籍出版社，1998：171～195

[3] 王淑民. 敦煌石窟秘藏医方——曾经散失海外的中医古方. 北京：北京医科大学中国协和医科大学联合出版社，1999：1～28

[4] 陶广正，柳长华. 中华中医药学会第八届中医药文献学术研讨会论文集·医论集锦. 北京：中华中医药学会医史文献分会，2005：100～117

[5] 张大昌撰. 经法述义. 河北：威县卫生局、威县中医学会编印，1995：260～284

附：《辅行诀》主治异文系列表1~表34

表1　小泻肝汤诸传抄本主治异同

<table>
<tr><td colspan="3">[1] 小泻肝汤诸传抄本主治异同（Ⅰ漏衍倒误，无意致别）</td></tr>
<tr><td rowspan="3">六五年系列</td><td>甲辰本</td><td>小泻肝汤：治肝实，两胁下痛，痛引少腹迫急，时干呕者方。</td></tr>
<tr><td>范抄本</td><td>小泻肝汤：治肝实，两胁下痛，痛引少腹迫急，时干呕者方。</td></tr>
<tr><td>王抄本</td><td>小泻肝汤：治肝实病，两胁下痛，痛引少腹迫急（当有干呕二字）者方。</td></tr>
<tr><td rowspan="3">七〇年系列</td><td>范别抄本</td><td>小泻肝汤：治肝实，两胁下痛，痛引少腹迫急，时多怒，干呕者方。</td></tr>
<tr><td>75衣抄本</td><td>小泻肝汤：治两胁下痛，痛引少腹，时多怒者方。少腹急迫者，当有干呕。</td></tr>
<tr><td>刘抄本</td><td>泻肝汤：治两胁下痛，痛引少腹（急迫干呕），时多怒者方。</td></tr>
<tr><td>备注</td><td colspan="2">衣抄本的抄成时间虽然是1976年5月30日，但衣抄本是1975年传抄本系列的典型代表，故此表中将衣抄本正文皆标作"75衣抄本"，下同。</td></tr>
</table>

表2　大泻肝汤诸传抄本主治异同

<table>
<tr><td colspan="3">[2] 大泻肝汤诸传抄本主治异同（Ⅰ漏衍倒误，无意致别）</td></tr>
<tr><td rowspan="3">六五年系列</td><td>甲辰本</td><td>大泻肝汤：治头痛目赤，时多恚怒，胁下支满而痛，痛连少腹，迫急无奈者方。</td></tr>
<tr><td>范抄本</td><td>大泻肝汤：治头痛目赤，多恚怒，胁下支满而痛，痛连少腹，迫急无奈者方。</td></tr>
<tr><td>王抄本</td><td>大泻肝汤：治头痛目赤，多恚怒，胁下支满而痛，痛连少腹，迫急无奈方。</td></tr>
<tr><td rowspan="3">七〇年系列</td><td>范别抄本</td><td>大泻肝汤：治头痛目赤，时多恚怒，胁下支满而痛，痛连少腹，迫急无奈者方。</td></tr>
<tr><td>75衣抄本</td><td>大泻肝汤：治头疼目赤，胁下支满，痛连及少腹，急迫不可奈者方。</td></tr>
<tr><td>刘抄本</td><td>大泻肝汤：治头痛目赤，胁下支满而疼痛，痛连少腹，急迫不可奈者方。</td></tr>
</table>

表3 小补肝汤诸传抄本主治异同

		[3] 小补肝汤诸传抄本主治异同（Ⅲ行文迥异，明显区别）
六五年系列	甲辰本	小补肝汤：治心中恐疑，时多恶梦，气上冲心，越汗出，头目眩晕者方。
	范抄本	小补肝汤：治心中恐疑，时多恶梦，气上冲心，越汗出，头目眩晕者方。
	王抄本	小补肝汤：治心中恐疑，时多恶梦，气上冲心，越汗出，头目眩晕（运）者方。
七〇年系列	范别抄本	小补肝汤：治忧疑不安，时多恶梦，气上冲心，汗出，遍身无力，头目眩晕者方。
	75衣抄本	小补肝汤：治忧疑不安，头目眩晕，时多恶梦，气上冲心，汗出，遍身无力者方。
	刘抄本	补肝汤：治忧疑不安，头目胸眩，遍身无力者方。
备注		按：刘抄本后经人改动删去"胸"字，并在"眩"字右侧补出"晕，时多恶梦，气上冲心，汗出"十一字。如此改动则与衣抄本同。刘本主治条文多见后人批改增润处，若增补之文较多，以备注按语形式说明，若系少量字词之增补以楷体括号示之。

表4 大补肝汤诸传抄本主治异同

		[4] 大补肝汤诸传抄本主治异同（Ⅲ行文迥异，明显区别）
六五年系列	甲辰本	大补肝汤：治肝气虚，其人恐惧不安，气自少腹上冲咽，呃声不止，头目苦眩，不能坐起，汗出心悸，干呕不能食，脉弱而结者方。
	范抄本	大补肝汤：治肝气虚，其人恐惧不安，气自少腹上冲咽，呃声不止，头目苦眩，不能坐起，汗出心悸，干呕不能食，脉细而结者方。
	75衣抄本	大补肝汤：（原本）治肝气虚，其人恐惧不安，气自少腹上冲咽，呃声不止，头目苦眩，不能坐起，汗出心悸，干呕不能食，脉弱而结者方。
	王抄本	大补肝汤：治肝气虚，其人恐惧不安，气自少腹上冲咽，呃声不止，头目苦眩，不能坐起，汗出心悸，干呕不能食，脉弱而结者方。

附录五 《辅行诀》传抄本主治异文分类研究

		[4] 大补肝汤诸传抄本主治异同（Ⅲ行文迥异，明显区别）
七〇年系列	张氏别抄本	大补肝汤：治凤曾跌仆，内有瘀血，或缘久劳，精气衰少，倦殆乏力，常自惊恐，眠息不安，头目眩运，时多呕吐，此名痹厥者方。
	范别抄本	大补肝汤：治凤曾跌仆，内有瘀血，或缘久劳，精血内虚，神疲肢缓，身时浮肿，心悸，汗出，气自少腹上冲咽，胸胁苦满，多淡饮，干呕，不能食，头目眩晕，不能坐起者方。
	衣抄本补文	大补肝汤：治凤曾跌仆，内有瘀血，或缘久劳，精血内虚，神疲肢无力，时心悸，气短，汗出，多淡饮，呕吐。头目眩晕，不能坐起，此名厥痹。按，当有身时浮肿。
	刘抄本	大补肝汤：治凤曾跌仆，内有瘀血，或缘久劳，精血内虚，神疲肢缓，气自少腹冲至咽，胸胁苦满，多淡饮，呕吐，头目眩运（不能坐起），此名厥痹。（时心悸短气汗出）
	王抄本附文	大补肝汤：治曾跌仆，内有瘀血，或缘久劳，精血虚疲，羸瘦，乏气，心中疑预恐畏，神魂不安之方。
备注		1. 衣抄本本条作"治凤曾跌仆……"下有："原本：治肝气虚……"之注，故定"治凤曾跌仆"云云为补文，"治肝气虚"云云为正文，如表中所示。衣抄本中明确标志的"更补类文"凡13条，此乃13条中的第1条，用"补文13—1"示之，下仿此。 2. 王抄本之末附抄有"五大补汤"的异文，与"张氏别抄本"雷同，体现着1970年传抄本系列的特征，表中用"王抄本附文"示之。

表5　小泻心汤诸传抄本主治异同

		[5] 小泻心汤诸传抄本主治异同（Ⅰ漏衍倒误，无意致别）
六五年系列	甲辰本	小泻心汤：治心中卒急痛，胁下支满，气逆攻膺背肩胛间，不可饮食，食之反笃者方。
	范抄本	小泻心汤：治心中卒急痛，胁下支满，气逆攻膺背肩胛间，不可饮食，食之反笃者方。
	王抄本	小泻心汤：治心中卒急痛，胁下支满，气逆攻膺背肩胛间，不可饮食，饮食反笃者方。
七〇年系列	范别抄本	小泻心汤：治卒得心痛，肋下支满，气逆攻膺背肩胛间，不可饮食，食之反笃者方。
	75衣抄本	小泻心汤：治卒得心疼，胸胁支攻，胁下支满，气逆攻胸背肩胛间，不可饮食，食之反笃方。
	刘抄本	泻心汤：治卒得心痛，胸胁支攻，连及肩胛者方。
备注		按：刘抄本本条行文简洁。

表6 大泻心汤诸传抄本主治异同

<table>
<tr><td colspan="3">[6] 大泻心汤诸传抄本主治异同（Ⅰ漏衍倒误，无意致别）</td></tr>
<tr><td rowspan="3">六五年系列</td><td>甲辰本</td><td>大泻心汤：治暴得心腹痛，痛如刀刺，欲吐不吐，欲下不下，心中懊憹，胁背胸支满，迫急不可奈者方。</td></tr>
<tr><td>范抄本</td><td>大泻心汤：治暴得心腹痛，痛如刀刺，欲吐不吐，欲下不下，心中懊憹，胁背胸支满，迫急不可奈者方。</td></tr>
<tr><td>王抄本</td><td>大泻心汤：治暴得心腹痛，痛如刀刺，欲吐不吐，欲下不下，心中懊憹，胁背胸支满，腹中迫急不可奈者方。</td></tr>
<tr><td rowspan="3">七〇年系列</td><td>范别抄本</td><td>大泻心汤：治暴得心腹痛，痛如刀刺，欲吐不吐，欲下不下，心中懊憹，胁背胸支满，迫急不可奈者方。</td></tr>
<tr><td>75衣抄本</td><td>大泻心汤：治暴得心腹疼，痛如刀刺，欲吐不吐，欲下不下，心中懊憹，胁背膺胸支满，迫急不可奈者方。</td></tr>
<tr><td>刘抄本</td><td>大泻心汤：治暴得心痛，痛如刀刺，胸腹满迫，不可奈者方。</td></tr>
<tr><td>备注</td><td colspan="2">按：刘抄本本条行文简洁。刘抄本"胸腹满"下经人以双行小注的形式在句末补出："欲吐不吐，欲下不下，心中懊憹，胁背膺胸支"等数字。刘抄本主治文行文较为简洁，但每有他人增补之处，此其例也。</td></tr>
</table>

表7 小补心汤诸传抄本主治异同

<table>
<tr><td colspan="3">[7] 小补心汤诸传抄本主治异同（Ⅰ漏衍倒误，无意致别）</td></tr>
<tr><td rowspan="3">六五年系列</td><td>甲辰本</td><td>小补心汤：治胸痹不得卧，心痛彻背，背痛彻心者方。</td></tr>
<tr><td>范抄本</td><td>小补心汤：治胸痹不得卧，心痛彻背，背痛彻心者方。</td></tr>
<tr><td>王抄本</td><td>小补心汤：治胸痹不得卧，心痛彻背，背痛彻心方。</td></tr>
<tr><td rowspan="3">七〇年系列</td><td>范别抄本</td><td>小补心汤：治胸痹不得卧，心痛彻背，背痛彻心者方。</td></tr>
<tr><td>75衣抄本</td><td>小补心汤：治胸痹不得卧，心痛彻背，背疼彻心者方。</td></tr>
<tr><td>刘抄本</td><td>补心汤：治胸痹（不得卧），心痛彻背，背痛彻心者方。</td></tr>
</table>

表8 大补心汤诸传抄本主治异同

		[8] 大补心汤诸传抄本主治异同（Ⅰ漏衍倒误，无意致别）
六五年系列	甲辰本	大补心汤：治胸痹，心中痞满，气结在胸，胁下逆抢心，心痛无奈者方。
	范抄本	大补心汤：治胸痹，心中痞满，气结在胸，时从胁下逆抢心，心痛无奈者方。
	王抄本	大补心汤：治胸痹，心中痞满，气结在胸，时时从胁下逆抢心，心痛无奈方。
七〇年系列	范别抄本	大补心汤：治胸痹，心中痞满，气结在胸，时从胁下逆抢心，心痛无奈方。
	75衣抄本	大补心汤：治胸痹，心中痞坚，气结在胸，胸中满，时时从胁下逆抢心，心痛无奈者方。
	刘抄本	大补心汤：治胸痹，心中痞坚，气结于胸，胸中满，胁下逆抢心（心痛无奈）者方。

表9 小泻心（胞）汤诸传抄本主治异同

		[9] 小泻心（胞）汤诸传抄本主治异同（Ⅱ关键词句，义理有别）
六五年系列	甲辰本	小泻心汤：治胸胁支满，心中跳动不安，吐血衄血者方。
	范抄本	小泻心汤：治心气不足，吐血衄血，心中跳动不安者方。
	王抄本	小泻心汤：治胸胁支满，心中跳动不安者方。
七〇年系列	范别抄本	小泻心汤：治心气不定，心中跳动不安，吐血衄血。
	75衣抄本	小泻心汤：治心气不定，吐血衄血者。
	刘抄本	泻心汤方：治心气不定，吐血衄血者。
备注		《金匮要略?惊悸吐衄下血胸满瘀血病脉证治第十六》曰："心气不足，吐血、衄血，泻心汤主之。"对比诸传抄本，我们可以看到该条条文内容在《金匮》"心气不足，吐血衄血"与"胸胁支满，心中跳动不安"之间游移。这种情况说明《辅行诀》行文的确存在后人有意改写之处，这种改写可能是以小注形式附于正文旁边。而再行抄录者，每每因取舍不同而出现异文。

表10 大泻心（胞）汤诸传抄本主治异同

		[10] 大泻心（胞）汤诸传抄本主治异同（Ⅱ关键词句，义理有别）
六五年系列	甲辰本	大泻心汤：治心中怔忡不安，胸膺痞满，口中苦，舌上生疮，面赤如新妆，或吐血、衄血、下血者方。
	范抄本	大泻心汤：治心中怔忡不安，胸膺痞满，口中苦，舌上生疮，面赤如新妆，或吐血、衄血、下血者方。
	王抄本	大泻心汤：治心中冲怔不安，胸膺痞满，口中苦，舌上生疮，面赤如新妆，或吐血、衄血、下血者方。
七〇年系列	范别抄本	大泻心汤：治心中怔忡不安，时或哭笑，胸中痞满，心中澹澹大动，口舌生疮，面黄目赤，或吐血、衄血。
	75衣抄本	大泻心汤：治心中怔忡不定，烦乱不安，时或哭笑，胸中痞满，心中澹澹大动，若车马惊，口舌生疮，面赤目黄，时吐衄血者方。按：此为内风的方。（此条"赤"、"黄"二字易位，系衣之镖改订的结果）
	刘抄本	大泻心汤：治心中怔忡不定，烦乱不安，时或哭笑，胸中满，心下痞，或吐衄血出者方。（此方上有眉批："此为内风的方"）
备注		1. 刘抄本"胸中满，心下痞"被人改作"胸中痞满，心中澹澹大动，若车马惊，口舌生疮，面黄目赤"数字。 2. 衣抄本中衣之镖标注曰："按：'此为内风的方'为先师所按。"同理刘抄本中相同的六字眉批亦当为张大昌所出。由此观之，张大昌先生虽有按语夹置诸传抄本间，但尚可辨而别之。

表11 小补心（胞）汤诸传抄本主治文异同

		[11] 小补心（胞）汤诸本主治异同（Ⅲ行文迥异，明显区别）
六五年系列	甲辰本	小补心汤：治血气虚少，心中动悸，时悲泣，烦燥，汗出，气噎，脉结者方。
	范抄本	小补心汤：治血气虚少，心中动悸，时悲泣，烦躁，汗出，气噎，脉结者方。
	75衣抄本	小补心汤：治血气虚少，心中动悸，时悲泣，烦燥，汗出，噎气，脉结者。
	王抄本	小补心汤：治气血虚少，心中动悸，时悲泣，烦燥（躁），汗自出，气噎，不欲食，脉时结者方。
七〇年系列	范别抄本	小补心汤：治心虚，血气停滞，胸中烦满，时噎气出，时悲泣，心中动悸者方。
	衣抄本补文	小补心汤：又心虚，血气停滞，胸中烦满，时噎气出者方。
	刘抄本	补心汤：治心虚，血气停滞，胸中烦满，时噎气出者方。
备注		此衣抄本"补文13-2"。

表12　大补心（胞）汤诸传抄本主治文异同

		[12] 大补心（胞）汤诸传抄本主治文异同（Ⅲ行文迥异，明显区别）
六五年系列	甲辰本	大补心汤：治心中虚烦，懊憹不安，怔忡如车马惊，饮食无味，乾呕气噫，时或多唾，其人脉结而微者方。
	范抄本	大补心汤：治心中虚烦，懊忦不安，怔忡如车马惊，饮食无味，干呕气噫，时或多唾，其人脉结而微者方。
	75衣抄本	大补心汤：治心中虚烦，懊憹不安，怔忡如车惊，饮食无味，干呕气噫，时或多唾涎，其人脉结而微者。
	王抄本	大补心汤：治心中虚烦，懊憹不安，怔忡如车马惊，饮食无味，干呕气噫，时或多唾涎，其人脉结而微者方。
七〇年系列	张氏别抄本	大补心汤：治心虚，气血罷滞，胸中烦懑，时噫气出，舌上苔如灰酶，口中气如败卵，多悲泣，如中鬼神，凄然不安者方。
	范别抄本	大补心汤：治心虚，气血滞痹，胸中烦满，心悸不安，咽中噫塞，脉结，汗出，痞满不食。时眩仆，失溺者方。
	衣抄本补文	大补心汤：另补文：治心虚，气血滞痹，胸中烦满，时噫气出，口中干，舌上苔如灰酶，气惄惄，神清（情）不安者方。
	刘抄本	大补心汤：治心虚，气血滞痹，咽中噎塞，胸中支满，脉结汗出，心悸不安，痞满不能饮食，时胸仆失溺者方。
	王抄本附文	大补心汤：治心气不足，动悸不安，头目眩，如乘舟船中，时发晕仆而暴死，此名内风，为之大厥。
备注		此衣抄本"补文13—3"。

表13　小泻脾汤诸传抄本主治异同

		[13] 小泻脾汤诸传抄本主治异同（Ⅲ行文迥异，明显区别）
六五年系列	甲辰本	小泻脾汤：治脾气实，下利清谷，里寒外热，腹冷，脉微者方。
	范抄本	小泻脾汤：治脾气实，下利清谷，里寒外热，腹冷，脉微者方。
	75衣抄本	小泻脾汤：治脾气实，下利清谷，里寒外热，身肢冷，脉微者。
	王抄本	小泻脾汤：治脾气实，下利清谷，里寒外热，肢冷，脉微者方。（右批）后改为：治一身沉重，肌肉时痛，足痿无力，心烦不安。
七〇年系列	范别抄本	小泻脾方：治脾气实，身重不胜，四肢挛急而冷者方。
	衣抄本补文	小泻脾方：另补文：脾气实，身重不腾，四肢挛急而冷者。此脾气不行之故。
	刘抄本	泻脾方：治脾气实，身重不胜，四肢挛急而冷者。此脾气不行之故。
备注		此衣抄本"补文13—4"。

表14 大泻脾汤诸传抄本主治异同

		[14] 大泻脾汤诸传抄本主治异同（Ⅲ行文迥异，明显区别）
六五年系列	甲辰本	大泻脾汤：治腹中胀满，乾呕，不能食，欲利不得，或下利不止者方。
	范抄本	大泻脾汤：治腹中胀满，干呕，不能食，欲利不得，或下利不止者方。
	75衣抄本	大泻脾汤：治腹中胀满，干呕，不能食，欲利不得，或下利不止者。
	王抄本	大泻脾汤：治腹中胀满，干呕，不能食，欲利不得，或下利不止者方。
七〇年系列	范别抄本	大泻脾汤：治脾气不行，善饥而食，食而不下，心下痞，胁下支满，四肢拘急者方。
	衣抄本补文	大泻脾汤：补文：治脾气不行，饥而食，心下痞，胁下支满，四肢拘急者。
	刘抄本	大泻脾汤：治脾气不行，善饥而食，食已不下，痞，胁下支满，四肢拘急者方。
备注		此衣抄本"补文13－5"。

表15 小补脾汤诸传抄本主治异同

		[15] 小补脾汤诸传抄本主治异同（Ⅲ行文迥异，明显区别）
六五年系列	甲辰本	小补脾汤：治饮食不化，时自吐利，吐利已，心中苦饥。或心下痞满，脉微，无力，身重，足痿，善转筋者方。
	范抄本	小补脾汤：治饮食不化，时自吐利，吐利已，心中苦饥。或心下痞满，脉微，无力，身重，足痿，善转筋者方。
	衣抄本	小补脾汤：治饮食不化，呕利并作，痞满脉微者。（心腹胀满，饮食不化，时作吐利。）
	王抄本	小补脾汤：治饮食不消，时自吐利，吐利已，心中苦饥。无力，身重，足萎，善转筋者方。
七〇年系列	范别抄本	小补脾汤：治胸腹胀满，饮食不化，呕利并作，脉微者方。
	衣抄本补文	（小补脾汤：心腹胀满，饮食不化，时作吐利。）
	刘抄本	补脾汤：治心腹胀满，饮食不化，时作吐利者方。
备注		衣抄本此处未提示"更补类文"的标志，但其后半部分行文（笔者加括号以示）却与1965年传抄本系列不同，而近似于1970年传抄本系列。此文虽未具"更补类文"之名，却具其实，故此本表在"补文"中再见之。

表16 大补脾汤诸传抄本主治异同

		[16] 大补脾汤诸传抄本主治异同（Ⅲ行文迥异，明显区别）
六五年系列	甲辰本	大补脾汤：治脾气大疲，饮食不化，呕吐下利，其人枯瘦如柴，立不可转动，口中苦干渴，汗出，气急，脉微而时结者方。
	范抄本	大补脾汤：治脾气大疲，饮食不化，呕吐下利，其人枯瘦如柴，立不可动转，口中苦干渴，汗出，气急，脉微而时结者方。
	75衣抄本	大补脾汤方：治饮食不化，呕吐下利，口中苦，干渴汗出，气微脉微而结。
	王抄本	大补脾汤：治饮食不消，时自吐利，其人枯瘦如柴，立不可动转，口中苦干渴，汗出，气急，脉微而结者方。
七〇年系列	张氏别抄本	大补脾汤：治脾虚，腹胀大，坚如鼓，腹上青筋出，四肢消瘦。大（便）如鸭矢，小便如蘗汁，口干气逆，时鼻衄血者方。
	范别抄本	大补脾汤：治腹胀大，坚如鼓，腹上青筋出，四肢削瘦，大便时溏如鸭屎，小便短涩如蘗汁，口干，气逆，鼻时衄血出者方。师曰：此治俗称气鼓病症也。
	衣抄本补文	大补脾汤方：补文：腹胀大坚如鼓，腹上青筋出，四肢消瘦，大便时溏如鸭屎，小便短涩如茶汁，口干气逆，鼻时衄血出者方。此方是臌症正方。
	刘抄本	大补脾汤：治腹胀大，坚如鼓，腹上青筋出，四肢削瘦，大便时溏如鸭屎，小便短混如茶汁，口干，气逆，鼻时衄血出者方。
	王抄本附文	大补脾汤：治脾虚气弱，其人骨瘦，肚腹大如箕，上有青筋出，大便如鸭屎，小便如蘗汁，气息短乏，时鼻衄血出，此名臌胀。
备注		此衣抄本"补文13-6"。

表17 小泻肺汤诸传抄本主治异同

		[17] 小泻肺汤诸传抄本主治异同（Ⅰ漏衍倒误，无意致别）
六五年系列	甲辰本	小泻肺汤：治咳喘上气，胸中迫满，不可卧者方。
	范抄本	小泻肺汤：治咳喘上气，胸中迫满，不可卧者方。
	王抄本	小泻肺汤：治咳喘上气，胸中迫满，不可卧者方。
七〇年系列	范别抄本	小泻肺汤：治胸中迫满，咳喘，不可卧者方。
	75衣抄本	小泻肺汤：治咳喘，胸中迫满，不可卧者方。
	刘抄本	泻肺汤：治喘息不能卧，胸中迫闷者方。

表 18　大泻肺汤诸传抄本主治异同

[18] 大泻肺汤诸传抄本主治异同（Ⅱ关键词句，义理有别）		
六五年系列	甲辰本	大泻肺汤：治胸中有痰涎，喘不得卧，大小便闭，身面肿，迫满，欲得气利者方。
	范抄本	大泻肺汤：治胸中有痰涎，喘不得卧，大小便闭，身面肿，迫满，欲得气利者方。
	王抄本	大泻肺汤：治胸中有痰涎，喘不得卧，大小便闭，身面肿，迫满，欲得气利者方。
七〇年系列	范别抄本	大泻肺汤：治胸中有痰涎，喘咳不得卧，迫满，心下痞，时腹中痛者方。
	75 衣抄本	大泻肺汤：治胸中有痰涎，喘不得卧，大小便闭，身面肿，迫满，欲得气利者。心下痞而时腹中疼痛者。
	刘抄本	大泻肺汤：治喘咳不得卧，胸中迫急，心下痞而时腹中疼痛方。

表 19　小补肺汤诸传抄本主治异同

[19] 小补肺汤诸传抄本主治异同（Ⅲ行文迥异，明显区别）		
六五年系列	甲辰本	小补肺汤：治汗出，口渴，少气不足息，胸中痛，脉虚者方。
	范抄本	小补肺汤：治烦热汗出，口渴，少气不足息，胸中痛，脉虚者方。
	75 衣抄本	小补肺汤：治汗出，口渴，少气，胸中疼，脉虚者方。
	王抄本	小补肺汤：治汗出，口渴，少气不足息，胸中痛，脉虚者方。
七〇年系列	范别抄本	小补肺汤：治胸中积饮，咳而不利，喘不能息，鼻齆不闻香臭，口舌干燥者方。
	衣抄本补文	小补肺汤：另补文:治胸有积饮，咳而不利，喘不能息，鼻齆不能闻香臭，口舌干燥者方。
	刘抄本	补肺汤：胸有积饮，咳而不利，喘不能息，鼻齆不闻香臭，口舌干燥方。
备注		此衣抄本"补文 13—7"。

表 20 　大补肺汤诸传抄本主治异同

		[20] 大补肺汤诸传抄本主治异同（Ⅲ行文迥异，明显区别）
六五年系列	甲辰本	大补肺汤：治烦热汗出，少气不足息，口乾，耳聋，脉虚而駃者方。
	范抄本	大补肺汤：治烦热汗出，少气不足息，口干，耳聋，脉虚而快者方。
	75 衣抄本	大补肺汤：治烦热汗出，少气，口干，耳聋，脉虚而数者方。
	王抄本正文	大补肺汤：治烦热汗出，少气不足息，口苦干渴，耳聋，脉虚而駃者方。
七〇年系列	张氏别抄本	大补肺汤：治肺虚咳喘不利，胸中灢，迫灢，烦热汗出，瘦弱，不（能）劳作，怯怯乏力，此名尸劳者方。
	范别抄本	大补肺汤：治劳，咳喘不利，鼻癃，胸中烦热，心下痞，时吐血出者方。
	衣抄本补文	大补肺汤：补文：治肺劳喘咳不利，鼻癃，胸中烦热，心下痞，时吐血出者。此为尸劳。
	刘抄本	大补肺汤：治劳，咳喘不利，鼻癃，胸中烦热，心下痞，时吐血出者方。此为尸劳。
	王抄本附文	大补肺汤：治肺痿虚弱，其人皮肤甲错，五心烦热，时使盗汗遗精，气急咯血出，不能劳动，喘咳欲死，此名尸瘵。
备注		此衣抄本"补文 13－8"。

表 21 　小泻肾汤诸传抄本主治异文

		[21] 小泻肾汤诸传抄本主治异同（Ⅱ关键词句，义理有别）
六五年系列	甲辰本	小泻肾汤：治小便赤少，少腹满，时足胫肿者方。
	范抄本	小泻肾汤：治小便赤少，少腹满，时足胫肿者方。
	王抄本	小泻肾汤：治小便赤少，少腹满，时足胫肿者方。
七〇年系列	范别抄本	小泻肾汤：治腰脊中痛，小便赤少不利，小腹满者方。
	75 衣抄本	小泻肾汤：治腰脊中疼，小便赤少不利，少腹满者。
	刘抄本	泻肾汤：治腰脊中疼痛，小便不利赤涩者方。

表22 大泻肾汤诸传抄本主治异同

		[22] 大泻肾汤诸传抄本主治异同（Ⅱ关键词句，义理有别）
六五年系列	甲辰本	大泻肾汤：治小便赤少，时溺血，少腹迫满而痛，腰如折，耳鸣者方。
	范抄本	大泻肾汤：治小便赤少，时溺血，少腹迫满而痛，腰痛如折，耳鸣者方。
	王抄本	大泻肾汤：治小便赤少，或时溺血，少腹迫满而痛，腰中沉重如折，耳鸣者方。
七〇年系列	范别抄本	大泻肾汤：治小便赤少不利，时溺血，大便难，少腹迫满而痛，腰痛如折，不可转侧者方。
	75衣抄本	大泻肾汤：治小便赤少不利，或溺血，少腹迫满而疼，腰如折，不可转侧方。
	刘抄本	大泻肾汤：治小便不利，少腹迫急无奈，腰痛如折，不可转侧方。

表23 小补肾汤诸传抄本主治异同

		[23] 小补肾汤诸传抄本主治异同（Ⅲ行文迥异，明显区别）
六五年系列	甲辰本	小补肾汤：治虚劳失精，腰痛，骨蒸羸瘦，小便不利，脉駃者方。
	范抄本	小补肾汤：治虚劳失精，腰痛，骨蒸羸瘦，小便不利，脉快者方。
	75衣抄本	小补肾汤：治精少，骨蒸，弱瘦，脉数者方。
	王抄本	小补肾汤：治精少，骨蒸，羸瘦，脉駃者方。
七〇年系列	范别抄本	小补肾汤：治肾虚，小便遗失，或多余沥，或梦中交媾，遗精不禁，骨痿无力，四肢清冷者方。
	衣抄本补文	小补肾汤：更文：治肾虚，小便遗失，或多余沥，或梦中交媾，遗精不禁，骨痿无力，四肢清冷方。
	刘抄本	补肾汤：治肾虚，小便遗失，或多余沥，或梦中交媾，遗精不禁，骨痿无力，四肢清冷方。
备注		此衣抄本"补文13—9"。

表24　大补肾汤诸传抄本主治异同

[24] 大补肾汤诸传抄本主治异同（Ⅲ行文迥异，明显区别）		
六五年系列	甲辰本	大补肾汤：治精气虚少，腰痛，骨痿，不可行走，虚热冲逆，头目眩，小便不利，脉软而驶者方。
	范抄本	大补肾汤：治精血虚少，骨痿，腰痛，不可行走，虚热冲逆，头目眩，小便不利，脉软而快者方。
	75衣抄本	大补肾汤：治精气虚少，骨痿，虚热冲逆，头目眩，小便不利，脉爽数者方。
	王抄本	大补肾汤：治精气虚少，腰痛，骨痿，不可行走，虚热冲逆，头晕目眩，小便不利，腹中急，脉软而驶者方。
七〇年系列	张氏别抄本	大补肾汤：治小便浑浊，时有余沥，或尔失不禁，腰痛不可转侧，胲膝无力，不可行走，此为骨痿者方。
	范别抄本	大补肾汤：治骨痿，小便混（浑）浊，时有余沥，或失便不禁，腰痛不可转侧，两腿无力，不能行走，虚热冲逆，头目眩者方。
	衣抄本补文	大补肾汤：更文：治小便浑浊，时有余沥，或失便不禁，腰疼不可转侧，两腿无力，不能行走，此为骨痿。
	刘抄本	大补肾汤：治小便混浊，时有余沥，或失便不禁，腰痛不可转侧，两胲无力，不能行走，此为骨痿。
	王抄本附文	大补肾汤：治色欲过损，伤及精气，其人腰痛不可仰俯，四肢清冷，遗溺、遗精，悃弱骨痿，不可举步，此名痿厥。
备注		此衣抄本"补文13—10"。

表25　泻肝汤诸传抄本主治异同

[25] 泻肝汤诸传抄本主治异同（Ⅲ行文迥异，明显区别）		
六五年系列	甲辰本	泻肝汤：救误用吐法。其人神气素虚，有痰澼发动，呕吐不止，惊烦不宁者方。
	范抄本	泻肝汤：救误用吐法。其人神气素虚，有痰澼发动，呕吐不止，惊烦不宁方。
	75衣抄本	大泻肝汤：救误用吐法。其人神气虚，素有痰癖，呕不止，惊烦不宁方。
	王抄本	泻肝汤：救误用吐法。其人神气素虚，有痰澼，呕不止，惊烦不宁者方。
七〇年系列	范别抄本	泻肝汤：救治血气素盛，内有瘀滞，或误用吐法，或以酒醉，或以大怒，致令血气并行于上，而生大厥，昏不识人。师曰：此亦名内风，失治立死。
	刘抄本	大泻肝汤方：治血气素盛，内有瘀滞，或过用吐法，或酒醉，或以大怒，令气血并行于上，而生大厥，昏不识人。亦名内风，失治立死。
备注		按：衣抄本此条与1970年传抄本系列差异显著，却未见"更补类文"。

表 26 泻心汤诸传抄本主治异同

		[26] 泻心汤诸传抄本主治异同（Ⅰ漏衍倒误，无意致别）
六五年系列	甲辰本	泻心汤：救误用清下。其人阳气素实，外邪乘虚陷入，致心下痞满，食不下，利反不止，雷鸣腹痛者方。
	范抄本	泻心汤：救误用清下。其人阳气素实，外邪乘虚陷入，致心下痞满，食不下，利反不止，雷鸣腹痛方。
	王抄本	泻心汤：救误用清下。其人阳气素实，外邪乘虚陷入，致心下痞满，食不下，利反不止，雷鸣腹疼方。
七〇年系列	75衣抄本	大泻心汤：救误用泻下。其人阳气素实，外邪乘虚陷入，致心下痞满，饮食不化，干呕腹疼，下利不止方。
	范别抄本	泻心汤：救误用下法，其人阳气素实，外邪乘虚陷入，致心下痞满，饮食不化，干呕腹痛，下利不止方。
	刘抄本	大泻心汤：治误用下法，其人阳气实，外邪内陷入，致心下痞，饮食不化，干呕腹痛，下利不止方。

表 27 泻脾汤诸传抄本主治异同

		[27] 泻脾汤诸传抄本主治异同（Ⅲ行文迥异，明显区别）
六五年系列	甲辰本	泻脾汤：救误用冷寒。其人阴气素实，卫气不通，致腹中滞胀，反寒不已者方。
	范抄本	泻脾汤：救误用冷寒。其人阴气素实，卫气不通，致腹中滞胀，反寒不已方。
	75衣抄本	大泻脾汤方：救误用冷寒。其人阴气实，卫气不通，致腹中滞胀，反寒不已方。
	王抄本	泻脾汤：救误用冷寒。其人阴气素实，阳气不行，致腹中滞胀，反恶寒不已方。
七〇年系列	范别抄本	泻脾汤：救误服过冷药，其人卫阳不行，致腹中满胀，心气内逆，时咽中抢，唾寒不已者方。
	衣抄本补文	大泻脾汤方：补更文：治误服过冷药，其人卫阳不行，致腹中满胀，气从内逆，时咽中呛，唾寒不已。亦谓素有寒喘，久年不愈者神方。
	刘抄本	大泻脾汤：治误服过冷药，其人卫阳不行，致腹中满胀，气从内逆，时咽中抢，唾寒不已。亦治夙有寒喘，久年不愈者神良。
备注		此衣抄本"补文13—11"。刘抄本原抄件"气从内逆"之"从"字略似"心"字，但"气心内逆"几近不辞，故辗转改作"心气内逆"。

附录五 《辅行诀》传抄本主治异文分类研究

表 28　泻肺汤诸传抄本主治异同

		[28] 泻肺汤诸传抄本主治异同（Ⅲ行文迥异，明显区别）
六五年系列	甲辰本	泻肺汤：救误用火法。其人血素燥，致令神识迷妄如痴，吐血、衄血，胸中烦满，气结者方。
	范抄本	泻肺汤：救误用火法。其人血素燥，致令神识迷妄如痴，吐血、衄血，胸中烦满，气结方。
	75 衣抄本	大泻肺汤：治误用火法。其人血素燥，致令遗忘如狂，吐血、衄血，胸中烦满，气结方。
	王抄本	泻肺汤：救误用火法。其人血素燥，致令神识迷妄似近于痴，吐血、衄血，胸中烦满，气结不畅方。
七〇年系列	范别抄本	泻肺汤：救误用火法，其人津液素少，血燥致生肺痿，胸中痞而气短，迫急，小便反数赤者方。师曰：此亦治消渴身肿者神方。
	衣抄本补文	大泻肺汤：补更文治误用火法。其人津液素少，血燥致生肺痿，胸中痞而气短迫急，小便反数赤者方。亦治消渴身肿者神方。
	刘抄本	大泻肺汤：治误用火法。其津液素少，血燥致生肺痿，胸中痞而气短迫急，小便反数赤者方。亦治消渴身肿者神良。
备注		此衣抄本"补文 13－12"。

表 29　泻肾汤诸传抄本主治异同

		[29] 泻肾汤诸传抄本主治异同（Ⅲ行文迥异，明显区别）
六五年系列	甲辰本	泻肾汤：救误用汗法。其人阳气素虚，致令阴气逆升，心中悸动不安，冒，汗出不止方。
	范抄本	泻肾汤：救误用汗法。其人阳气素虚，致令阴气逆升，心中悸动不安，冒，汗出不止方。
	75 衣抄本	大泻肾汤：救误用汗法。其人阳气素虚，致令心中悸不安，汗出不止者方。
	王抄本	泻肾汤：救误用汗法。其人阳气素虚，致令阴气逆升，心中动悸不安，冒，汗出不止者方。
七〇年系列	范别抄本	泻肾汤：救误用汗法。其人血气素虚，冲气盛，致令其人心中动悸不安，汗出。头眩，苦呕逆，不能饮食，或四肢逆冷，腹中痛方。师曰：此亦治癫疾如神。
	衣抄本补文	大泻肾汤：补更文治误服汗法。其人血气素虚，冲气盛，致令其人心中悸动不安，汗出头眩，苦呕逆，不能饮食，或四肢逆冷，腹中疼者方。此方亦治癫疾如神。
	刘抄本	大泻肾汤：误服汗。其人血气素虚，冲气盛，致令其人心中动悸，汗出。头眩，苦呕逆，不能食饮，或四肢逆冷，腹中痛。
备注		此衣抄本"补文 13－13"。

表30　养生补肝汤诸传抄本主治异同

		[30] 养生补肝汤诸传抄本主治异同（Ⅱ关键词句，义理有别）
六五年系列	甲辰本	养生补肝汤：治肝虚，筋亟，腹中坚澼，大便閟塞者方。
	范抄本	养生补肝汤：治肝虚，筋极，腹中坚澼，大便閟塞方
	王抄本	养生补肝汤：治肝虚，筋亟，腹中坚澼，大便閟塞者方。
	张氏别抄本	养生汤：治肝虚，筋急，腹中坚澼，大便閟塞者方。
七〇年系列	范别抄本	养生补肝汤：治虚劳，腹中坚澼，便閟不行方。
	75 衣抄本	治肝劳养生汤：治虚劳，腹坚澼，便閟不行方。
	刘抄本	养生汤：治虚劳，腹中坚澼，便閟不行方。

表31　调中（神）补心汤诸传抄本主治异同

		[31] 调中（神）补心汤诸传抄本主治异同（Ⅱ关键词句，义理有别）
六五年系列	甲辰本	调中补心汤：治心劳，脉亟，心中烦悸，神识慌惚者方。
	范抄本	调中补心汤：治心劳，脉极，心中烦悸，神识慌惚方。
	王抄本	调神补心汤：治心劳，脉亟，心中烦，神识荒忽。
	张氏别抄本	调神汤：治心虚，脉亟，神识荒惚烦燥不宁者方。
七〇年系列	范别抄本	调神补心汤：治虚劳，心中烦悸，惙惙气短，时吐衄血，神识迷妄方。师曰：治心室扩大供血不全，而血压高加酸枣仁根，效。有极端失眠者更好。
	75 衣抄本	治心劳调神汤：治虚劳，心中烦悸，疼痛彻背，惙惙气短，心神迷妄者方。
	刘抄本	调神汤：治虚劳，心中烦悸，惙惙气短，时吐衄血出，神识迷忘方。

表32　建中补脾汤诸传抄本主治异同

[32] 建中补脾汤诸传抄本主治异同（Ⅱ关键词句，义理有别）		
六五年系列	甲辰本	建中补脾汤：治脾虚，肉亟，羸瘦如柴，腹中拘急，四肢无力者方。
	范抄本	建中补脾汤：治脾虚，肉极，羸瘦如柴，腹中拘急，四肢无力方。
	王抄本	建中补脾汤：治脾虚，肉亟，羸瘦如柴，腹中拘急，四肢无力方。
	张氏别抄本	建中汤：治脾虚，肉亟，羸瘦如柴，腹拘急痛，四肢无力者方。
七〇年系列	范别抄本	建中补脾汤：治虚劳，腹中挛急，四肢无力方。
	75衣抄本	治脾劳建中汤：治虚劳，腹中挛急，四肢无力。
	刘抄本	建中汤：治虚劳，腹中挛急，四肢无力方。

表33　宁气补肺汤诸传抄本主治异同

[33] 宁气补肺汤诸传抄本主治异同（Ⅱ关键词句，义理有别）		
六五年系列	甲辰本	宁气补肺汤：治肺虚，气极，烦热，汗出，口舌渴燥者方。
	范抄本	宁气补肺汤：治肺虚，气极，烦热，汗出，口舌渴燥方。
	王抄本	宁气补肺汤：治肺虚，气亟，烦热，汗出，口舌渴燥方。
	张氏别抄本	凝息汤：治肺虚，气亟，烦热汗出，鼻中干燥，时咳血出者方。
七〇年系列	范别抄本	凝息补肺汤：治虚劳，胸中懊烦，汗出气逆方。
	75衣抄本	治肺痨凝息汤：治胸中烦热，汗出气乏，不能报息方。
	刘抄本	凝息汤：治虚劳，胸中懊烦，汗出气逆方。

表 34　固元补肾汤诸传抄本主治异同

		[34] 固元补肾汤诸传抄本主治异同（Ⅱ关键词句，义理有别）
六五年系列	甲辰本	固元补肾汤：治肾虚，精亟，遗精，失溺，气乏无力，不可转动，唾血、咯血者方。
	范抄本	固元补肾汤：治肾虚，精极，遗精，失溺，气乏无力，不可动转，唾血、咯血方。
	王抄本	固元补肾汤：治肾虚，精亟，遗精，失溺，气乏无力，不可动转，唾血、咯血方。
	张氏别抄本	固元汤：治肾虚，精亟，遗精失溺气乏无力，不可动转，或时有下血者方。
七〇年系列	范别抄本	固元补肾汤：治虚劳，腹痛，下利赤白不止方。
	75 衣抄本	治肾痨固元汤：腹中时疼，下利不止方。
	刘抄本	固元汤：治虚劳，腹痛，下利赤白不止方。

后　记

　　2010 年 10 月下旬我读到了衣之镖先生《〈辅行诀五脏用药法要〉临证心得录》（以下简称《辅行诀临证心得录》）一书的电子文本。我知道衣大夫甫于 2008 年 5 月修订再版了《伤寒论阴阳图说》一书；同年 9 月参与了《〈辅行诀五脏用药法要〉传承集》一书的编撰出版；2009 年 1 月出版了《〈辅行诀五脏用药法要〉校注讲疏》（以下简称《辅行诀校注讲疏》）一书；同年 2 月出版了《〈辅行诀五脏用药法要〉研究》（以下简称《辅行诀研究》）一书。仅仅是《辅行诀研究》出版一年半之后，又见到衣大夫沉甸甸的《辅行诀临证心得录》书稿，真是令人感慨万千。这些足以使人目眩神摇的创作成果真是令人叹为观止。

　　《辅行诀临证心得录》是一部理论联系实际的医学佳作，它填补了《辅行诀五脏用药法要》（以下简称《辅行诀》）临床实用研究的空白，同时将《辅行诀》的理论研究推上了一个新的高度。此书阐扬《辅行诀》理法奥义的文字难度虽然略低于《辅行诀研究》，但因为有着坚实的临床实证作为基础，反而使此书更易为广大临床医家所理解和接受。此书深入浅出的论说和灵动活泼的文风必将长久地影响着它的读者，它不愧为《辅行诀》临床实践和理论研究的续薪之作，笔者相信此书的出版必将使《辅行诀》研究的星星之火更具燎原之势。

　　《辅行诀》的署名作者是梁代陶弘景（456～536），此书为敦煌遗书之一。由于原件的"文革"毁亡和历史文献的阙如，想要描述《辅行诀》的前世今生是非常困难的。单是其从敦煌藏经洞流散出来之后的历史就非常复杂，更不要说它封藏入洞之前如何由江南辗转到达北方的曲折了。面对重重困难，衣之镖大夫没有低头、没有退缩。早在1995年元月印成的《经法述义》一书中就附载了衣之镖大夫所撰的"《辅行诀脏腑用药法要》隐显考"一文，在这篇文章中衣大夫提出了一个非常有趣的假说，即北魏时昙鸾执其书由江南到达河东，再辗转通过僧众之手入藏敦煌莫高窟。笔者以为，该种假说目前来看固然仍属推测之辞，但是却颇具睿智与巧思。因为大通年间（527～529）昙鸾大师的确曾有慕名前往陶弘景处学道，并且"得授仙经十卷，欣然而归"的经历。虽然此后昙鸾大师在归途中因得遇三藏菩提支留法师，而曾有焚毁仙经之举，但这部医书却有可能因其仅仅是"辅行"之卷而保存下来。更为有趣的是后来昙鸾大师曾活动于并州（今山西太原）大寺，后又移至汾州玄中寺。因此《辅行诀》昙鸾传书的可能性是存在的，当然要想证实它还要下非常大的工夫。

仅从这一个例子，我们就能看得出衣之镖大夫那种坚韧不拔、勤于探索和勇于创新的性格。如果说在《辅行诀研究》一书中我们能够体会到衣大夫在理论探索中所体现的韧性和探索精神，那么在《辅行诀临证心得录》一书中我们则能够体会到衣大夫在临床实践中所体现的韧性和探索精神。

本书的上篇为《辅行诀》方例医案选，分肝木、心火、脾土、肺金和肾水五门，收集了作者多年以来实践应用《辅行诀》方药的临床案例。这种分门别类之法堪称至简。我们知道《辅行诀》诸方大约可以分为：辨五脏病证诸方、救诸病误治方、救诸劳损病方、外感天行病方和救卒死中恶方等5类。除外感天行病方而外，余皆明确以五脏为类分目属之标准。似乎外感天行之阴旦、阳旦、青龙、朱鸟……12方难以归属在五脏框架之内。然而衣之镖大夫注意到外感天行病方之后，陶弘景的总结性文字："阳旦者，升阳之方，以黄耆为主；阴旦者，扶阴之方，以柴胡为主；青龙者，宣发之方，以麻黄为主；白虎者，收重之方，以石膏为主；朱鸟者，清滋之方，以鸡子黄为主；玄武者，温渗者之方，以附子为主。此六方者，为六合之正精，升降阴阳，交互金木，既济水火，乃神明之剂也。"的论说本质是据五行引入升降、交互、既济三对阴阳的理念，事实上构成了外感天行病的"六合辨证治疗体系"（详见《伤寒论阴阳图说》P83～89"外感天行病六合辨证治疗探析"一节），依此则可将此12方亦分列于五门之中。

尽管《辅行诀》中所载方药多以简洁见长，但想在临床实践中灵活使用这些方药洵非易事。张大昌先生1982年《处方正范》的自序中曾针对彼时情景说道："一方用至数十味，药量辄重八九两，性能主次不分，炮制多属离奇……制寸椎之囊而残匹帛，为杯水之饮而举鼎釜。"云云，十分遗憾的是将近30年过去了，这种现象非但没有改观，在某些地方甚至却愈演愈烈。大约先前还有术不及之的因素，而今天可能更增添了经济考量的因素。由此观之，不论从正学风还是从济世道哪方面出发，对于中医学术的真正继承和认真反思还是十分必要的。衣之镖大夫的《辅行诀临证心得录》在这方面做出了表率。

本书的下篇为《辅行诀》方药践行录，从《辅行诀》研究余论、方药经验谈、诊余杂记三方面入手娓娓道来。让人们在不知不觉中领略了《辅行诀》理、法、方、药之美，感受了作者在实践过程中的成功和失败，也体味着作者对于中医术业的热爱和自信。

《伤寒论阴阳图说》、《辅行诀校注讲疏》、《辅行诀研究》、《辅行诀临证心得录》等书著的陆续出版，不但反映出一位基层医务工作者对于中医学术的执着和追求，体现出一位基层医务工作者对于中医事业的热爱和激情，更反映出一位基层医务工作者的良知和责任感，这份自觉的良知和崇高的责任感值得社会尊重，值得后世效法。衣之镖大夫说："对先师此未竟之业，余深感责任重大，当竭尽全力而为，否则有愧于祖国医学之文明，有愧于先师和历代先贤，为传承、发扬《辅行诀》前仆后继，所付出的艰苦卓绝的努力。于是，余更加珍重爱护《辅行诀》，潜心研究《辅行诀》，躬行实践《辅行诀》几无虚日，以期有千虑之一得。"这正是衣大夫不断前行的动力所在。鲁迅（1881～1936）先生曾经说过："我们自古以来，就有埋头苦干的人，有拼命硬干的人，有为民请命的人，有舍身求法的人……这就是中国的脊梁。"（《且介亭杂文·中国人失掉自信力了吗》）是啊，我相信随着时日的推移，人们会意识到衣之镖大夫正是在医学事业上埋头苦干、拼命硬干的人，是中国的脊梁。

《伤寒论阴阳图说》、《辅行诀校注讲疏》、《辅行诀研究》、《辅行诀临证心得录》等书著的陆续出版，不但包含了衣大夫三四十年的实践和思考，也得益于其师张大昌（1926～1995）先生的精心指导和言传身教。书中在提到胃脘痛一病时，保留有一段颇具深意的师徒对话。那是1979年2月11日元宵节，张大昌先生不仅治疗衣大夫堂嫂朱氏的胃脘痛证大见起色，而且还为乡邻诊病七、八日之久。晚上师徒二人小酌对饮之时，佐酒菜中有鱼一盘，张师问："你说《老子》治大国若烹小鲜是什么意思？"衣答："是说治理国家要象烹制小鱼一样吧？"师又问："怎样烹制小鱼？"衣答："大概是油炸或水煮吧？"师问："烹小鲜要注意什么？"衣答："不要翻动小鱼，那样容易把鱼弄烂，注《老子》的书上是这么说的，治大国也不能轻易乱动章程，不能朝令夕改。"师说："还有一层意思，是书上没有的。当年我到一卖酥鱼的人家出诊，见其把大小不等的鱼入同一锅内，加水，慢火烹煮，小鱼慢慢地都浮在了上层，大鱼沉在了下层，不用搅动，熟后鱼的大小层次分明，有序而不烂，这应是'若烹小鲜'的又一层深义。大国则事情复杂，情况不一，要治理好，统治者不能一事一时都作具体处理，只要掌握好政策，一切矛盾都会慢慢的暴露出来，而得到合理的解决，使国家秩序安定。"师讲至此，话锋一转，说道："治疗危重大病，亦如治理大国，因为危重大病，多是病情复杂，气机紊乱，慢性重病尤其这样。医生乃人之司命，如同国家的统治者治理国家一样，一定要详细辨证，据证定法，依法选方，就方调药，方法既定，要密切观察，合适者不必频频改动，即所谓'效不更方'。如你嫂此病，用药一剂即效，虽每天观察病情，至今已经 8 天，我们基本没大动处方，而病情向愈……"这种看似随意，却又暗含深意的教导方式真是贴切深入，递言直至心坎，所以 30 年后衣大夫再写此篇竟然可以做到时日不爽。

同样的，张大昌先生在谈到方剂君臣佐使的权宜制衡和药物分量的多寡比例时再一次引到鱼和水的关系，再一次提到治国与治方的比喻。同样是意旨宏深而波澜不惊，其文曰："凡君药，以性能专治而定，不拘有毒与否。若有毒性，则用佐以防暴虐，臣药与君药的关系，如鱼水相须。鱼虽少，水当倍之。使药与君臣两相协和，用量亦必斟酌，须看其性而定。总之，治虚证君药量小，犹治乱时，权宜在下，功在官吏；实证则君药量大，如当治世，权宜在上，功在庙堂，使政令必行也。如此看来，君臣药对病邪的作用是直接的，佐使药的作用则是间接的，这是处方学的基本制度。"（《处方正范》）虽然笔者不谙政事，于治国之道未尝深究。然主辅之药以鱼水相须为喻，则颇得《神农本草经》七情和合之三昧，足以启迪智慧、发人深思。

衣之镖大夫得遇良师，更兼自己又能数十年如一日的不懈奋斗，达到了"真积力久则入"（《荀子·劝学篇》）的境界。衣之镖大夫有一副坚贞雄迈的心力，而其才智识见又足以支撑起他的理想，所以才在字里行间显示出一位智者纵横无碍的气魄，他真是一位不知疲倦的学者。我知道，大约 2 年之前衣之镖大夫从威县中医院退休了，但是他继续为不断登门而至的患者诊治服务的工作没有停止，继续创作撰写关于《辅行诀》相关医著的写作工作没有停止。他是一位在中医中药的理论研究和临床实践过程中永不停歇的探索者。

作为一名晚辈，我曾为衣大夫略略核校过此书的初稿，也提出了自己的一点点建议和意见。作为一位朋友，我衷心地希望衣大夫多多保重，弛张有道，永葆健康的体魄和学术的青春。

山西省中医药研究院
中医基础理论研究所
赵怀舟
2010 年 12 月 7 日